国立がん研究センターの

抗がん剤・放射線治療を乗り切って元気になる食事206

全田貞幹 監修

国立がん研究センター東病院
放射線治療科長
支持・緩和研究開発支援室長

千歳はるか 監修

国立がん研究センター中央病院
栄養管理室長

主婦の友社

はじめに

国立がん研究センター東病院 放射線治療科長、支持・緩和研究開発支援室長 全田貞幹

「食事はどんなものを食べたらいいですか?」

　診察時に患者さんからよく受ける質問です。これが、いちばん多い質問かもしれないですね。

「食事を変えなくては」と考える患者さんや家族はとても多く、一生懸命、病状を改善させようと思っているのだろうというのがよくわかります。

　食事は健康の維持に非常に大事。これは本当です。暴飲暴食を繰り返すと病気になることも事実ですが、今回の病気は、必ずしもあなたの食生活（日常生活）に因果関係があるわけではありません。食事を気にしすぎるあまり、結果的には栄養が偏ってしまったり、そればかり考えてストレスがたまり、調子をくずしてしまったりと、逆の結果が出てしまうことも多く見てきました。

　本来、食事は楽しむためのものだと思います。子どものころ「きょうの夕飯、何かな」と楽しみにしていたときがありましたよね。僕は今でもそうです。

　抗がん剤や手術、放射線治療など、がんの治療のためにあなた（家族）は、日常でやりたくても我慢していることがたくさんあるのではないでしょうか。食事はあなたが楽しんで行える数少ないものかもしれません。それを自分自身の修行のように我慢する必要なんてありません。「がん」に限らず、本当に調子が悪くなると食べることもなかなかしんどい作業になってきます。そのときには楽しみたくても楽しめなくなります。

「がん」になったからといってその日から突然、異世界の人になるわけでも適用される法律が変わるわけでもありません。今までどおりでいきましょう。

　もしあなた（家族）が、食事はいつもどおりできているという状態であれば、どうぞ好きなものを好きなだけ食べてください。あなたにはその権利があります。病気はあなたの行動のせいでなったわけではありません（一部の病気を除いて）。どうか治療中（治療後）も、楽しいことを一つでも多く見つけられるようにして、食事もその仲間に入れてください（ただし、医療者から「この治療中は○○の食事は避けてください」と、はっきり指導された場合には従ってくださいね）。

患者さん「食事はどんなものを食べたらよいですか?」

医療者「食べられるなら好きなものを召し上がって食事を楽しんでください」

　今回のレシピは病気をなんとかする、というよりもご病気された方でも食事を楽しめるお手伝いをするためのもの、ということを、どうぞご理解いただき、参考にしていただければと思います。

国立がん研究センター中央病院 栄養管理室長 **千歳はるか**

「食べること」——ふだんは特に考えることがなくても、病気やその治療、また災害時など、急に意識が高まることがあります。

今まさにこの本を手にされている方にとって「食べること」は「心配ごと」、「困りごと」になっているのではないでしょうか。抗がん剤治療や放射線治療を受けられる予定か、または治療の真っただ中のご本人やご家族でしょうか。

「食べることは生きること」などと言われることもあります。逆に、「食べられなければ……」と深刻になることもあるかもしれません。確かに「食べること」には生命を維持するための栄養を満たす大事な役割があります。でも大丈夫です。栄養を満たす手段は口から食べるばかりではありません。点滴などもあります。

それでも、人は口から食べることに特別な意義を持っています。緊張しているときにそっと差し出された温かい飲み物、試合の前にゲン担ぎで食べたカツ丼、それを食べるだけで力がみなぎってくるような、そんな不思議な力が「食べること」にはあります。

また、十分な栄養がとれず、少量であっても、「食べる・腸管を使うこと」は「胃腸の働き」「消化液分泌」「神経の活動」「消化管機能を調整するホルモンの働き」「腸管免疫」などの身体の適切な働きのために大きく関与しています。

本書は、治療中のさまざまな症状の解説とアドバイスをご紹介し、みなさんの「一口」をお手伝いし、次の「二口、三口……」への自信につなげていただきたい、そんな思いで作り上げた1冊です。医師からの指示は守り、くれぐれも、指示のない無用な食事制限はせず、食の幅を狭めずに栄養確保に努めましょう。

治療中の食の苦悩は、患者さんとご家族との関係に緊張感をもたらすこともしばしばです。この本の206レシピは、「おいしそう！」「食べられたね！」「次はこのメニュー」とポジティブなコミュニケーションを取り戻すためのものです。

レシピは作業の負担の少ないもの、時短レシピ、作りおきからアレンジしてレパートリーが広がるもの、少し手間をかけ気持ちを込めて作るものとバリエーション豊富です。また、必ずこの材料をそろえなければいけない、この分量でなければ、とこだわりすぎず、〝症状に合わせた対応のヒント〟としてご活用いただき、ご家庭の味にアレンジしてOKです。

治療を乗り切ったあとも、今日のメニューの参考として病態の実用書を超えて「おいしいメニューのレシピ本」として長くご愛読、ご活用いただければ幸いです。

国立がん研究センターの
抗がん剤・放射線治療を乗り切って元気になる食事206

もくじ

1章
副作用の症状があるときに
家庭でできる食事の工夫

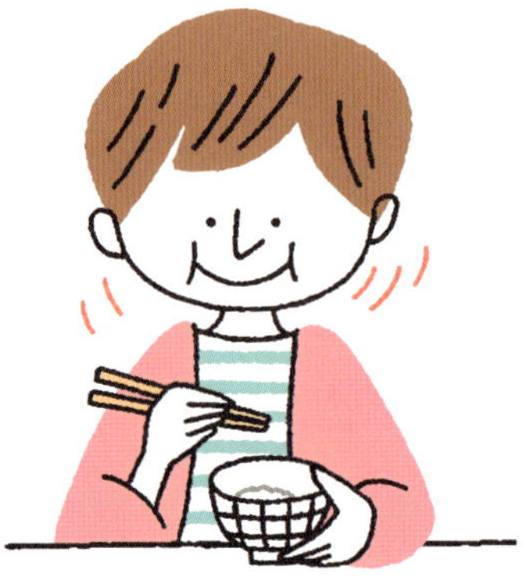

2章
悩み別に紹介
朝・昼・夕の元気になれる！ おすすめ献立

吐き気・嘔吐があるとき

味覚変化があるとき

口内炎・食道炎があるとき

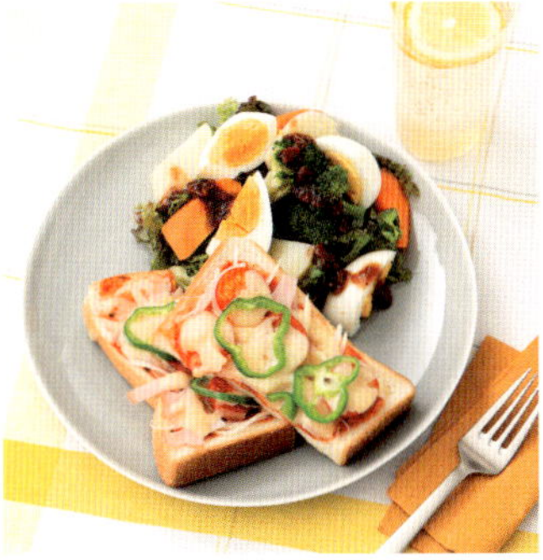

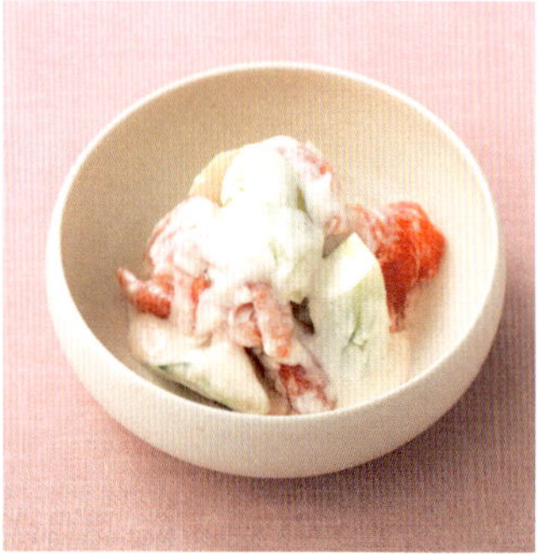

3章 家族みんなでおいしく食べられる つくりおき&とり分けメニュー

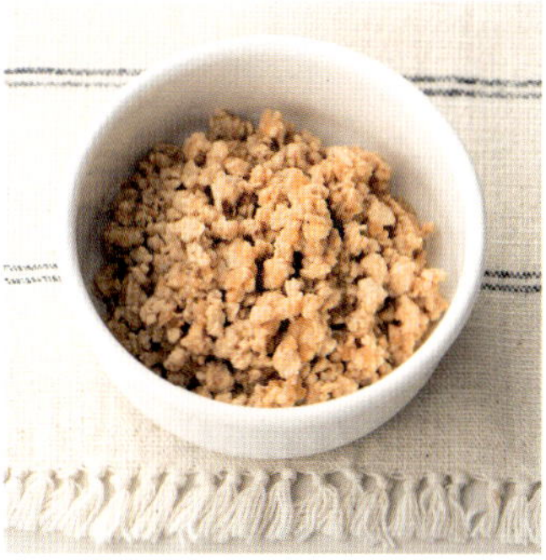

4章

症状や好みに合わせて選びたいときに
主食・主菜・副菜・汁物・デザート 役立つレシピ73

主食

主菜

副菜

汁物

デザート

抗がん剤・放射線治療を乗り切るための基礎知識

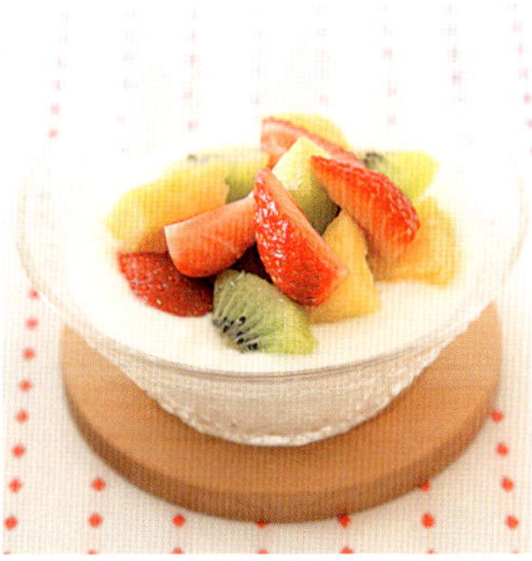

この本のレシピの使い方

■2章 元気になれる！ おすすめ献立について

2章は悩み別に朝・昼・夕の献立例と、悩みに合わせた料理を紹介しています。

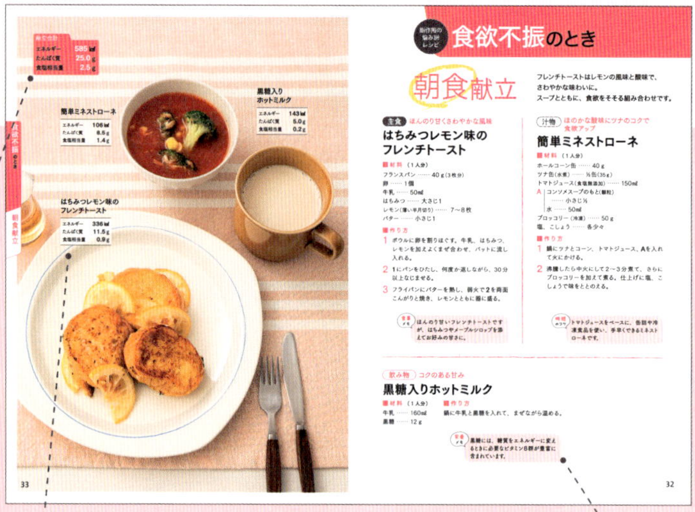

栄養価合計

献立の合計の栄養価が入ります。

各メニューの栄養価

単品の1人分の栄養価ですが、3章のつくりおきは一部全量の表示にしている場合もあります。

レシピのポイント

食事メモ、栄養メモ、調理のコツ、時短のコツのいずれかがここに。

■3章 つくりおき＆とり分けメニュー、
■4章 主食・主菜・副菜・汁物・デザート 役立つレシピ73 について

3章ではつくりおきや家族みんなで食べられるメニューを、4章では主食、主菜など、選びやすく、献立づくりに役立つ73品を紹介。それぞれに悩み別のマークが入っているので、選ぶときの参考にしてください。

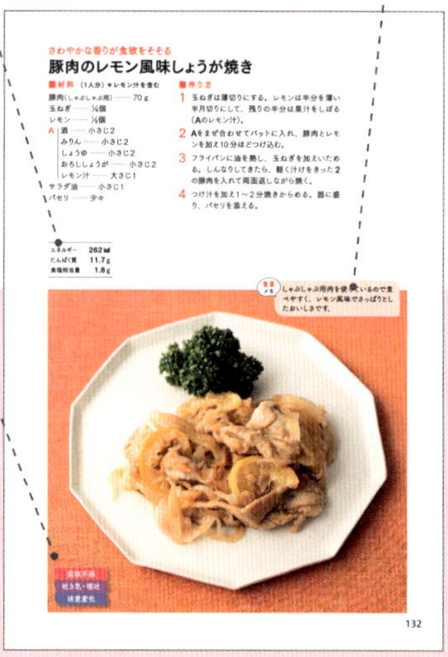

- 食欲不振
- 吐き気・嘔吐
- 味覚変化
- 口内炎・食道炎
- 下痢
- 便秘
- 術後

悩み別のマーク

3章、4章のレシピには、料理に合わせてマークがついています。レシピ内には2～3種類の掲載となりますが、巻末の「悩み別レシピ早見表」もあわせて参考にしてください。

レシピについて

- レシピの材料は基本的に1人分ですが、料理によっては作りやすい分量で表示しているものがあります。
- レシピの栄養データは、基本的に1人分ですが、料理によっては全量で表示しているものがあります。
- 計量単位は、小さじ1＝5mℓ 、大さじ1＝15mℓ、1カップ＝200mℓです。
- 塩はひとつまみを1g、少々を0.5gとしています。
- 野菜は、特に指定のない場合、洗う、皮をむく、へたや種をとるなどの作業をすませてからの手順になります。
- 作り方の火かげんは、特に表記のない場合、中火で調理してください。
- だしは、昆布と削り節でとったものです。市販の和風だしの素を使う場合、塩分が入っていないものを使ってください。
- 電子レンジの加熱時間は600Wの場合の目安です（500Wの場合は時間を1.2倍に、700Wの場合は時間を0.8倍にしてください）。
- オーブンの焼き時間と温度は、家庭用の電気オーブンを基本にしています。機種によって多少差がありますので、様子を見ながら加減してください。
- トースターの加熱時間は1000Wの場合の目安です。機種によって多少差がありますので、様子を見ながら加減してください。

1章 副作用の症状があるときに

家庭でできる食事の工夫

がん治療を受けると、さまざまな副作用があらわれます。
中でも食事に関連する症状は多岐にわたり
症状の出方や強さには個人差があります。
食事は元気になる力の源です。
少しでも食べられるよう、悩み別に、
家庭でできる食事の工夫を見ていきましょう。

さまざまな症状への対策と食事の工夫

**抗がん剤などでの治療中は、食が進まないことに加え、
さまざまな症状による食事の悩みが出てきます。
自宅でできることを試しながら、つらい時期を乗り切っていきましょう。**

体調を見ながら食べられるものを

治療中に出る症状は、本当に人それぞれです。強く出て、何も食べられなくなる場合もあれば、症状はあるものの軽度で、食事にさほど影響がない場合もあります。また、日によって、あるいは時間帯によって症状の出方が違う場合もあります。

どんな症状がどの程度出ているのか、いちばんわかるのは本人です。無理をせずに、体調の変化を見ながら、食べられるときに食べられるものを少しずつ進めていきましょう。

家族や食事の準備をしてくれる方がいるならば、そのときの体調や食べられそうなものなどを具体的に伝えるとお互いが楽です。日々の状況を簡単に記録して、家族も見られるようにしておくのもおすすめです（28ページ参照）。次の診療のときに、病院で体調を説明するのにも役立ちます。

生活面での家族の協力も必要に

協力してもらうのは、食事面ばかりではありません。生活面での協力も必要です。たとえば、家族がつけている香水や洗濯の柔軟剤の香りで気持ちが悪くなることがあります。体調が悪くて静かに休みたいときは、テレビの音を小さくするなど配慮してもらうことも必要です。

栄養補助食品も活用してみましょう

もし、どうしても食べられなくて体重が減ってきたときは、栄養補助食品を使ってみましょう。味が選べるタイプもあるので、好みのものを試してみてください。少量で不足しがちな栄養をとることができます。食べられても栄養不足が心配されるときは、食事にプラスして使うといいでしょう。

また、通院している病院に栄養相談の

☆近年、薬物療法の進歩はめざましく、古典的な抗がん剤（殺細胞薬）のほかに分子標的薬剤、免疫療法などが出てきました。それらにも食欲不振などの症状があります。今回は読者に伝わりやすくするために、薬物療法のことをなじみのある「抗がん剤」という言葉を使って表しています。

抗がん剤の副作用の発現時期

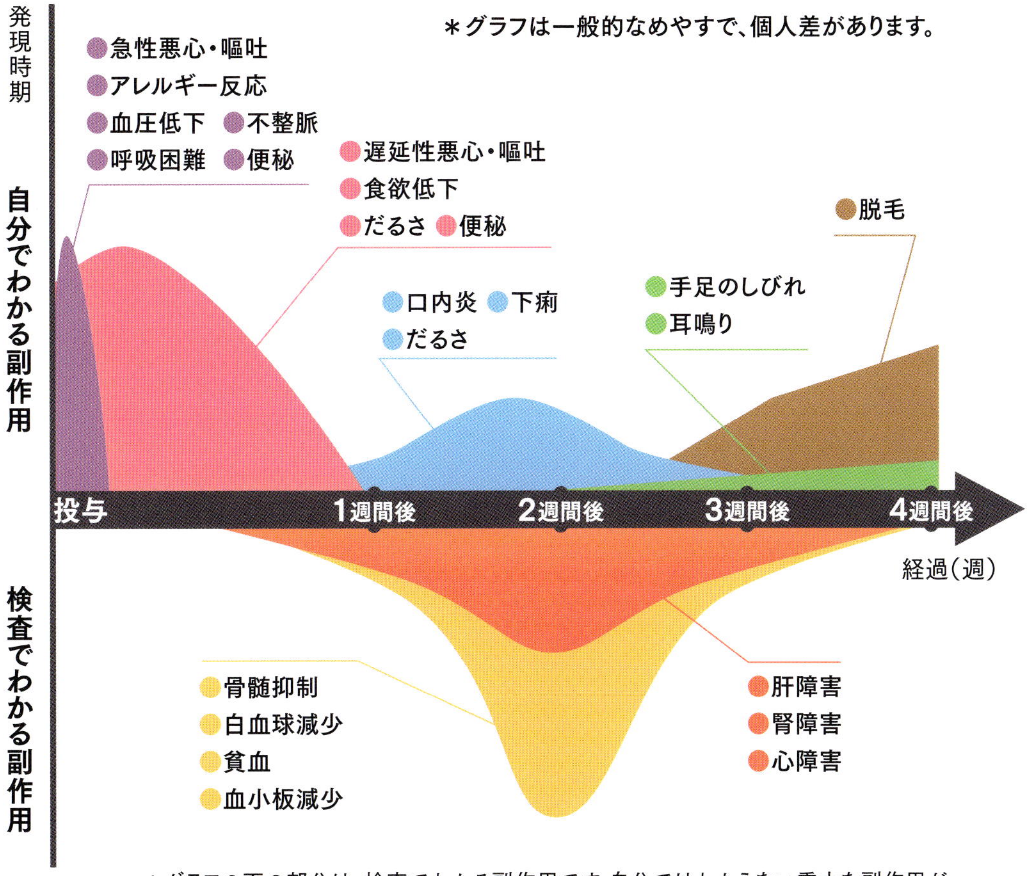

＊グラフの下の部分は、検査でわかる副作用です。自分ではわからない重大な副作用が出ていることがあります。定期的な検査を欠かさずに受けましょう。

窓口があれば、遠慮せずに相談してみてください。

副作用が出やすい時期があります

上のグラフは、抗がん剤によって副作用が出る時期のめやすです。使用する薬によって出る副作用の種類や頻度も違いますし、個人差も大きいのでめやすとして見てください。

医師や看護師からの話、または抗がん剤のパンフレットを参考にしましょう。副作用を予測し、「食欲がないときのために、ゼリーを用意しておこう」など、対応を考えておくことができます。

ただ、あまり副作用のことを考えすぎると、悪心などはかえって症状があらわれることもあります。

次のページから起こりがちな症状別に、食事の工夫や生活のポイントなどを見ていきましょう。

食欲不振のとき

主な症状

- 食欲がない
- 少ししか食べられない
- 以前のように食べられない

など

あせらずに、自分なりの食べ方を見つけましょう

がんやその治療の過程で、食欲不振になることがあります。最も一般的な症状といっていいほどですが、長引くと栄養状態が悪くなって、治療に支障が出てしまうことにもなりかねません。

そんなふうにお話をすると、「何がなんでもごはんを食べなくちゃ」と思ってしまう方もいらっしゃるかもしれません。とはいえ、食欲には心理面も作用しますので、食べることがプレッシャーにならないようにしたいものです。「食べられるときに、アイスクリームひとさじでも、好きなものを口に入れる」くらいの気持ちで、自分なりの食べ方を見つけていきましょう。

ただ、脱水症状を起こさないように、水分補給だけは気をつけたいですね。

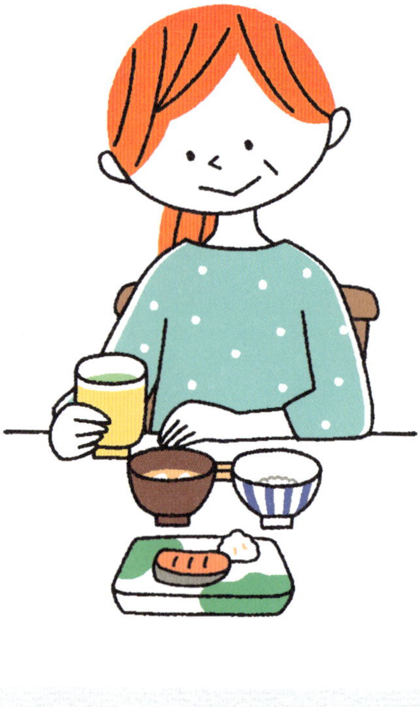

対策

食べられない原因があればそれに応じた対策を

食欲不振は、治療による肉体的負担や精神的なストレスなど、さまざまな原因によって起こり、その原因はひとつだけとは限りません。

吐き気や下痢、味覚障害といったほかの症状に伴って起こることもありますし、体の状態や活動の有無、時間帯によっても食欲に差があるかもしれません。原因がわかるようであれば、その状況に沿って対処していきましょう。

まずは、食べられないことがストレスにならないように、ゆっくりと心身を休めることも大切です。

食欲不振のときの 食べ方や食事のポイント

●すぐに食べられる食べ物を

1日3回にこだわらず、食べたいと思ったときにタイミングを逃さず、すぐ食べられるようにしておきましょう。小さくにぎったおにぎりやパン、小分けにしたおかずを、冷蔵庫や冷凍庫に保存しておくと便利。

●好みのものや食べやすいもの

アイスクリームなど、冷たいものは一般的に食べやすいですし、好みのもので食べられそうなものがあれば常備しておきましょう。

●やわらかいものを

よくかまなくてはいけないかたいものは、消化に悪いものが多く、かんでいるうちに疲れて、食欲減退するのでやわらかいものを。

●ボリュームを少なく

以前より少ない盛りつけで、食べる気持ちを優先に。

おすすめの食べ物

栄養価が高く、たんぱく質が豊富なものを

いちばん大事なことは、自分の口に合っておいしく食べられることですが、食事は栄養補給の機会でもあります。食べやすく、栄養価があって、たんぱく質が豊富なものを中心に選びましょう。栄養補助食品の中から、食べやすそうなものを試してみても。

たんぱく質が豊富な食品例

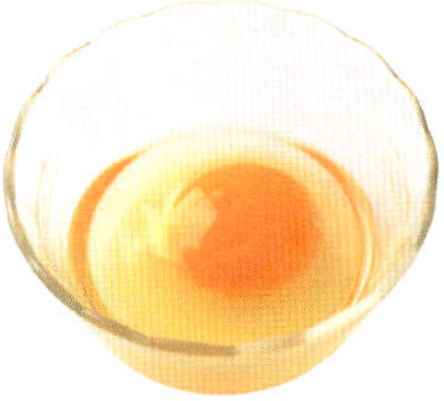

卵

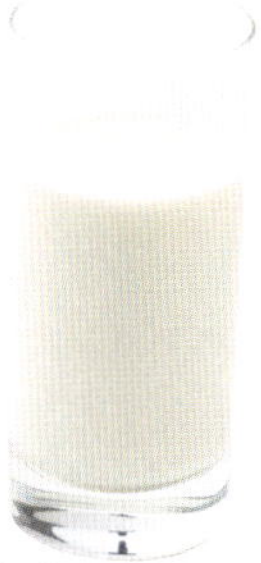

牛乳・乳製品

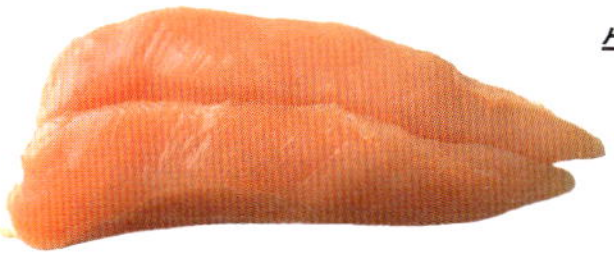

鶏ささ身

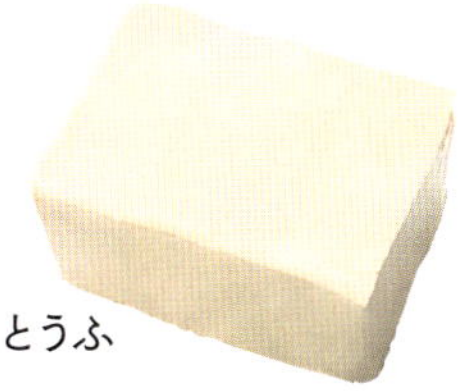

とうふ

食事の工夫

見た目の変化や好みのもので食べる気持ちをアップさせる

ランチョンマットを敷いて食卓の雰囲気を変える、料理を彩りよくする、盛りつけを工夫するなど、見た目から食欲をアップ。また、楽な姿勢をとる、箸をフォークにかえるなどで食べやすくなる場合もあります。

避けたほうがいい食べ物

刺激の強いものや胃にもたれるもの

胃を刺激するような辛すぎるものや、脂っぽくて胃もたれがするもの、味が濃くて食後に水がほしくなるものなどは、食欲不振につながるので避けたいものです。

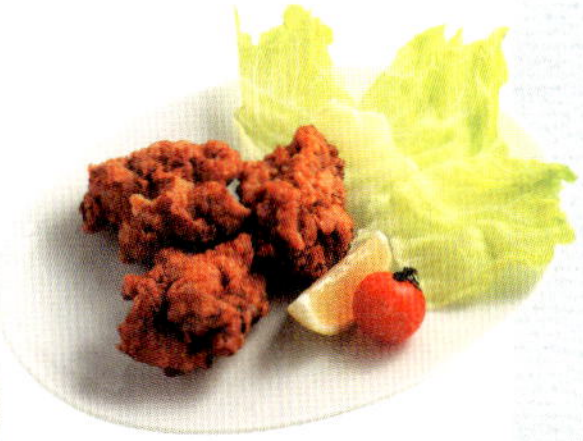

揚げ物

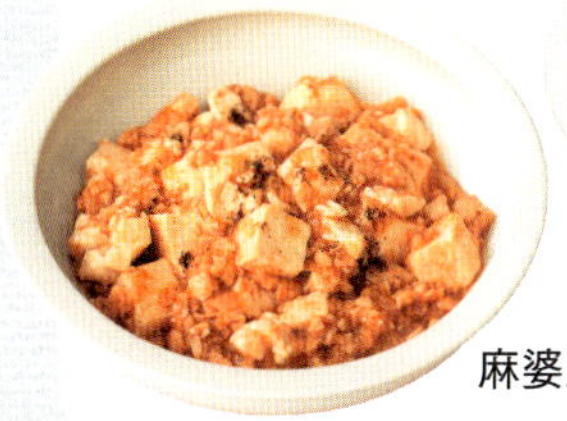

麻婆豆腐

吐き気・嘔吐があるとき

主な症状

- 気持ちが悪く吐き気がする
- ちょっとした刺激で吐きそうになる
- 嘔吐してしまう

など

吐き気や嘔吐のパターンをつかんで対策を

吐き気があるときは、無理に食べようとせず、比較的落ち着いているときに食べるようにしましょう。

抗がん剤治療の前は、軽く、消化のいいものをとり、治療後は水分を多めにとるなど、治療のタイミングに合わせた食事も必要です。

また、嘔吐があるときは、食道、胃、腸などの粘膜が敏感になっていることがあるので、1~2時間は食事を控えて様子を見てください。

吐き気や嘔吐のきっかけが、食べ物のにおいという場合もあります。どんな食べ物のにおいがダメで、どの程度なら大丈夫なのか、把握するのは大事なことです。料理の湯気で気持ちが悪くなる場合もあります。においや湯気は避けられますので、状況に応じてどんな対策ができるのか考えてみましょう。

対策

一度に食べる量を減らし、何回かに分けて少しずつ

調子がいいときに少しずつ、何回かに分けて食べましょう。小分けして食べられるものや、パンやおにぎりなど、好みのものを準備しておくといいですね。

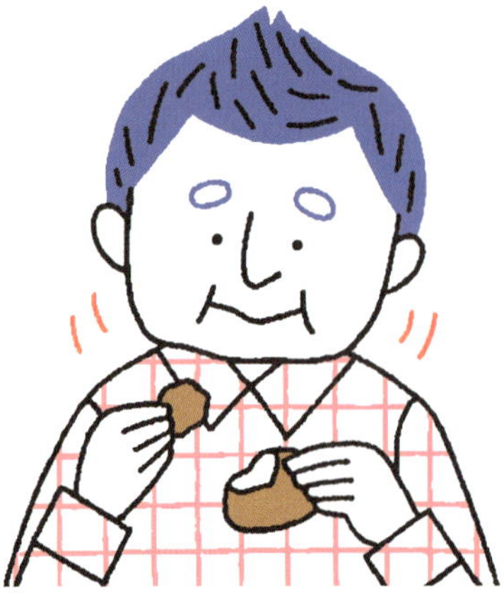

自分の症状に合った対策をとりましょう

●食事の前

レモン水や番茶などで軽くうがいをすると、嘔吐の予防になります。

●調理中のにおいが気になるとき

つくりおきや市販品を活用し、調理時間の短縮を。

●食事をするとき

冷ますとにおいが減るので、室温程度にして食べましょう。

●吐き気や嘔吐があるとき

無理せずに休みましょう(寝そべるときは、あおむけになると、ものがのどに詰まる場合があるので、横向きで)。

吐き気・嘔吐があるときの食べ方や食事のポイント

●水分やカリウムの補給

嘔吐がある場合、水分といっしょに胃液などに含まれる電解質（カリウム、ナトリウムなど）も体外に排出されて脱水症状を起こすこともあるので、水分やカリウムの補給を。

●ごはんをめんやパンにかえて

ごはんのにおいが気になるときは、主食をめんやパンにかえてみるのもひとつの手です。また、酢飯や冷たいお茶漬けなら食べられる場合も。

●刺激の少ない消化のいいもの

おかゆ、うどん、パン、シリアル、半熟卵、プリン、ヨーグルトなど刺激が少なく消化のいいものを。

●食材のくさみを軽減する

肉や魚などの生ぐささが気になる場合、しょうがやカレー粉など香辛料を使った料理や、牛乳やマヨネーズにつけてふきとってから調理を。

おすすめの食べ物①

あっさりとして冷たいもの

唾液が出にくいときは、のどごしがよく、冷めてもおいしい料理(冷たいそうめんやスープなど)やさっぱりした味の酢の物、梅干しなどのほか、水分の多い果物や野菜(すいか、みかん、なし、トマトなど)、アイスクリームもおすすめです。

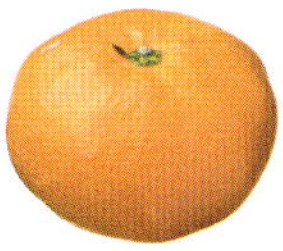
みかん

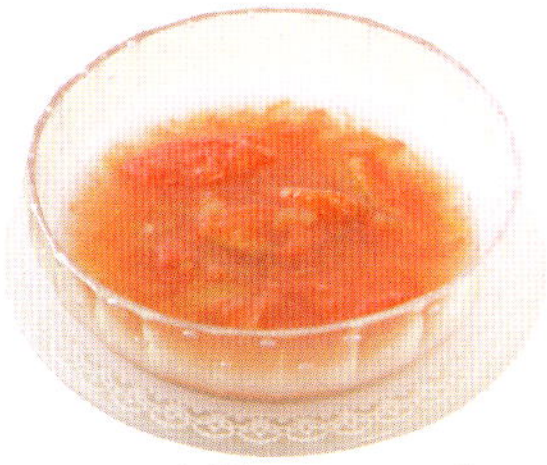
冷製トマトスープ
(p.51)

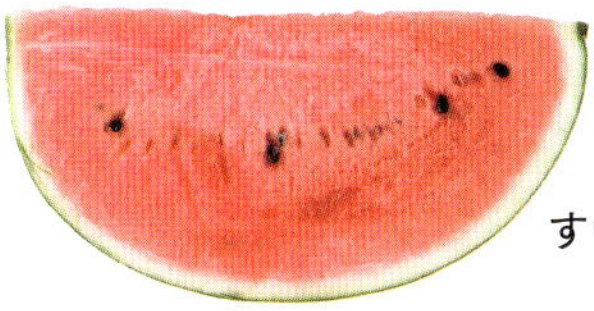
すいか

避けたほうがいい食べ物

脂っこいものやにおいがきついもの

揚げ物やにおいがきつい野菜(にら、セロリ、春菊など)、そのほか温かくて湯気の立つようなものや、煮物など調理中からにおいが充満するものも注意が必要です。

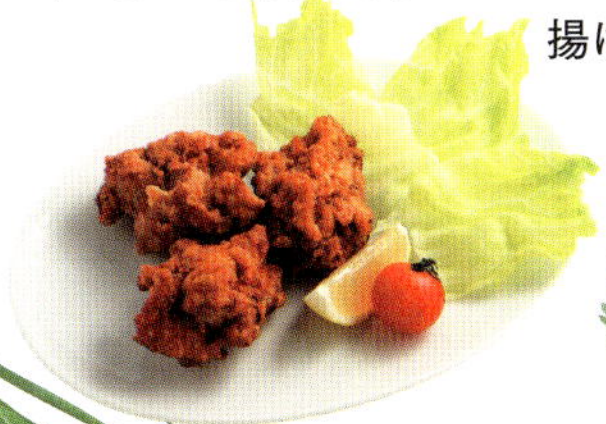
揚げ物

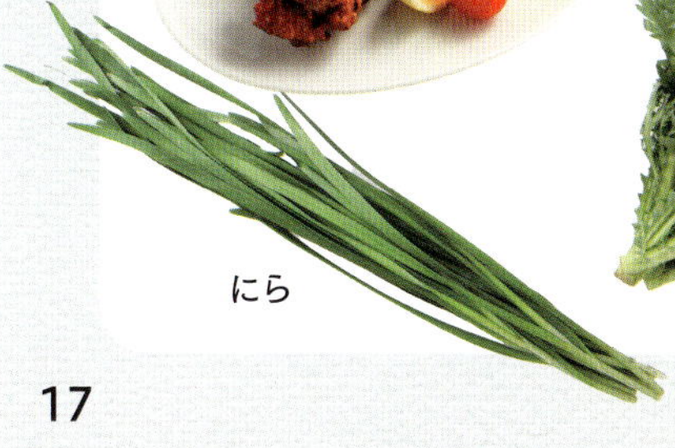
にら

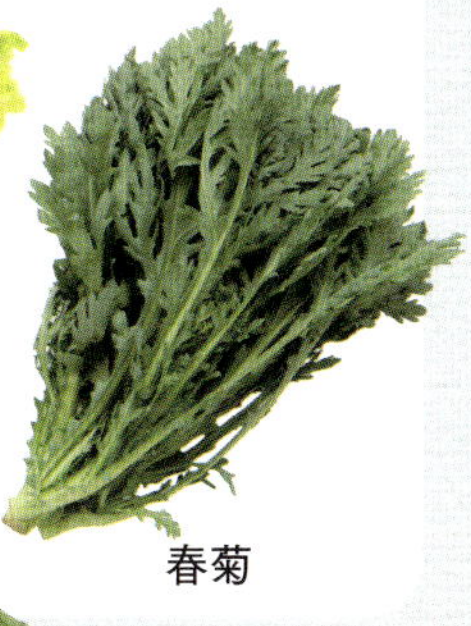
春菊

おすすめの食べ物②

電解質を多く含む飲み物や果物

イオン飲料、カリウムを多く含むもの(バナナ、メロンなどの生の果物、ほうれんそうなどの野菜類)、ナトリウムを多く含むもの（コンソメなどのスープ類、青汁など)を。

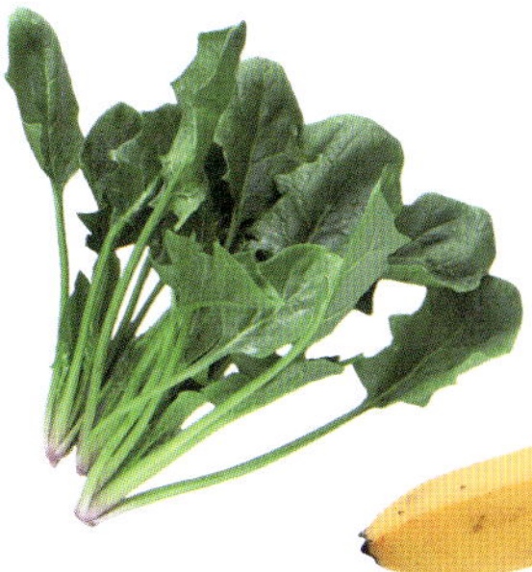
ほうれんそう

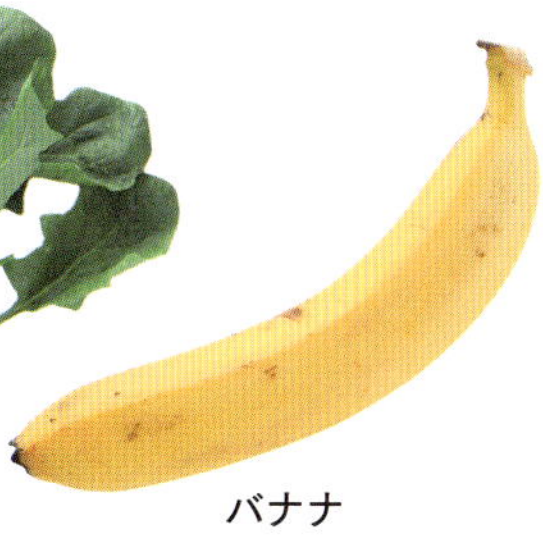
バナナ

味覚変化があるとき

主な症状

- 以前と味が違って感じる
- 味がしない
- 金属の味がする
- 食感が変わる

味の感じ方や感覚など症状には個人差が大きい

舌や上あごの奥には、味蕾《みらい》という味を感じる器官があります。抗がん剤には、その味蕾や味覚を脳に伝える神経に影響を与えたり、味覚に関係するミネラルの亜鉛を阻害したりするものがあります。また、唾液が出にくくなることや、食べられないことで亜鉛不足になることも。

何を食べても苦い、食べ物の味が金属のようだ、砂をかんでいるように感じるなど、その症状や度合いは個人差が大きいもの。全く味を感じなくなる場合もあります。また、食事をおいしいと感じられないため、食欲がなくなることも。調理法や味つけ、食材などを工夫してよりよい方法を見つけましょう。口に入れたものをどう感じるのかは、本人にしかわからない感覚なので、さまざまな方法を試してみてください。

対策①

塩、しょうゆなどの味が苦く感じたり、金属味がする場合

さまざまな食品や調味料を試してみて、これなら大丈夫というものを探しましょう。

- みそ味は苦く感じない場合も。
- 塩味を控えめに。
- だしをきかせたり、ごまやゆずなどの香り、酢を利用してみましょう。
- 肉類の味に変化が起きて食べられないときは、チーズ、ヨーグルト、牛乳、とうふ、アイスクリームなどの別の食品でたんぱく質をとって。
- 化学調味料は、味が気になることがあるので控えめに。

対策②

何を食べても甘く感じる場合

砂糖やみりんを使用しないスープや汁物なら、食べやすいことが多いので、試してみてください。

対策③

味を感じにくい場合

料理を冷まして食べてみる

できたてでアツアツのものや冷たすぎるものは、味を感じにくいので、少し冷まして食べてみてください。

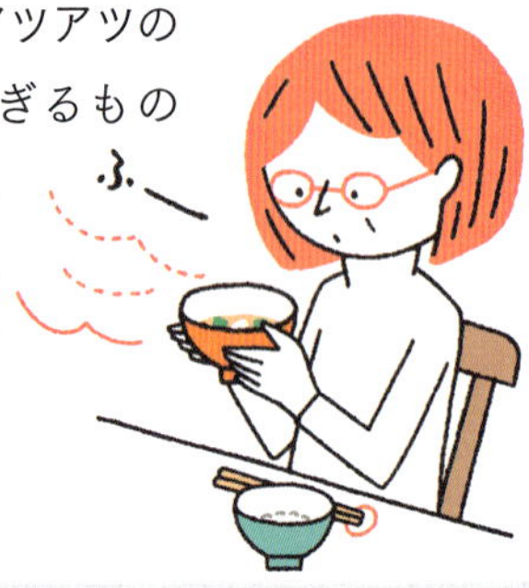

味覚に変化があるときのケアのポイント

歯をみがいて口の中を清潔にすることが大切です。唾液が少なくなって口の中が乾燥するときは盃一杯ほどの水を口にふくんだり、うがいなどの対策を。

●口の中を清潔にする

毎食後に歯みがきやうがいを。また、舌苔がついていると味を感じにくくなるので舌用のブラシなどでやさしく落としましょう。

●潤いを与える

口の中を乾燥させないように、こまめに水分を口にふくむほか、レモン水や緑茶を飲む、無糖のかたいあめをなめたりすることも効果的です。

●食前に

口の中を清潔にして、酸味のある味つけにする、香りのよい薬味や香辛料、ハーブなどを使用すると、唾液の分泌や食欲を促すことも。

対策④

亜鉛を多く含む食品をとるようにする

亜鉛が多く含まれる食品をとると、症状が緩和する場合があります。

亜鉛を多く含む食品は、マカロニ、玄米、そば、カキ、うなぎ、レバー、豚肉、鶏肉、牛肉、卵、チーズ、ココア、抹茶、たけのこ、とうもろこし、そら豆など。

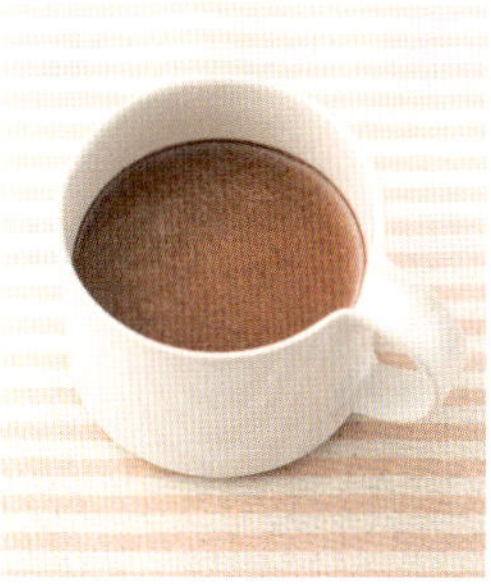

ココア

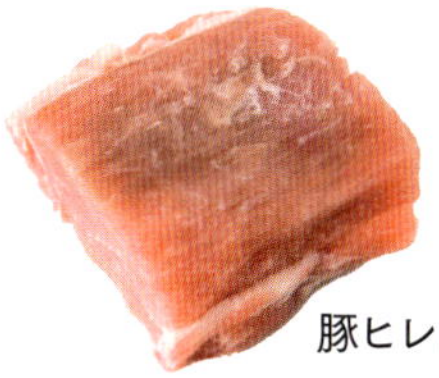

豚ヒレ肉

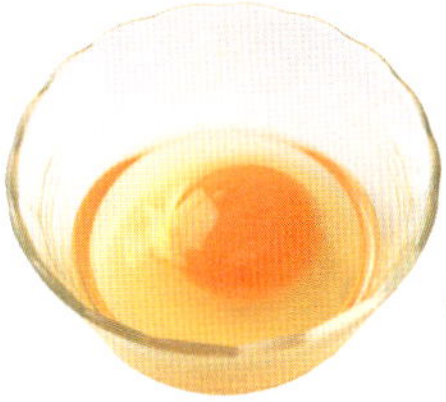

卵

対策⑤

食べ物を口に入れても味を感じない場合

- ●味は濃いめにし、しっかりとした味わいに。
- ●酢の物、汁物、果物などを利用。
- ●食事の温度は人肌程度で。
- ●少しでも「食べられた」という満足感を味わえるようにするのが大事。
- ●食感もおいしさの要素です。「シャキシャキ」や「カリカリ」などの食感を楽しめる食材や調理もおすすめ。

対策⑥

特定の味だけを強く感じる場合

- ●あっさりとした味つけに。
- ●味つけをしないで、食べるときにレモンなどで風味をつける。
- ●しょうゆやだしなどを強く感じる場合、さっぱりした味の酢の物、甘いものなどを献立に入れて。

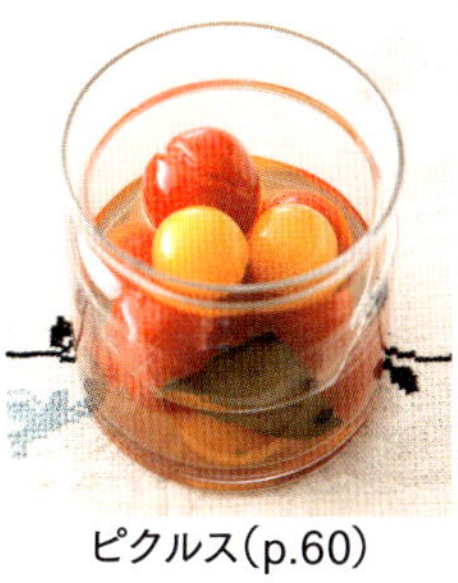

ピクルス(p.60)

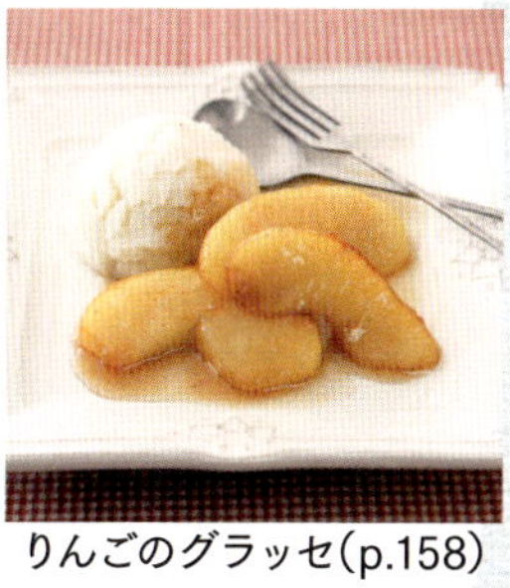

りんごのグラッセ(p.158)

口内炎・食道炎があるとき

主な症状

- 口の中がただれて痛い
- かたいものがさわると痛い
- 飲み込むたびに痛い

など

口の中を清潔にし、やわらかく味が薄いものを

抗がん剤や放射線治療の影響や食道や胃の手術後に、口内炎や食道炎を起こすことがあります。唾液が出にくくなると口の中が乾燥して傷つきやすくなるので、ケアが必要です。

食事内容によっては、しみたり口の中を傷つけたりすることがあります。かたいものや刺激のあるものは避け、やわらかい薄味中心の料理にしましょう。

口の中にはもともとたくさんの雑菌（細菌）が存在します。口内炎の痛みで歯みがきやうがいができなくなると、口の中の雑菌が増え、ひどくなることも。口内炎の悪化は、開口障害（口が開きにくい）を起こす原因になるので注意してください。

刺激の少ない歯ブラシや歯みがき剤を使い、食事の前後のうがいや歯みがきで口の中を清潔にしましょう。

対策①

口内炎があっても食べやすく飲み込みやすい工夫をする

- プリン、ゼリー、茶わん蒸し、卵どうふなど、のどごしのよいものもおすすめです。

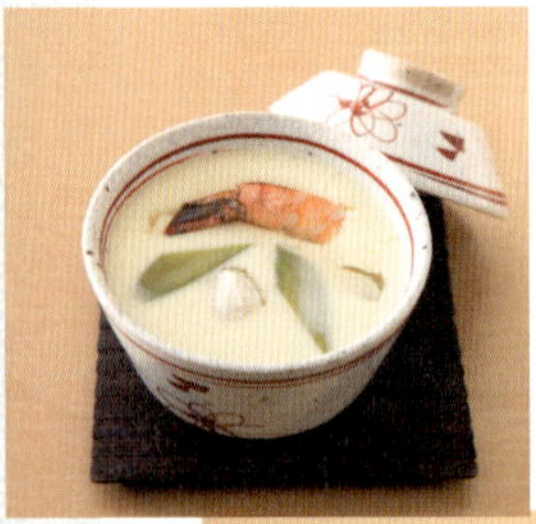

茶わん蒸し（p.70）

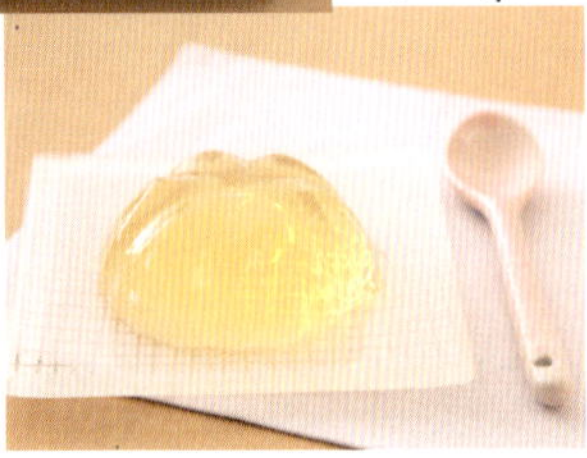

ゼリー（p.157）

- 食事は人肌程度の温度に冷ましてから、飲み物や汁物とセットで食べるとよいでしょう。

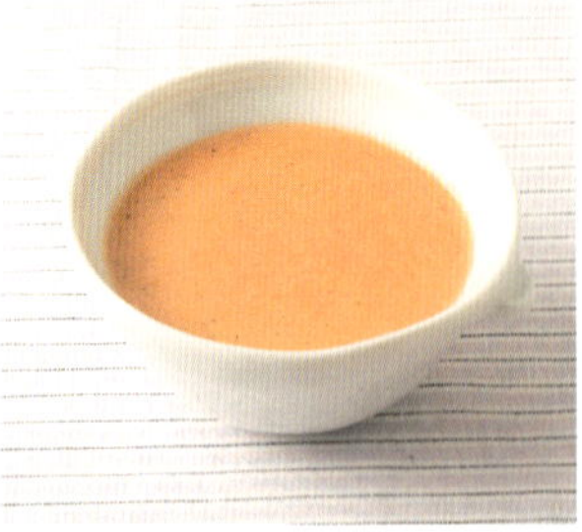

ポタージュスープ（p.107）

- 風味とコクで薄味でもおいしく感じるようにしましょう。

- 里いもなどのとろみのあるものを食べたり、ソースをからめたりすると、つるんと食べやすくなります。

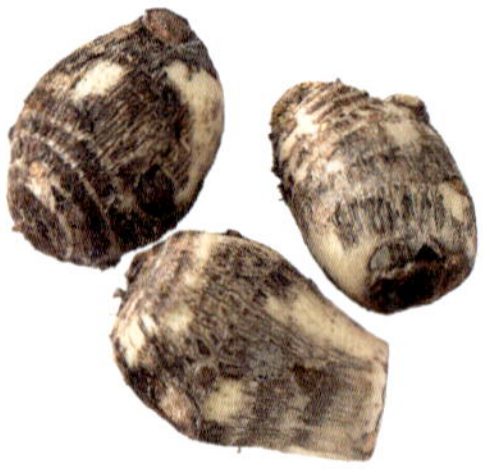

里いも

- 少量の油脂類を加えると飲み込みやすくなります。

口を開けると痛いときの食べ方や食事のポイント

口を開けると痛かったり、口が渇いて食べ物が飲み込みにくくなったりすることがあります。開口障害は、口の炎症などで咀嚼・開口が障害されて起こります。食品の形態・大きさなどを工夫して、自分に合う対策を見つけましょう。

●食品の形態・大きさを工夫する

食べやすいように小さめに切りますが、あまりこまかいとむせやすいので、一口大くらいがいいでしょう。かたいものや繊維の多いものは、ミキサーにかけます。

●やわらかく調理する

口当たりのいいものを使い、水分が多くやわらかい料理に。

●とろみをつける

液体の料理は口の中でバラバラになりやすくてまとまらず、むせやすいため、とろみをつけて。

対策②

口の中が渇かないように
こまめに水分補給をする

口の中の乾燥を防ぐため、こまめな水分補給やうがいを心がけましょう。熱いお湯や冷たい水がしみることもあるので、ぬるま湯がおすすめです。食事は、水分の多いもの（おかゆ、おじや、めん類）や汁物、お茶などの飲み物があると食べやすくなります。

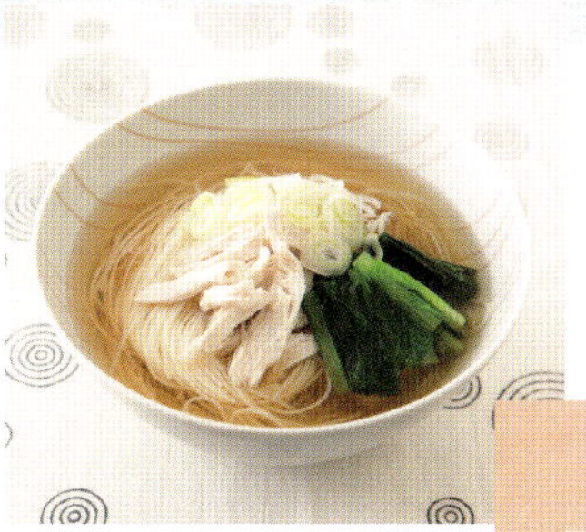

にゅうめん(p.78)

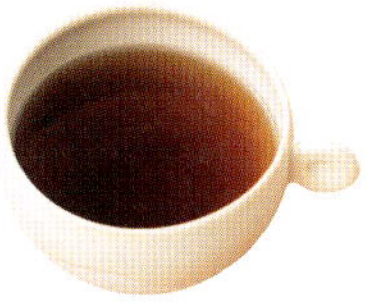

紅茶

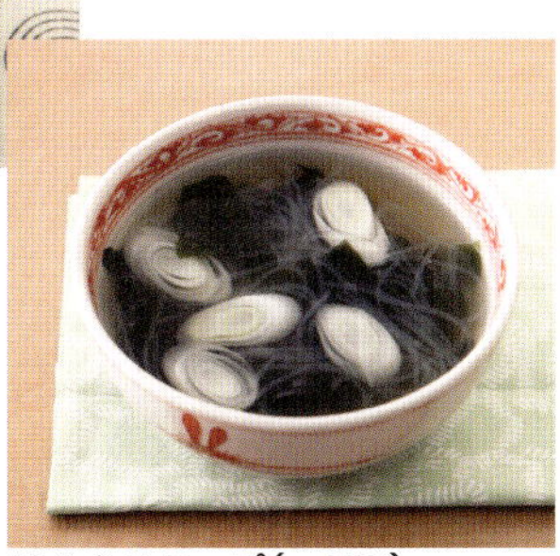

はるさめスープ(p.153)

避けたほうがいい食べ物

酸味や辛み、濃い味つけや
熱いものは避けましょう。

- 熱い、辛い、すっぱいなどの刺激の強いもの
- かたく乾燥したもの
- 酸味の強い果物
- 甘みの強い飲み物
- 角のある生野菜

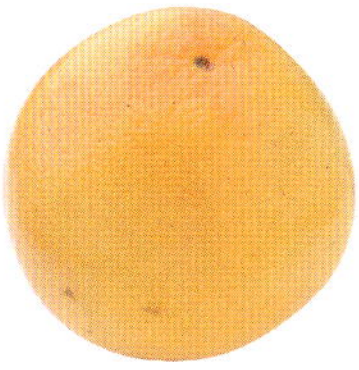

グレープフルーツ

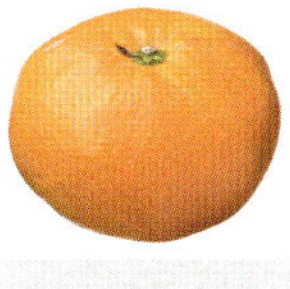

みかん

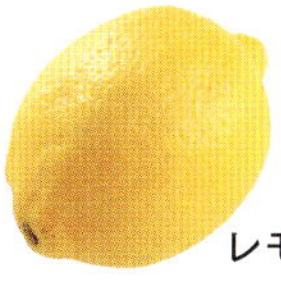

レモン

対策③

食べるときは少しずつ
ゆっくりとよくかんで

やわらかくて口の中でバラけないものを少しずつ口に入れて、ゆっくりとよくかんでから飲み込みましょう。早食いをすると、どうしても口の中を刺激してしまいます。

もし痛みが強い場合は、食べるものをゼリーやピューレ状、流動食に。バランス栄養飲料や栄養補助食品などを利用するのも一案です。

下痢があるとき

主な症状

- 便がゆるい
- 下痢をする
- 腹痛

など

水分や栄養のあるものをしっかりとりましょう

抗がん剤などで胃腸の粘膜に損傷を受けたり、副交感神経が影響を受けて腸の蠕動運動が活発になるなど、さまざまなことが原因となり、下痢をしたり、下痢と便秘を繰り返したりすることがあります。

下痢が続くときは、脱水症状を起こさないように、水分やミネラルを十分にとるようにしましょう。また、体力を消耗するので、栄養がとれる食事を心がけてください。食事はカリウムの多い食品や、脂肪や食物繊維が少なく、香辛料などの刺激物が含まれていない、やわらかくて消化のよいものを少量ずつ食べるようにします。

体が冷えると下痢をしやすくなるため、冷たいもののとりすぎや寒さなどで体を冷やさないように気をつけることも大事です。

対策

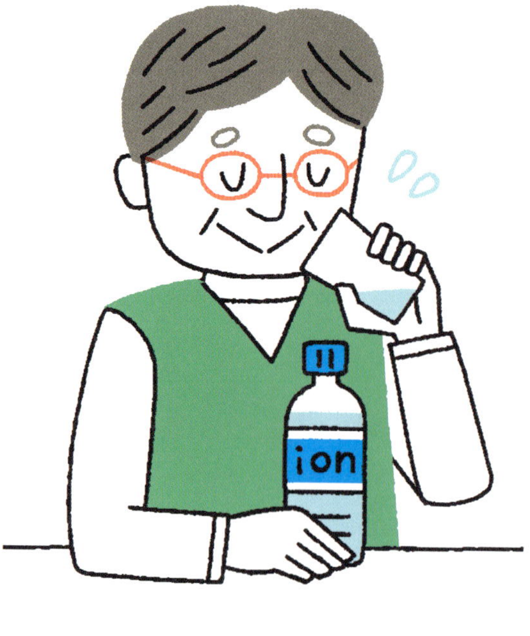

室温程度の水分やカリウムを十分にとる

下痢の症状があるときは、脱水症状が起こりやすくなります。水分といっしょにカリウムも排出され、カリウム不足になりがちです。カリウムは、神経や筋肉の機能を正常に保つために必要なミネラルです。

水分補給のために、水やお茶、電解質を含んだイオン飲料などをふだんよりも多く（1日8～10杯・1.5ℓ以上がめやす）とるようにしましょう。冷たいほうが口の中がさっぱりしますが、下痢があるときは胃腸を刺激しないように室温程度のものがおすすめです。

下痢があるときの食べ方や食事のポイント

下痢をすることで、栄養や水分が失われるので、回数や時間などにこだわらず、食事がとれるときにとることが大事です。

●胃腸を刺激しない食事を

辛いものや熱いもの、炭酸飲料など、刺激のある食べ物は避けるようにしましょう。

●消化がよく、温かい食事を

おかゆやうどんは、消化・吸収がよく、おなかにやさしい食事の代表です。体力を維持するためのエネルギー源にもなります。

●低脂肪・高たんぱくなものを

傷ついた粘膜を修復するたんぱく質が豊富なものをとります。脂肪分が多いものをとると、腸液が多く分泌され下痢を起こしやすいので、低脂肪で高たんぱくな鶏肉のささ身やとうふなどがおすすめです。

避けたほうがいい食べ物

脂肪が多いものや刺激物、冷たいものはNGに

●高脂肪食品や料理

揚げ物、うなぎのかば焼きなど

●腸内で発酵しやすい食品

豆類、さつまいも、くりなど

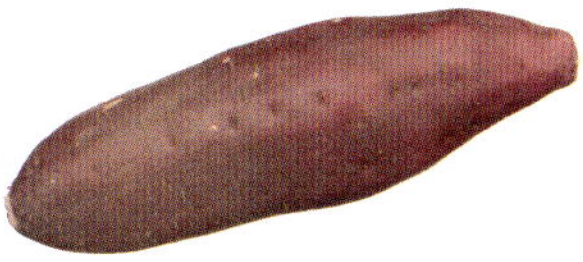

さつまいも

●刺激物、冷たいもの

香辛料、アルコール類、炭酸飲料、カフェイン飲料など

●繊維が多くてかたい食品

ごぼう、れんこん、たけのこなど

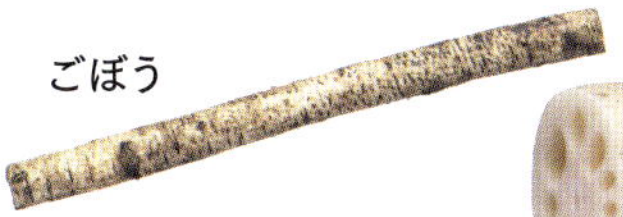

ごぼう

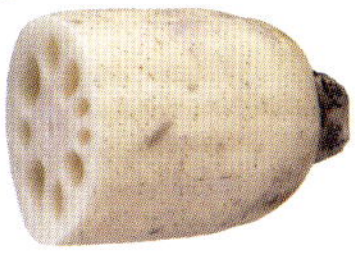

れんこん

●生もの

生野菜、生の果物、刺し身、生肉など

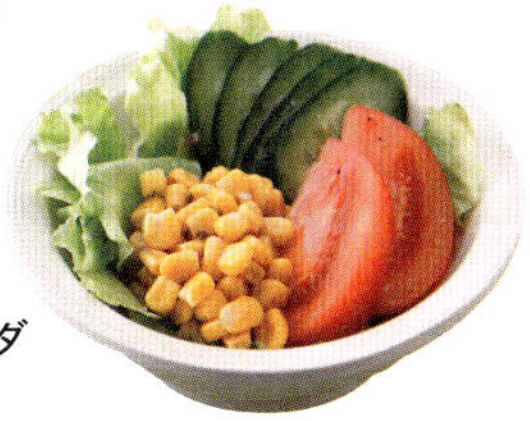

生野菜サラダ

おすすめの食べ物

低脂肪で高たんぱくの食品やカリウムの豊富な食品と料理

●低脂肪で高たんぱくなもの

卵、とうふ、鶏肉、はんぺん、白身魚など

●カリウムが豊富なもの

長いも、ほうれんそう、かつお、さわら、まぐろ、牛ヒレ肉、干しぶどう、バナナ、メロン、納豆など

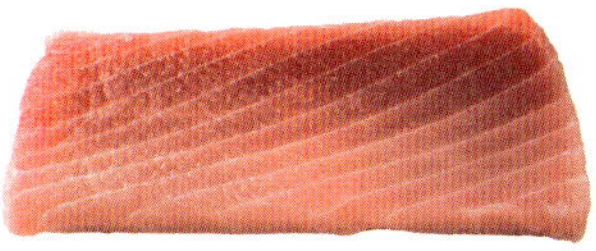

まぐろ

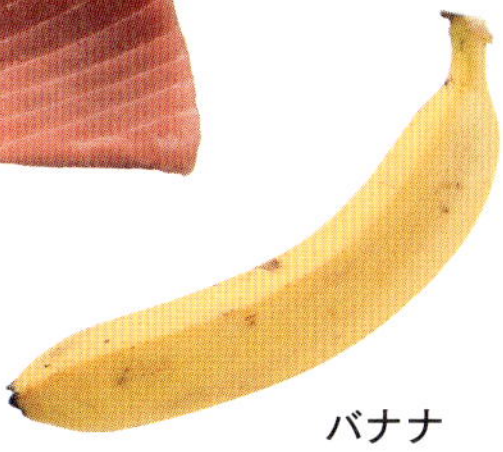

バナナ

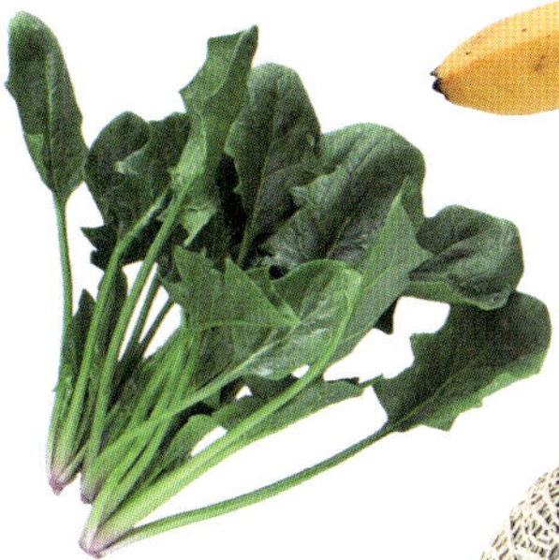

ほうれんそう

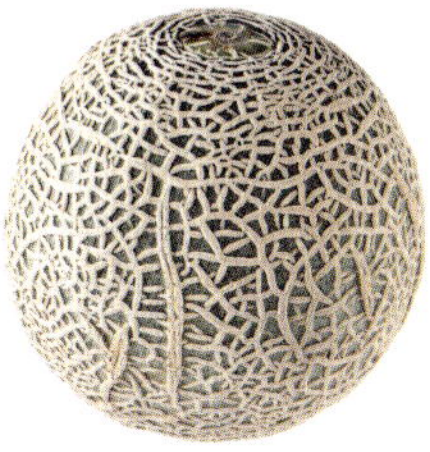

メロン

便秘があるとき

主な症状

- 快適に排便できない
- 便が出てもすっきりしない
- 腹部膨満感がある

など

便秘解消のために 水分補給や適度な運動を

抗がん剤の副作用によって腸の働きが悪くなり、便秘になることがあります。そのほか、食事や飲み物の量が減ったり、運動量が少なくなったりすることも便秘の原因になります。生活習慣の乱れや食事内容を見直して、規則正しい生活を心がけましょう。

なかなか便秘が解消されないようなら、主治医に相談し、緩下剤を処方してもらいます。

食事では、脂肪を適度にとり、食物繊維の多いものや水分をたっぷりとります。

水分を十分にとらないと、便がかたくなって便秘になってしまいます。食事からも水分がとれるようなメニューにして、1日にコップ5杯（1・5～2ℓ）の水分をとることを目標にしましょう。

食事の工夫①

食物繊維を多く含む食品をとる

食物繊維には水溶性と不溶性があり、水溶性の食物繊維は、便をやわらかくして排便しやすくします。不溶性の食物繊維は、水分を多く吸収して便のかさを増やし、腸を刺激して便通を促します。また、腸内の有害物質を体外へ排出させる働きを持っています。ただし消化管術後の場合、腸閉塞のリスクがあるため、不溶性食物繊維のとりすぎに注意しましょう。

食事では野菜、海藻、豆など、食物繊維の多い食品をメニューにとり入れます。胃腸の弱い人は、食品をやわらかく煮たり、しっかりかんだりして、胃腸の負担を減らしましょう。

●果物で食物繊維をとるのもおすすめ

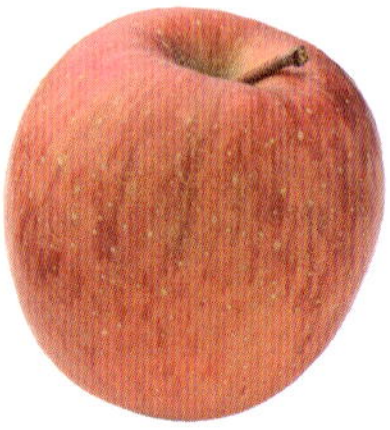

りんご

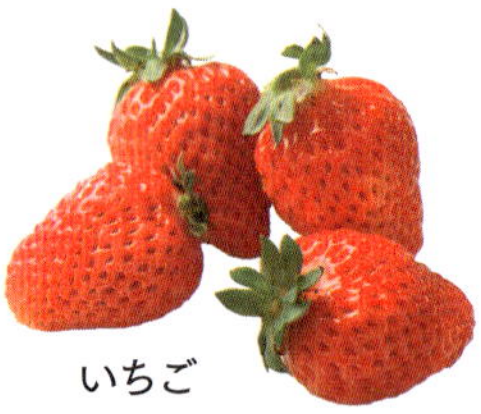

いちご

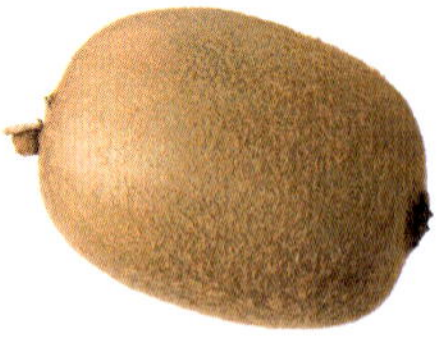

キイウイフルーツ

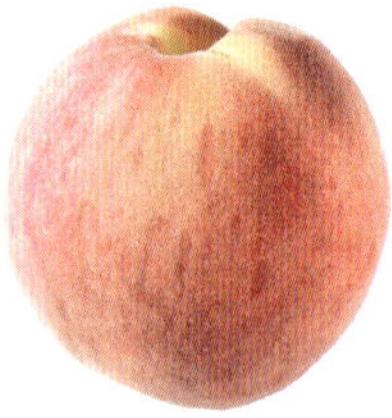

桃

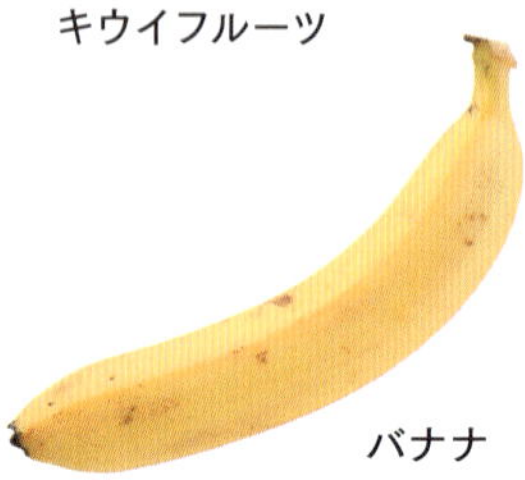

バナナ

便秘があるときの生活のポイント

便秘を解消するために、すぐにできそうなことがいくつかあります。ぜひ、試してみてください。

●朝起きがけに冷たい水を飲む

朝起きがけに冷たい水や牛乳を飲むと、水分補給だけでなく、消化管にも刺激を与えて便意をもよおしやすくします。

●規則正しい生活

体調がいいようなら、起床時間を一定にし、規則正しい生活を。生活習慣とともに自律神経がととのい、便秘解消につながります。

●おなかのマッサージ

おなかを時計回りにゆっくりマッサージしてみましょう。

●便意をがまんしない

便意をがまんすると、便意がなくなってしまい、排便のチャンスをのがしてしまいます。

ヨーグルト

ぬか漬け

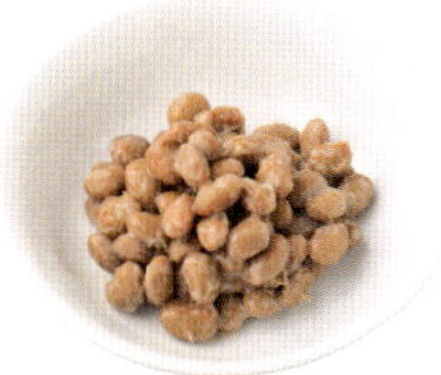
納豆

食事の工夫②

乳酸菌を含む食品や納豆をとる

乳酸菌には腸の蠕動運動を活発にする効果があり、便秘を防ぐことができます。乳酸菌を含む食品には、ヨーグルトや乳酸菌飲料、漬け物などがあります。ぬか漬けのぬかには植物性乳酸菌が豊富です。また、納豆には消化酵素が多く含まれています。

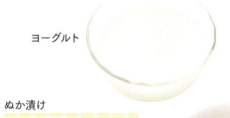

食事の工夫③

食事でも水分補給を心がける

食事でも水分の補給ができるように、毎食の食事に汁物を加えたり、間食に果物やゼリーなどを食べましょう。

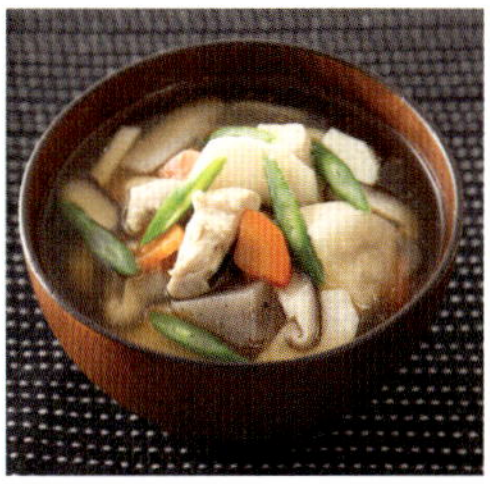
のっぺい汁(p.153)

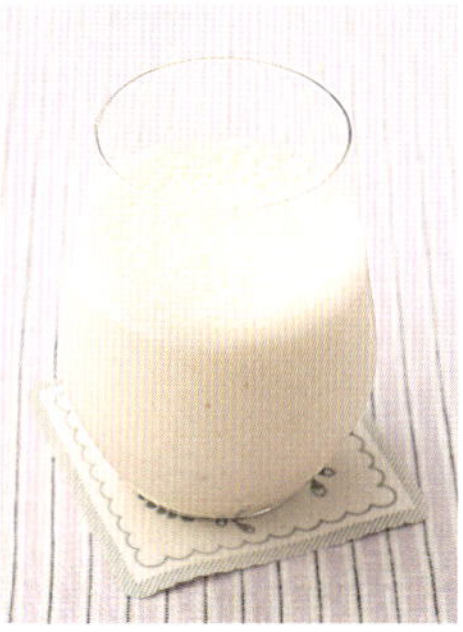
バナナとヨーグルトのスムージー(p.80)

食事の工夫④

植物油を上手にとり入れる

植物油に含まれる脂肪は、便をやわらかくし、すべりをよくする働きがあります。中でも、オリーブ油に含まれるオレイン酸は、腸壁を刺激して蠕動運動を促します。

オレイン酸は、菜種油、べに花油やひまわり油にも含まれています。

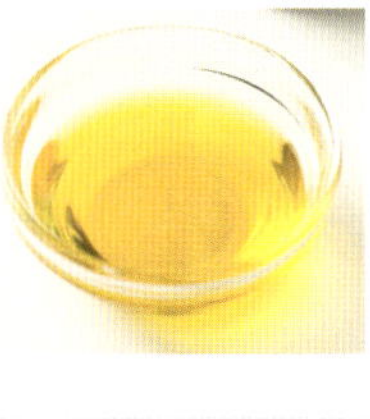
植物油

消化器の手術後の食事の工夫

**消化器の術後は、消化・吸収が低下するほか、
食事によって不快症状が出ることがあります。
無理をしないで、個々に合わせた対応をしていきましょう。**

個々の状況に合わせて進めていきましょう

手術を行った部位や手術方法によって違いはありますが、消化・吸収力が低下するほか、さまざまな症状を引き起こすことがあります。

また、術後の食事で不快症状が出ることも多いので、食べ方、食べる量、食事内容など、個々の状況に合わせて食事の工夫で改善していきましょう。

不快症状は、吐き気や嘔吐、胸やけ、下痢、便秘、腹部膨満感など、さまざまで、個人差もあります。個々の体の機能の変化や症状に合わせた工夫が必要ですので、食事内容や状況をメモしながら、進めていきましょう。

何かしらの症状が出たときには、食事内容や前後の状況を思い出しながら、以下にあげる食事や食べ方の工夫をチェックしてみてください。

食事や食べ方の工夫

1 1食に30分ほどかけてゆっくりよくかんで食べる

食べ物が少しずつ胃腸へ送られるように、ゆっくり食べましょう。ゆっくり食べは、食べすぎの防止にもなります。また、よくかみ砕くと、唾液と混ざり合って消化しやすくなります。

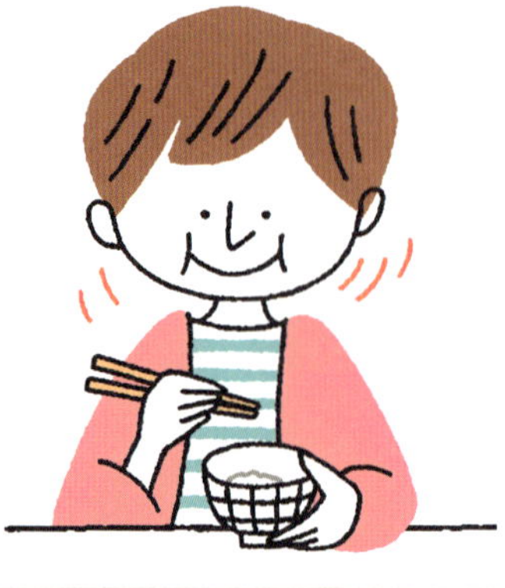

2 座位で上半身を起こして食べる

食べたものが逆流しないように、体を起こして食事をとりましょう。食べたあとも、逆流や胸やけ、吐き気といった症状を防ぐために、30分ほどは横にならないで、座位でゆっくり過ごしてください。

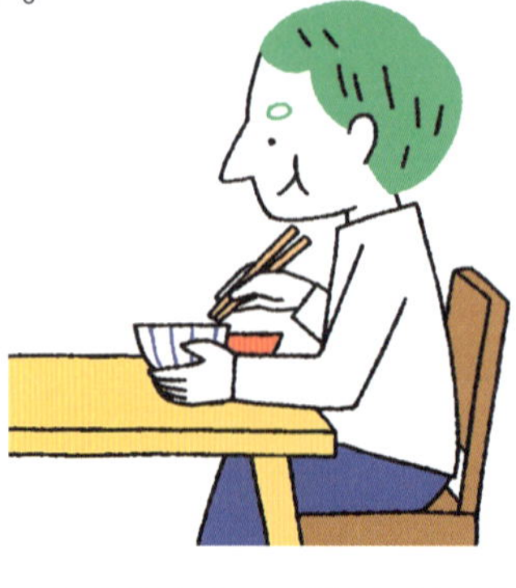

3 食事量を少なく腹6分目に

一度にたくさん食べると胃腸に刺激を与えます。少しずつ、腹6分目くらいに。食べる量は、体調に応じて段階的に少しずつ増やしていきましょう。体調が悪いようなら、無理せず、少量に戻してください。

4 簡単につぶれるくらいやわらかく煮て食べる

かたいものは、胃腸に刺激を与えてしまうので、口に入れたら簡単につぶれるようにやわらかく煮たものを。家族で鍋をするときは水炊きにして、先に家族分をとり分けて、さらにやわらかく煮るといいでしょう。

5 刺激物やアルコールは控えて、消化のいいものを食べる

辛いものや、酸味、甘み、塩味が濃い味つけのもの、アルコールは控えましょう。また、できるだけ消化のいい食品を使って。

消化のいい食品

●主食　おかゆ
ごはん
うどん
パン

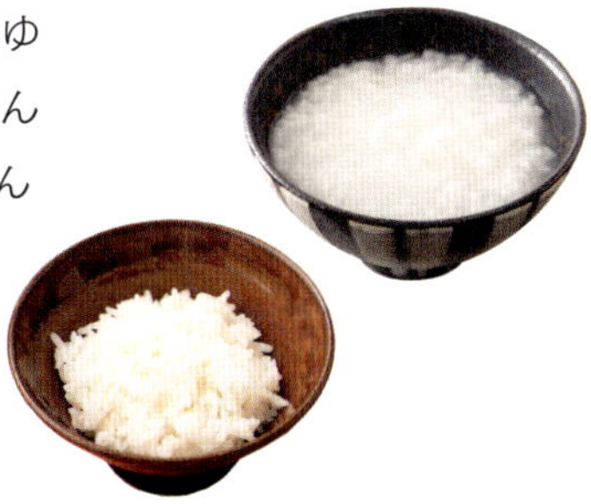

●主菜　脂肪の少ない肉(鶏・豚・牛)
魚(生鮭、はんぺん、かれいなど)

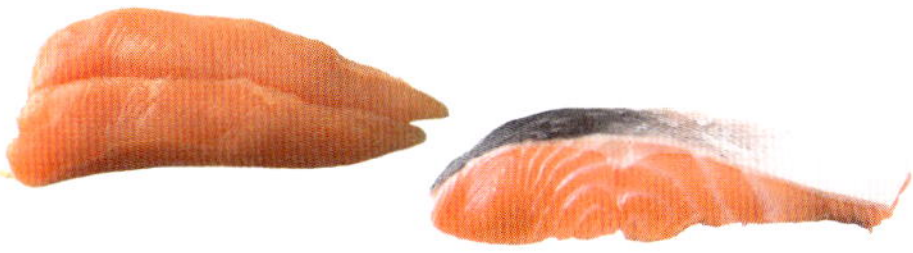

●副菜　煮物
(キャベツ、ほうれんそう、
大根、にんじん、じゃがいも、
里いもなど)
ゆで野菜

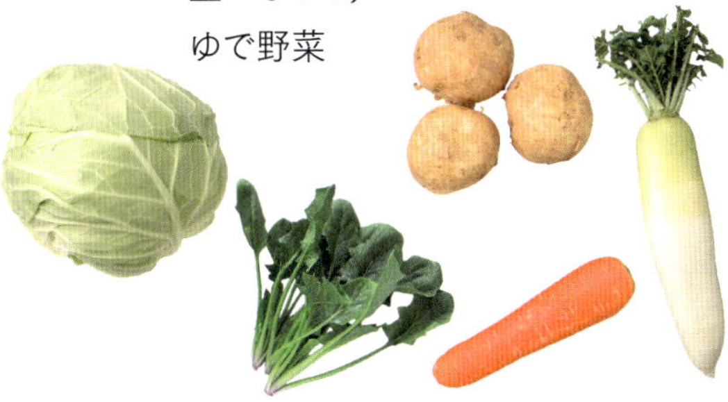

●果物　果物缶詰
＊最初は缶詰から。生の果物はバナナやりんごから様子を見て

●その他　牛乳
乳製品
バター
マヨネーズ

消化のよくない食品

●主食　玄米、スパゲッティ、
中華めんなど

●主菜　脂肪の多い肉
(バラ肉、ベーコンなど)
脂肪の多い魚
(さんま、うなぎなど)
いか、たこ、貝類

●副菜　ごぼう、たけのこ、コーン、
山菜、きのこ、こんにゃく、
海藻など

●果物　パイナップル、柿など

●その他　天ぷら、揚げ物など

Column

簡単な食事日記をつけてみよう

食事日記をつけると体調の変化がわかる

毎日、日記をつけると、どんな日に体調がすぐれないのか、食事がどの程度とれているのかがわかります。また、次の診察や治療のときに病院に持参すると、前回からの様子を説明しやすくなります。

体調の変化を知るためには、続けることが大事です。簡単なメモ程度のものや、面倒なら○×△をつけるだけでいいので、ムリなく続けられるようにしましょう。また、家族も見られるようにすると、食事や生活サポートの参考にできます。

○×△形式でつけるときは、自分なりのルールを決めます。たとえば、ごはんを食べたら◎、まあまあ食べたなら○、ちょっとだけなら△、何も食べられなかったら×をつける。栄養剤を内服するとしたら、◎が2パック、○は1パックなど、わかればいいのです。

注意したいのは、◎が少ないからと食べていないのに◎をつけたりしないこと。全部◎になる必要はありません。ありのままを書くことで前の週と比較でき、現時点での体調がわかります。

下に○×△形式の例をあげてみました。抗がん剤を投与した日には「抗がん剤」と記入。体重は、毎日同じ時間に量ります。余力があれば、歩数を書き込むと、運動量がわかります。欄外には「下痢」「吐いた」など、その日のことをメモしておきましょう。

食事日記

抗がん剤（15（火）の欄外）

○月	14（月）	15（火）	16（水）	17（木）	18（金）	19（土）	20（日）
朝	○	△	×	×	○	○	○
昼	◎	△	△	◎	◎	◎	◎
夕	◎	△	△	◎	◎	◎	◎
体重	46.2	46.0	46.0	45.0	45.6	46.0	46.2
歩数	2000	3200	800	1000	1200	1500	2000
		下痢	吐き気 味が変	昼から OKになった			

2章 悩み別に紹介

朝・昼・夕の元気になれる！おすすめ献立

副作用の症状が出ているときは、
症状に合わせた食べやすい献立にしたいもの。
一品料理よりも、複数の中から、選んで食べたり
少量ずつ食べたりできるような献立もおすすめです。
悩み別の献立を参考に
おいしい献立を考えてみましょう。

副作用の悩み別

食べやすい献立の立て方

**治療中や治療後に起こりがちな症状の悩みに合わせた、献立とメニューを紹介します。
食事の際は、「無理をせず、少なめに」を心がけてください。**

あせらず、ゆっくり 自分のペースで

この章では症状の悩み別に、食べやすくて栄養がとれるような献立を紹介しています。

あまり食べられないときは、栄養がとれているかどうか、心配になることもあると思います。はじめのうちは、栄養のことよりも何かを口に入れて食べること自体が大事。全部食べられそうにないときは、量を減らしたり、食べられそうなものを選んで作ってみたりするといいでしょう。

まずは、食事が楽しいものであって、少しでも満足感を得られることが大事です。あせらず、ゆっくりと進めていきましょう。

ただ、食事があまりとれないときは、食事に含まれる水分もとれなくなるので、脱水状態になることもあります。できるだけこまめな水分補給を心がけてください。

献立は定食をイメージして 栄養バランスよく

献立は、ふだん作っているように、主食、主菜、副菜、汁物の定食をイメージして考えると、栄養バランスのいいものになります。悩みに合わせて、食品を選んだり調理法を変えたりしてみましょう。

また、定食形式でなくても、具だくさんのにゅうめんなど、食べやすくて一皿で栄養がとれるメニューもおすすめです。

とはいえ、体調がすぐれないときに自分で食事の用意をするとなると大変です。そんなときは、レトルト食品や冷凍食品を活用してみてください。さまざまな種類があり、主食から汁物まで全部まかなえるのでとても便利です。

1日3回の食事にこだわらず、分けて食べたり、夕食を軽めにしたり、そのときの体調に合わせていくことも大事です。

悩み別の献立例やメニュー、巻末の「悩み別レシピ早見表」も参考にして、自分に合った献立を考えてみましょう。

悩み別・献立のヒント

口内炎・食道炎があるとき

●やわらかいものに

温泉卵やにんじんの甘煮など、なめらかでつるんとしたものや、やわらかく煮て患部に当たっても痛くないもので献立を考えましょう。副菜に困ったときは白あえにすると、なめらかな食感で食べやすくなります。

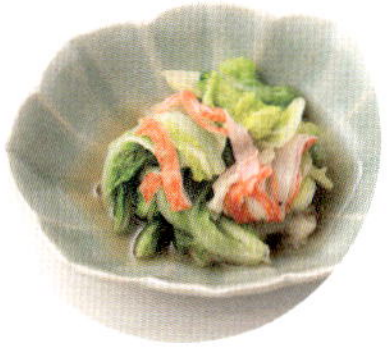

●薄味の献立に

朝食献立(p.62)のにゅうめんとかにかまの煮びたしのように、やわらかく薄味で刺激が少ない組み合わせもおすすめです。

●鍋にするなら水炊き

家族だけポン酢などをつけて。

食欲不振のとき

●主食は汁けがあると食べやすい

昼食献立(p.34)のように主食にうどんなどの汁めんを活用。

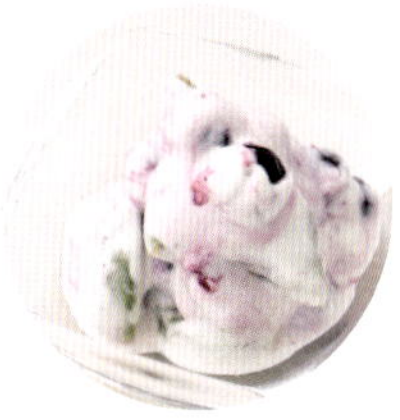

●献立に軽いものを含める

ヨーグルトなど、軽く食べられそうなものがあると気分的に楽です。

●とろみがあって食べやすいもの

夕食献立(p.36)の治部煮のように、とろみのあるものもおすすめです。

●ちょこちょこつまめる副菜

漬け物など、口直しをしながらちょこちょこつまめるようなものを組み合わせるといいでしょう。

下痢があるとき

●温かくて消化がいい献立

たとえば、昼食献立(p.74)と夕食献立(p.76)のすき煮うどんやもち米入りサムゲタン風スープのようなもの。汁けが多く、低脂肪でたんぱく質が豊富なとうふや鶏肉を使い、下痢で失われた水分や栄養もとれます。

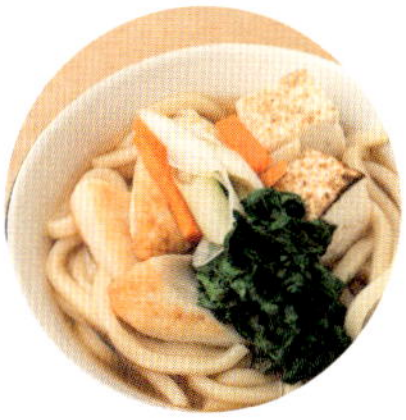

●カリウムがとれるもの

副菜には、カリウム(水に溶ける性質がある)が豊富な野菜をやわらかく煮たものを汁ごと食べるのがおすすめ。

●調子のいいときに食べる

朝・昼・夕の食事時間にこだわらず、食べられるときに食べましょう。

吐き気・嘔吐があるとき

●温かいごはんを別のものに

温かいごはんの香りが気になるときは、酢飯やお茶漬けにするほか、パンや冷やしそうめんなどの冷たいめん類に変更してみましょう。

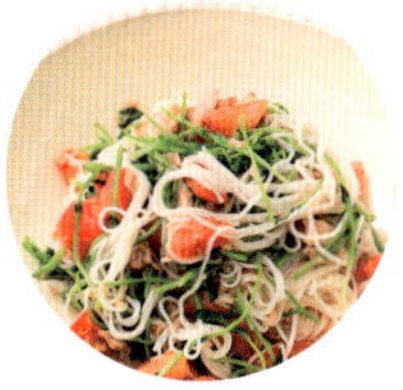

●冷めてもおいしいおかずを

主菜は冷ややっこやささ身のおろしあえなど、冷たいもの、冷めてもおいしいものを。揚げ物はNGです。

●ねばねば食材でのどごしよく

副菜の野菜は、オクラや長いもなどのねばねば食材を利用して、のどごしよく食べられるように。

便秘があるとき

●食物繊維がとれる献立に

うどんよりもそばのほうが食物繊維を多くとることができます。昼食献立(p.82)の納豆入りとろろあえそばはおすすめです。主菜や副菜にも、食物繊維がとれる野菜やきのこをプラスしましょう。

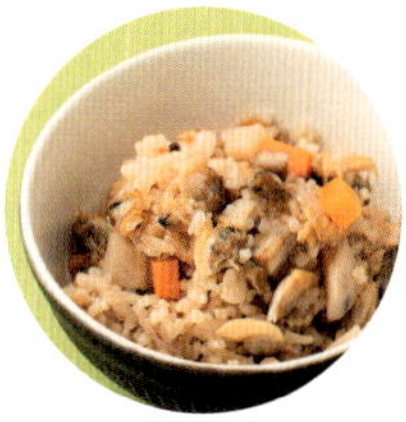

●乳酸菌もおすすめ

キムチやぬか漬け、ヨーグルトなど、乳酸菌を含む食品を添えて。

●毎食汁物や飲み物を入れて

水分補給ができるように、汁物や飲み物を毎食入れましょう。

味覚変化があるとき

●献立にさまざまな味を

主食は調味料や香辛料を使ったピリ辛みそあえめん、桜えびやセロリなどうまみや風味のある汁物、酸味のある果物と、それぞれ違う味が感じられる昼食献立(p.54)のような組み合わせにしてみるといいでしょう。サラダには梅肉を使って、パンチのきいたドレッシングもおすすめ。

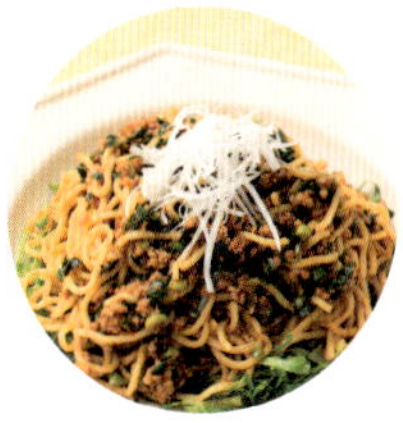

●料理にたれを添えて

焼き春巻きの献立(p.56)のように、しょうゆやたれを添えて好みの量をつけて食べるのもおすすめ。

副作用の悩み別レシピ

食欲不振のとき

朝食献立

フレンチトーストはレモンの風味と酸味で、
さわやかな味わいに。
スープとともに、食欲をそそる組み合わせです。

主食　ほんのり甘くさわやかな風味

はちみつレモン味のフレンチトースト

■材料（1人分）

フランスパン …… 40ｇ(3枚分)
卵 …… 1個
牛乳 …… 50㎖
はちみつ …… 大さじ1
レモン(薄い半月切り) …… 7～8枚
バター …… 小さじ1

■作り方

1 ボウルに卵を割りほぐす。牛乳、はちみつ、レモンを加えよくまぜ合わせ、バットに流し入れる。

2 **1**にパンをひたし、何度か返しながら、30分以上なじませる。

3 フライパンにバターを熱し、弱火で**2**を両面こんがりと焼き、レモンとともに器に盛る。

食事メモ　ほんのり甘いフレンチトーストですが、はちみつやメープルシロップを添えてお好みの甘さに。

汁物　ほのかな酸味にツナのコクで食欲アップ

簡単ミネストローネ

■材料（1人分）

ホールコーン缶 …… 40ｇ
ツナ缶(水煮) …… ½缶(35ｇ)
トマトジュース(食塩無添加) …… 150㎖
A　コンソメスープのもと(顆粒) …… 小さじ½
　　水 …… 50㎖
ブロッコリー(冷凍) …… 50ｇ
塩、こしょう …… 各少々

■作り方

1 鍋にツナとコーン、トマトジュース、**A**を入れて火にかける。

2 沸騰したら中火にして2～3分煮て、さらにブロッコリーを加えて煮る。仕上げに塩、こしょうで味をととのえる。

時短のコツ　トマトジュースをベースに、缶詰や冷凍食品を使い、手早くできるミネストローネです。

飲み物　コクのある甘み

黒糖入りホットミルク

■材料（1人分）

牛乳 …… 160㎖
黒糖 …… 12ｇ

■作り方

鍋に牛乳と黒糖を入れて、まぜながら温める。

栄養メモ　黒糖には、糖質をエネルギーに変えるときに必要なビタミンB群が豊富に含まれています。

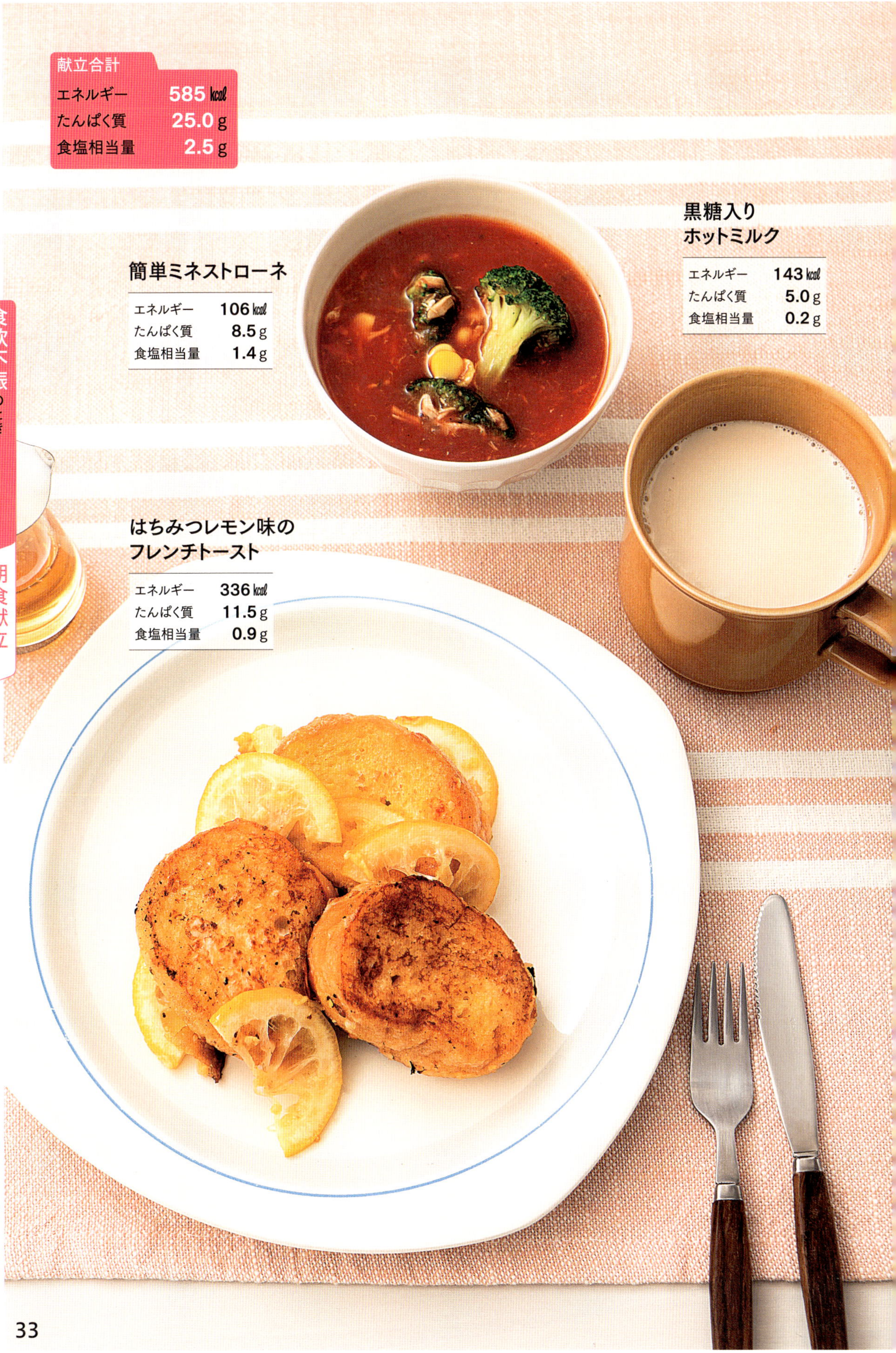

献立合計

エネルギー	585 kcal
たんぱく質	25.0 g
食塩相当量	2.5 g

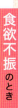

簡単ミネストローネ

エネルギー	106 kcal
たんぱく質	8.5 g
食塩相当量	1.4 g

黒糖入りホットミルク

エネルギー	143 kcal
たんぱく質	5.0 g
食塩相当量	0.2 g

はちみつレモン味のフレンチトースト

エネルギー	336 kcal
たんぱく質	11.5 g
食塩相当量	0.9 g

昼食献立

とうふとかたくり粉のとろみで、
のどごしのいいうどんです。量が多いようなら、
食べられる分だけ盛りつけて。

主食 とうふとうどんで消化よく、体の芯から温まる

くずしどうふ入りしょうが風味のあんかけうどん

■材料 （1人分）

ゆでうどん …… 1玉(180g)
長ねぎ …… 20g
ちくわ …… 2本
A だし汁 …… 250mℓ
　酒 …… 大さじ1
　めんつゆ(3倍濃縮タイプ) …… 大さじ1
　おろししょうが …… 小さじ2
絹ごしどうふ …… 100g
B かたくり粉 …… 大さじ1
　水 …… 大さじ2

■作り方

1 ねぎは小口切りにする。ちくわは5㎜幅に切る。

2 鍋に**A**と**1**を入れて火にかける。ふつふつしてきたら、うどんを入れて1分ほど煮て、器にうどんだけを盛りつけておく。

3 **2**の鍋にとうふを手であらくくずしながら加える。再度沸騰したら、あわせた**B**を加えまぜる。1～2分煮たら、うどんにかける。

食事メモ うどん1玉を食べるのがむずかしいようなら、無理をせずに少量で。具材の量も調整してください。

デザート アイス感覚でさっぱり食べられる

冷凍フルーツのヨーグルトあえ

■材料 （1人分）

ヨーグルト(プレーン) …… 80g
砂糖 …… 小さじ2
ブルーベリー（冷凍） …… 40g
キウイフルーツ(半月切りにして冷凍しておく)
　…… 40g

■作り方

1 ボウルにヨーグルトと砂糖を入れてまぜ合わせておく。

2 ブルーベリーとキウイを入れて、軽くまぜ合わせる。

食事メモ 冷凍した果物を使用することで、さっぱりした味わいが楽しめます。お好みの果物を使ってみてください。

献立合計

エネルギー	431 kcal
たんぱく質	18.4 g
食塩相当量	3.5 g

冷凍フルーツのヨーグルトあえ

エネルギー	88 kcal
たんぱく質	2.9 g
食塩相当量	0.1 g

くずしどうふ入りしょうが風味のあんかけうどん

エネルギー	343 kcal
たんぱく質	15.5 g
食塩相当量	3.4 g

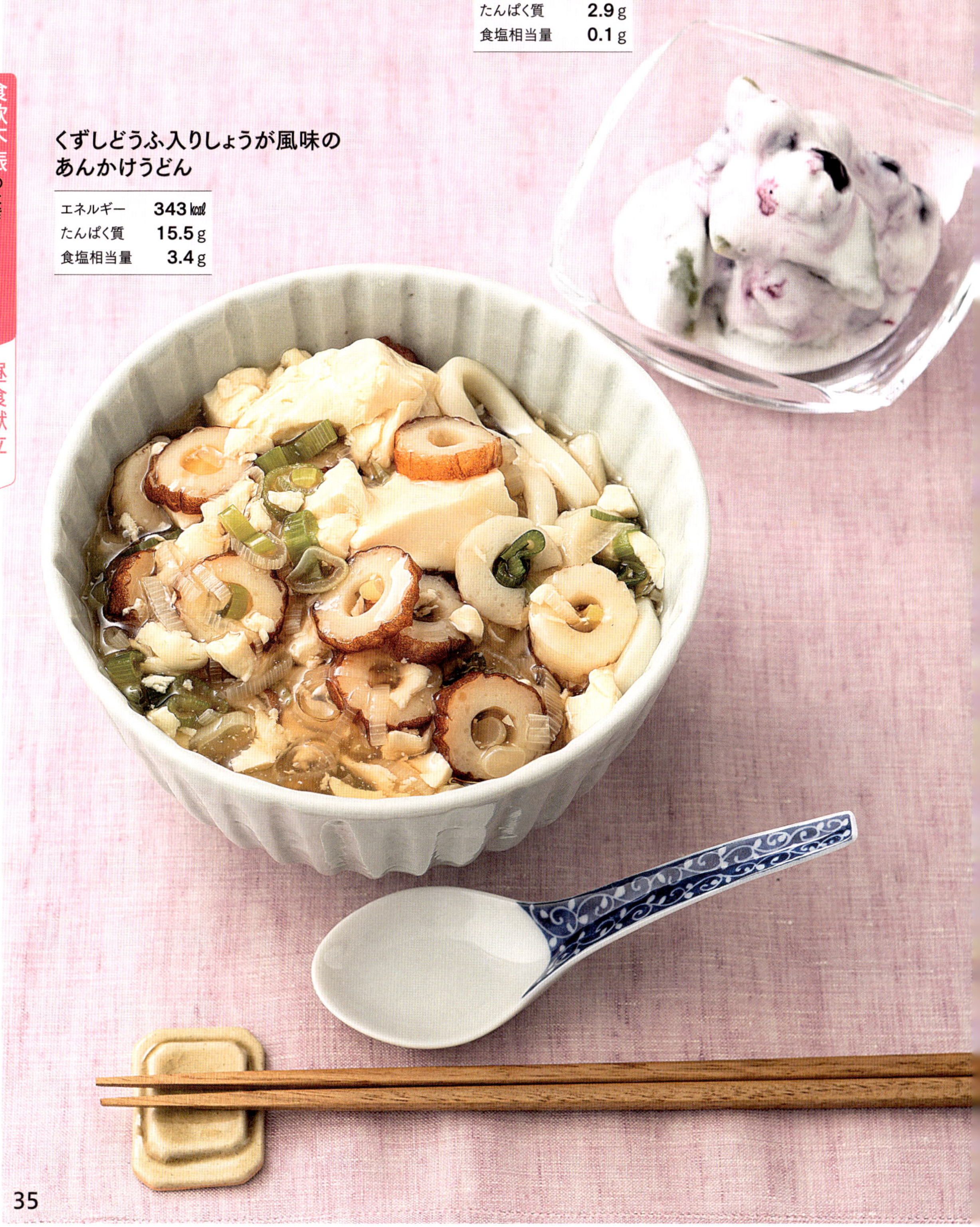

夕食献立

肉に小麦粉やかたくり粉をまぶして煮る
加賀地方の郷土料理の治部煮と
さっぱりした味の副菜を組み合わせて。

主菜　さらっとしたとろみで食べやすい

鶏肉とかぶの治《じ》部《ぶ》煮

■材料（1人分）

鶏胸肉 …… 70g
かたくり粉 …… 少々
にんじん …… 40g
かぶ …… 1個
かぶの葉 …… 2～3本
しめじ …… ½パック
A　だし汁 …… 180㎖
　酒 …… 小さじ2
　みりん …… 大さじ½
　しょうゆ …… 大さじ½

■作り方

1 鶏肉はそぎ切りにし、薄くかたくり粉をまぶす。しめじは石づきをとり、小房に分ける。にんじんは5㎜幅の輪切りにする。かぶはくし形切りにする。かぶの葉はゆでて3㎝長さに切る。

2 鍋に**A**を入れて火にかけ、**1**のにんじんとかぶを加え、中火で7～8分煮込む。

3 かぶがやわらかくなったら、沸騰させ、鶏肉を入れて煮る。

4 鶏肉の色が変わってきたらしめじも加え、2～3分煮て器に盛り、かぶの葉を添えて煮汁をかける。

調理のコツ　パサつきがちな鶏胸肉にかたくり粉をまぶして煮ると、やわらかく、つるんと食べやすくなります。

副菜　ごまの香りが食欲をそそる

ほうれんそうのごまあえ

■材料（1人分）

ほうれんそう …… 80g
A　すり黒ごま …… 小さじ2
　砂糖 …… 小さじ1
　しょうゆ …… 小さじ½

■作り方

1 ほうれんそうはゆでて3㎝長さに切り、しっかりと水けをきる。

2 ボウルに**A**をまぜ合わせ、**1**を加えてあえる。

食事メモ　栄養豊富なほうれんそうですが、えぐみがあるので、ゆでてすりごまをまぶすと気にならなくなります。

副菜　口直しにさっぱりと

大根ときゅうりの浅漬け

大根ときゅうり（市販）…… 40g

主食

温かいごはん …… 100g

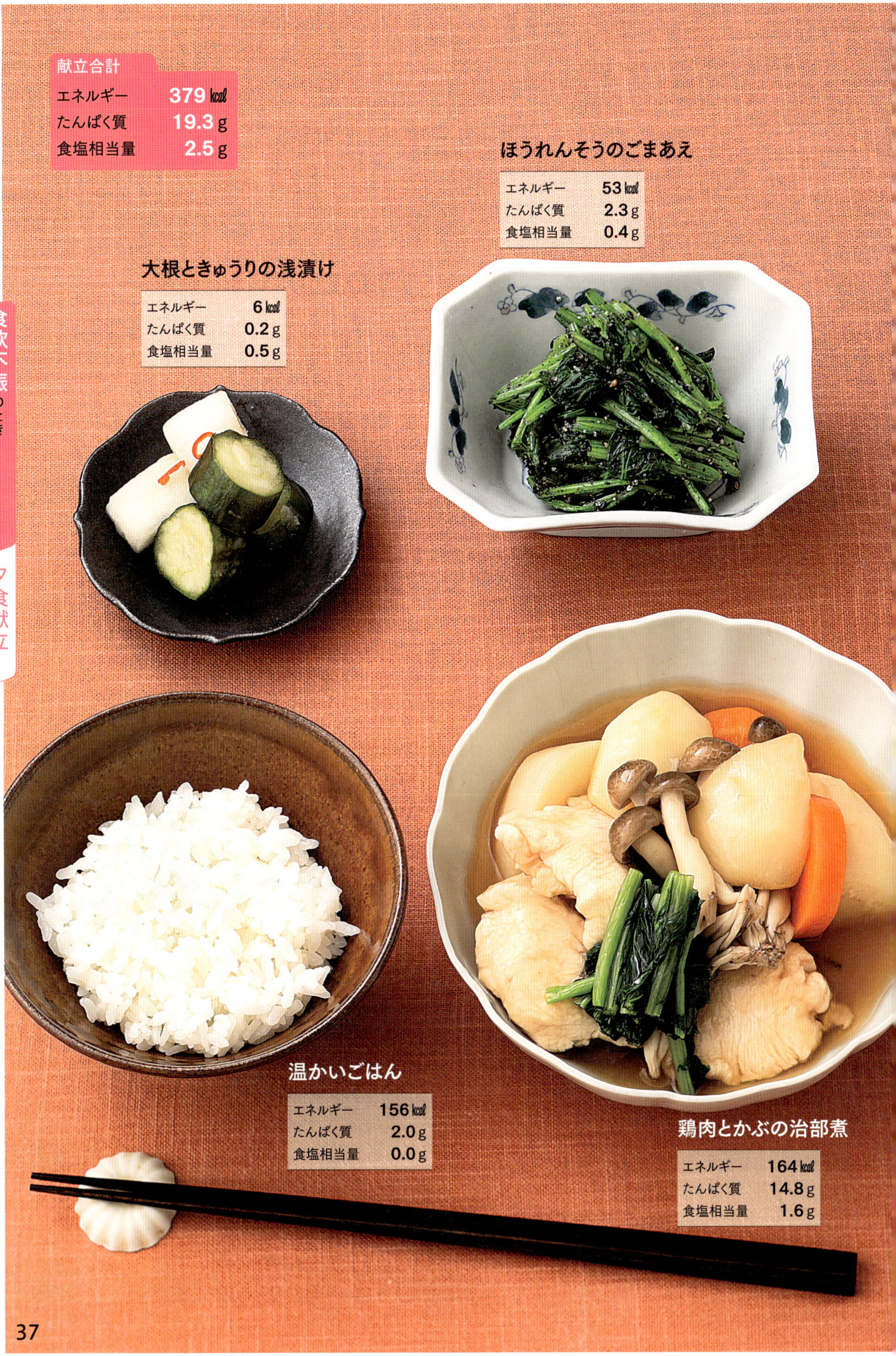

献立合計

エネルギー	379 kcal
たんぱく質	19.3 g
食塩相当量	2.5 g

ほうれんそうのごまあえ

エネルギー	53 kcal
たんぱく質	2.3 g
食塩相当量	0.4 g

大根ときゅうりの浅漬け

エネルギー	6 kcal
たんぱく質	0.2 g
食塩相当量	0.5 g

温かいごはん

エネルギー	156 kcal
たんぱく質	2.0 g
食塩相当量	0.0 g

鶏肉とかぶの治部煮

エネルギー	164 kcal
たんぱく質	14.8 g
食塩相当量	1.6 g

主食 市販のふりかけを使って

ゆかりがゆ

■材料（1人分）

米 …… 約⅓合(50g)
水 …… 1カップ
ゆかり(ふりかけ・市販) …… 小さじ½

■作り方

1 米はといで分量の水を加えて鍋に入れ、炊く前に30分～1時間ひたしておく。
2 最初は強火で、煮立ったら弱火にし、ふつふつ煮立つ状態になったらふたをして20～40分煮る。吹きこぼれそうなときはふたをずらす。
＊炊いている間は途中でかきまぜないこと。
3 炊き上がったおかゆに、ゆかりをまぜる。

食事メモ しその味が食欲をそそります。市販のおかゆや、ごはんに水をたっぷり入れて煮たものを使ってもOK。

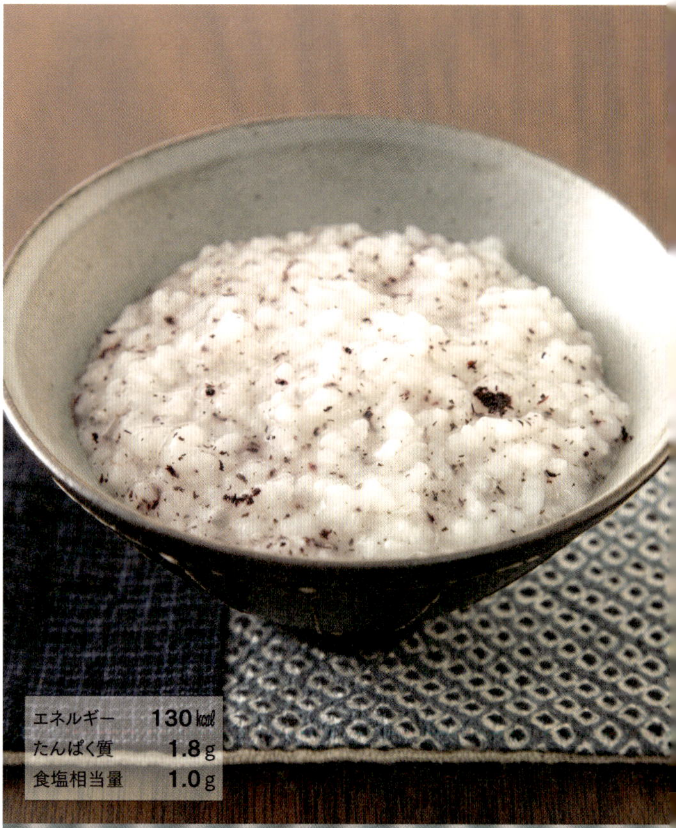

エネルギー	130kcal
たんぱく質	1.8g
食塩相当量	1.0g

主食 消化がよくスタミナ補給にもなる

鶏肉入りあったかうどん

■材料（1人分）

ゆでうどん …… 1玉(200g)
鶏もも肉 …… 40g
ほうれんそう …… 2株(40g)
にんじん …… 10g
高野どうふ …… ⅓枚
おろししょうが …… 少々
A めんつゆ(3倍濃縮タイプ) …… 大さじ2
　水 …… 1¼カップ

■作り方

1 鶏肉は一口大に切る。ほうれんそうはゆでて、3cm長さに切る。にんじんは細切りにする。高野どうふは水でもどして一口大に切る。
2 鍋にAを煮立て、鶏肉、高野どうふ、にんじんを入れ、火が通ったらうどんを加える。
3 器に2を盛り、ほうれんそう、しょうがをのせる。

エネルギー	339kcal
たんぱく質	16.3g
食塩相当量	4.3g

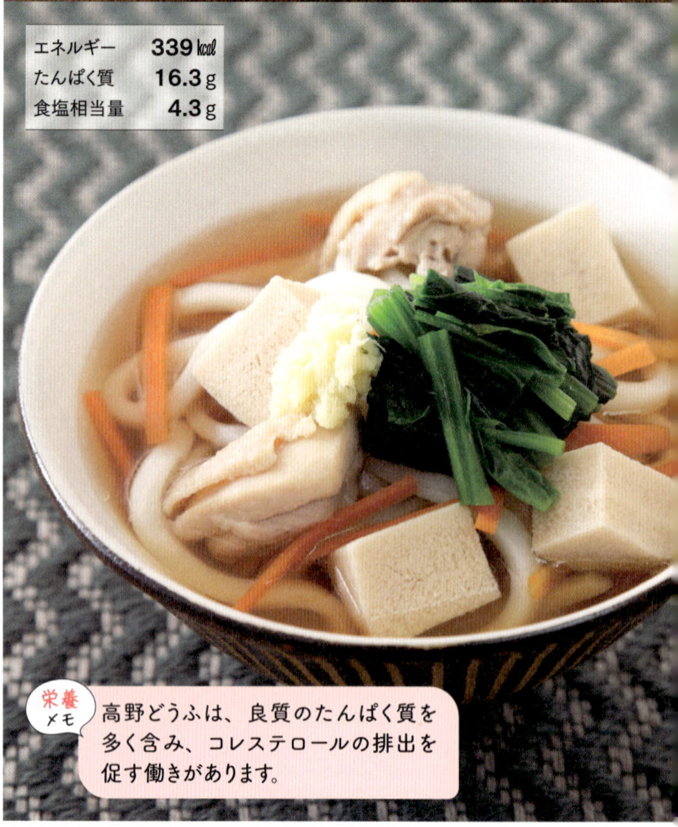

栄養メモ 高野どうふは、良質のたんぱく質を多く含み、コレステロールの排出を促す働きがあります。

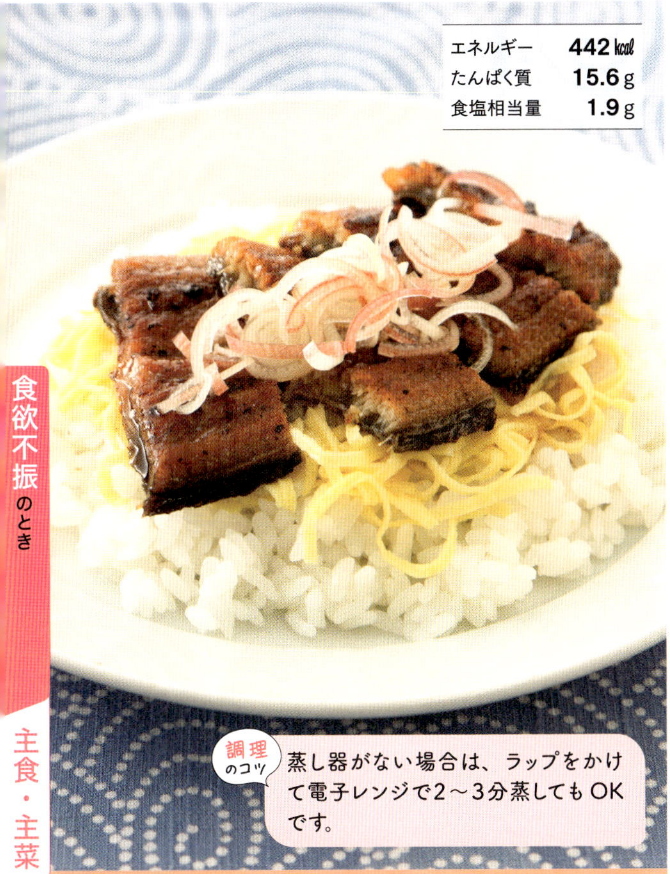

エネルギー	442 kcal
たんぱく質	15.6 g
食塩相当量	1.9 g

調理のコツ 蒸し器がない場合は、ラップをかけて電子レンジで2～3分蒸してもOKです。

主食 市販のうなぎのかば焼きで

うなぎの蒸しごはん

■材料 （1人分）

うなぎのかば焼き …… 50g
米 …… ½合(75g)
すし酢 …… 小さじ2½
みょうが …… ½個
とき卵 …… ¼個分
A 塩 …… 少々
かたくり粉 …… 小さじ¼
水 …… 小さじ1

■作り方

1 うなぎは2㎝幅に切る。
2 すしめしを作る。米は洗ってざるに上げる。炊飯器ですしめしの水かげんで炊き、炊けたらすし酢を加えて手早くまぜて冷ます。
3 錦糸卵を作る。卵に**A**を加えてよくまぜる。フライパンにサラダ油少々(分量外)を熱し、卵液を流し入れて薄く焼き、冷めたらせん切りにする。
4 器に**2**を盛り、**3**、**1**の順にのせ、蒸し器で10分蒸す。小口切りにしたみょうがを散らし、まぜて食べる。

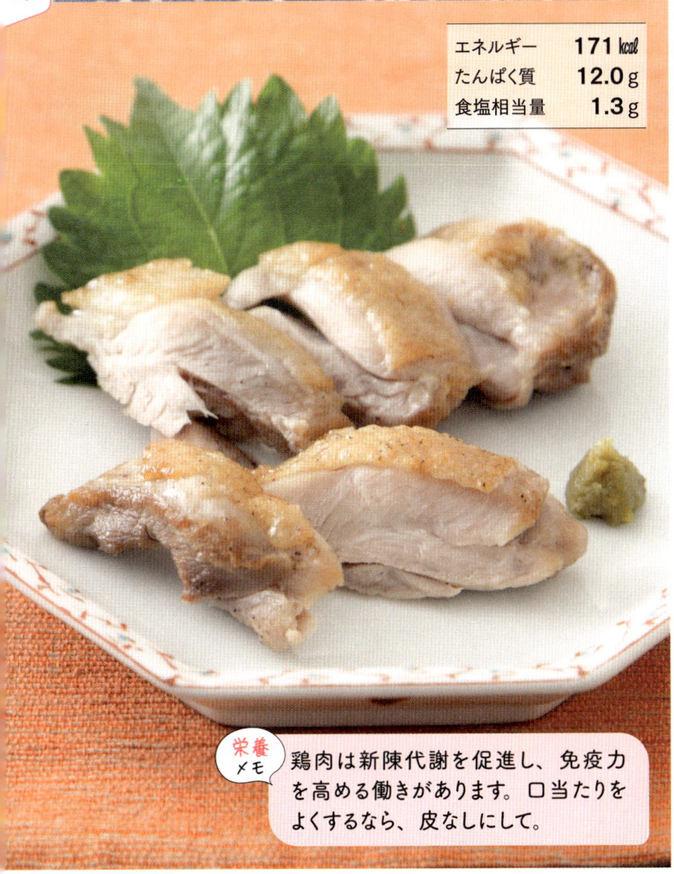

エネルギー	171 kcal
たんぱく質	12.0 g
食塩相当量	1.3 g

栄養メモ 鶏肉は新陳代謝を促進し、免疫力を高める働きがあります。口当たりをよくするなら、皮なしにして。

主菜 さわやかでピリッとした香辛料をつけて食べる

鶏のゆずこしょう焼き

■材料 （1人分）

鶏もも肉 …… 70g
塩、こしょう …… 各少々
サラダ油 …… 小さじ1
青じそ …… 1枚
ゆずこしょう …… 適量

■作り方

1 鶏肉に塩、こしょうを振る。
2 フライパンに油を引き、**1**の両面をこんがり焼く。
3 **2**を5等分に切り、青じそを敷いた器に盛り、ゆずこしょうを添えて、つけながら食べる。

主菜 たれがさばにしみてごはんが進む

さばのみそ煮

■材料（1人分）

さば …… 1切れ(80g)
長ねぎ …… ¼本(25g)
しょうが …… 1かけ
A 水 …… ½カップ
　砂糖 …… 大さじ½
　酒 …… 大さじ½
　みりん …… 大さじ⅔
　しょうゆ …… 小さじ1
みそ …… 小さじ2

■作り方

1 さばは皮に切り目を入れる。ねぎは4㎝長さに切る。
2 鍋に**A**を煮立て、**1**を入れて3分ほど煮る。
3 みそを煮汁でといてから**2**に加え、10 ～ 15分、煮汁が少なくなるまで煮る。途中で2～3回、煮汁をさばにかける。
4 しょうがの半量をおろしてしょうが汁を作り、**3**に加えまぜて皿に盛る。残りのしょうがをせん切りにして飾る。

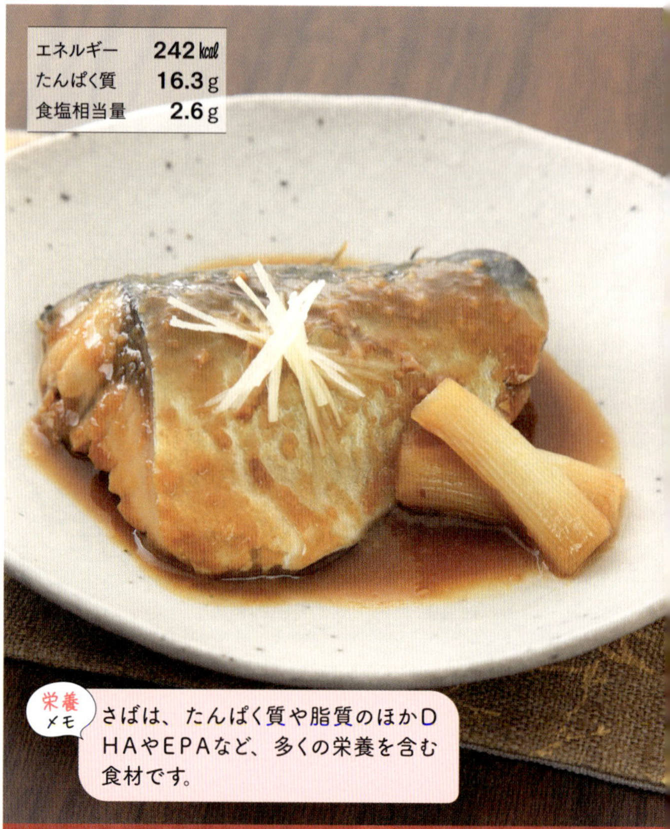

エネルギー	242㎉
たんぱく質	16.3g
食塩相当量	2.6g

栄養メモ　さばは、たんぱく質や脂質のほかDHAやEPAなど、多くの栄養を含む食材です。

副菜 香ばしいみその香りが食欲をそそる

なすのみそいため

■材料（1人分）

なす …… 大½個(50g)
ピーマン …… ½個(20g)
ごま油 …… 大さじ1
A みそ …… 大さじ½
　酒 …… 大さじ½
　砂糖 …… 大さじ½
　だし汁 …… 大さじ1

■作り方

1 なすとピーマンは一口大の乱切りにする。
2 フライパンにごま油を熱し、なすを入れていため、**A**を加えてしんなりするまでいためる。ピーマンを入れ、火が通るまでいためまぜる。

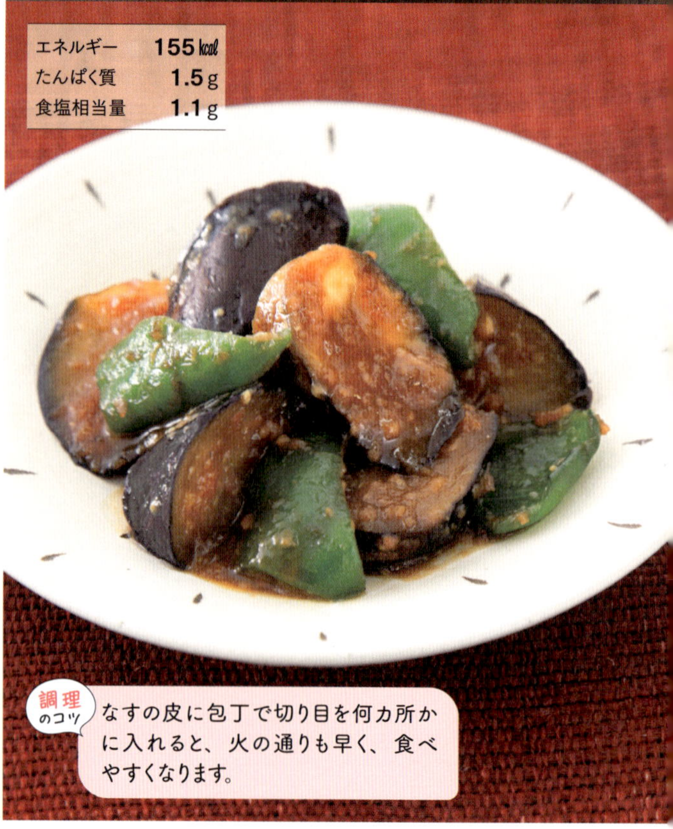

エネルギー	155㎉
たんぱく質	1.5g
食塩相当量	1.1g

調理のコツ　なすの皮に包丁で切り目を何カ所かに入れると、火の通りも早く、食べやすくなります。

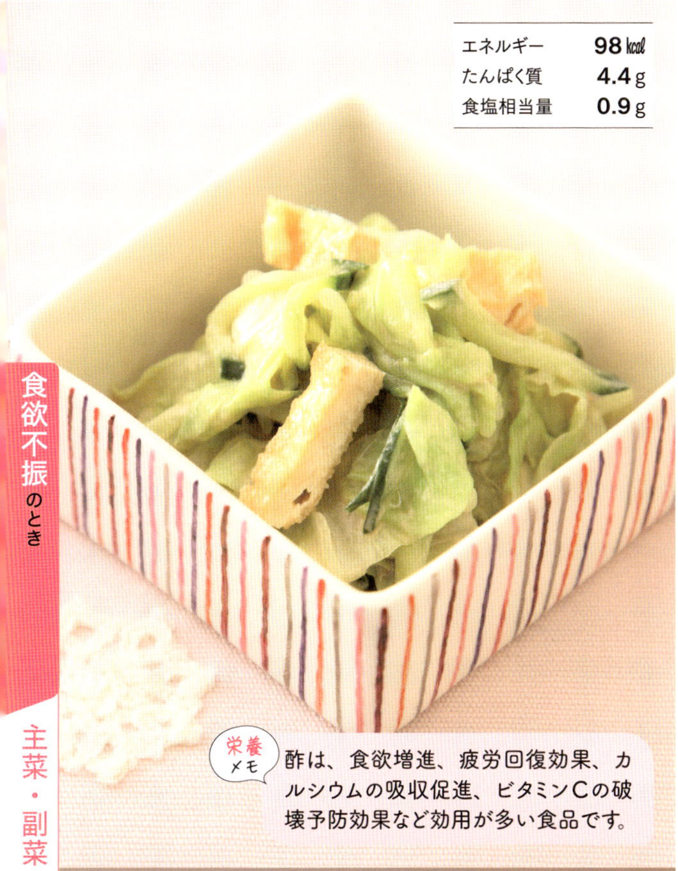

エネルギー	98kcal
たんぱく質	4.4g
食塩相当量	0.9g

栄養メモ　酢は、食欲増進、疲労回復効果、カルシウムの吸収促進、ビタミンCの破壊予防効果など効用が多い食品です。

副菜　塩分控えめにして、酸味で食欲アップ

キャベツのごま酢あえ

■材料（1人分）

キャベツ …… 60g
油揚げ …… ½枚(10g)
きゅうり …… ⅙本(15g)
A　ねり白ごま …… 小さじ1
　砂糖 …… 小さじ½
　しょうゆ …… 小さじ1
　酢 …… 大さじ½

■作り方

1 油揚げは熱湯をかけて油抜きし、短めの短冊切りにする。キャベツはゆでて短めの短冊切りにする。

2 きゅうりは斜め薄切りにしてから、重ねてせん切りにする。塩少々（分量外）を振り、もんでおく。

3 **A**をまぜ、**1**と**2**をあえる。

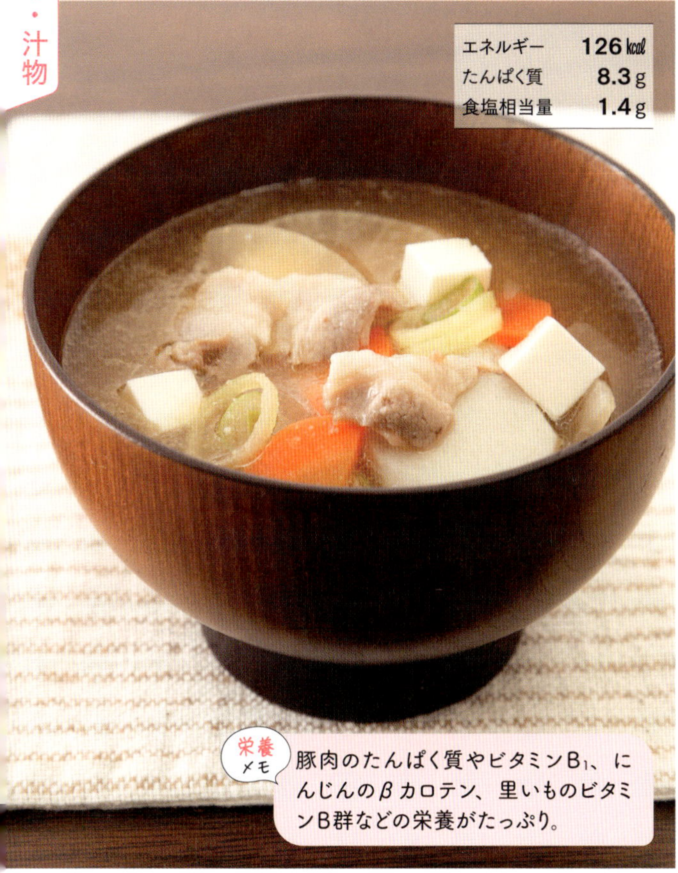

エネルギー	126kcal
たんぱく質	8.3g
食塩相当量	1.4g

栄養メモ　豚肉のたんぱく質やビタミンB_1、にんじんのβカロテン、里いものビタミンB群などの栄養がたっぷり。

汁物　主菜と副菜をかねた栄養たっぷりの一品

豚汁

■材料（1人分）

豚薄切り肉 …… 30g
大根 …… 30g
にんじん …… 10g
里いも …… 小1個(20g)
とうふ …… 20g
長ねぎ……10g
だし汁 …… 1カップ
みそ …… 大さじ½
サラダ油 …… 小さじ½

■作り方

1 豚肉は3cm長さに切る。大根、にんじんは薄いいちょう切りにする。里いもは皮をむき、6〜7mm厚さの輪切りにする。とうふはさいの目切り、ねぎは小口切りにする。

2 鍋に油を引いて、ねぎ以外の野菜を入れていため、全体に火が通ったら、豚肉を入れて色が変わるまでいためる。

3 **2**にだし汁を加えて中火で煮る。途中、アクをとる。材料がやわらかく煮えたら、みそをといて加える。最後に、とうふとねぎを入れて少し煮る。

副作用の悩み別レシピ

吐き気・嘔吐があるとき

朝食献立

食べ物の香りがきっかけで
吐き気がすることも。
香りが少ない冷たい料理の献立にしました。

主食 冷たいお茶をかけてさっぱりと

冷やし茶漬け

■材料 （1人分）

温かいごはん …… 120ｇ
梅肉 …… 1個分
かに風味かまぼこ …… 2本
塩昆布 …… ひとつまみ
お茶(冷たい) …… 150mℓ～

■作り方

1 ごはんはざるに入れて水で軽く洗って水けをきる。かにかまは手でほぐす。

2 器に**1**のごはんを盛り、かにかま、梅肉、塩昆布をのせてお茶を注ぐ。

食事メモ ごはんの香りが吐き気につながることも。温かいごはんでも水洗いすることで、さっぱりと食べられます。

主菜 たんぱく質豊富でにおいが少ないささ身を使って

鶏ささ身のおろしあえ

■材料 （1人分）

鶏ささ身 …… 1本
酒 …… 小さじ1
大根おろし …… 80ｇ
万能ねぎ(小口切り) …… 2本分
ポン酢しょうゆ …… 小さじ2

■作り方

1 ささ身は筋をとる。耐熱皿に入れて酒を振り、軽くラップをして電子レンジで1分30秒加熱する。

2 あら熱がとれたら手でほぐし、大根おろしと万能ねぎをあえて器に盛り、ポン酢しょうゆをかける。

調理のコツ 大根おろしは、時間をおくとくさみが出るので、食べる直前にすりおろしましょう。

デザート 口の中をさっぱりさせる

フルーツ

オレンジ …… 90ｇ

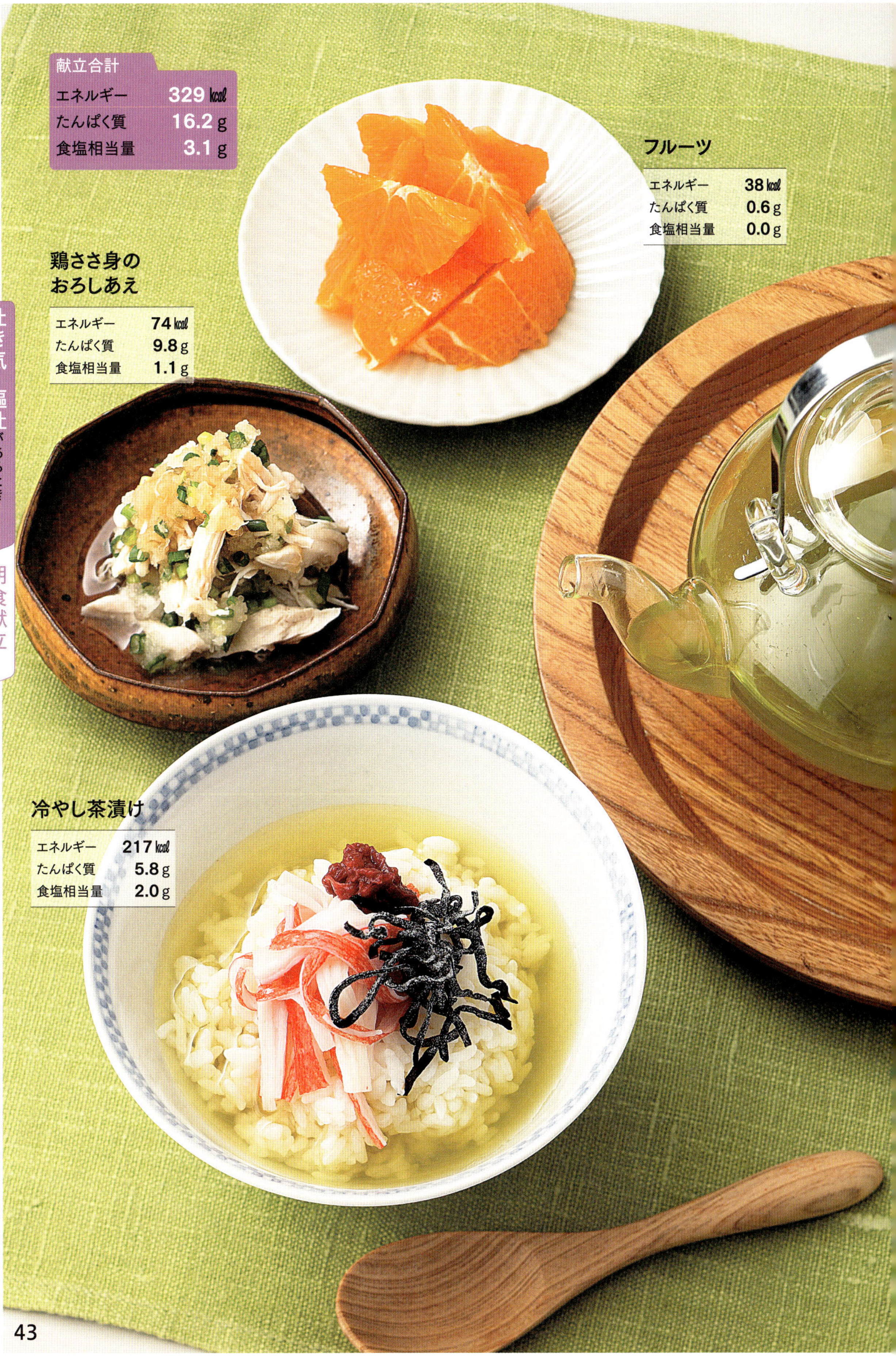

献立合計

エネルギー	329 kcal
たんぱく質	16.2 g
食塩相当量	3.1 g

フルーツ

エネルギー	38 kcal
たんぱく質	0.6 g
食塩相当量	0.0 g

鶏ささ身のおろしあえ

エネルギー	74 kcal
たんぱく質	9.8 g
食塩相当量	1.1 g

冷やし茶漬け

エネルギー	217 kcal
たんぱく質	5.8 g
食塩相当量	2.0 g

副作用の悩み別レシピ

吐き気・嘔吐があるとき

昼食献立

トマトやツナ缶のうまみを利用して味をつけ、冷たいめんでさっぱり食べられるあえそうめん中心の献立にしました。

主食　細めんとさっぱりした具をあえて食べやすく

冷やしトマトのあえそうめん

■材料（1人分）

そうめん(乾燥)…… 70g
豆苗 …… 50g
トマト …… 1個
ツナ缶(水煮)…… 小1缶
A　オリーブ油 …… 小さじ1
　コンソメスープのもと(顆粒)
　…… 小さじ½
　塩、こしょう …… 各少々

■作り方

1 豆苗は根元を切り、さらに半分の長さに切る。トマトは一口大に切る。

2 ボウルに**A**とトマト、ツナを入れてあえ、冷蔵庫で冷やしておく。

3 沸騰した湯にそうめんを入れて、ゆで時間の30秒前に、豆苗も加える。

4 **3**をざるに上げて湯をきり、冷水にとってしっかり水けをきる。**2**に加えあえる。

調理のコツ　トマトとツナは冷蔵庫で冷やしてからそうめんとあえると、口に入れたときにさっぱりとした味わいに。

副菜　オクラのとろみで味がからみやすい

焼きなすのたたきオクラだれ

■材料（1人分）

なす …… 2個
オクラ …… 2本
A　だし汁 …… 大さじ1
　しょうゆ …… 小さじ1
削り節 …… ひとつまみ

■作り方

1 なすはグリルで焼いて、皮をむいて一口大に切る。

2 オクラはゆでてこまかく刻む。ボウルに入れて、**A**と削り節をまぜ合わせる。

3 器になすを盛り、**2**と削り節(分量外)をかける。

食事メモ　なすにオクラをかける前に、両方をいったん冷やしてから食べてもおいしくなります。

デザート　エネルギー補給にぴったりのはちみつを加えて

はちみつヨーグルト

■材料（1人分）

ヨーグルト(プレーン)…… 100g
はちみつ …… 小さじ2

■作り方

器にヨーグルトを入れ、はちみつをたらす。

献立合計	
エネルギー	508 kcal
たんぱく質	22.9 g
食塩相当量	3.0 g

焼きなすのたたきオクラだれ

エネルギー	40 kcal
たんぱく質	2.3 g
食塩相当量	0.9 g

はちみつヨーグルト

エネルギー	102 kcal
たんぱく質	3.3 g
食塩相当量	0.1 g

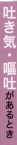

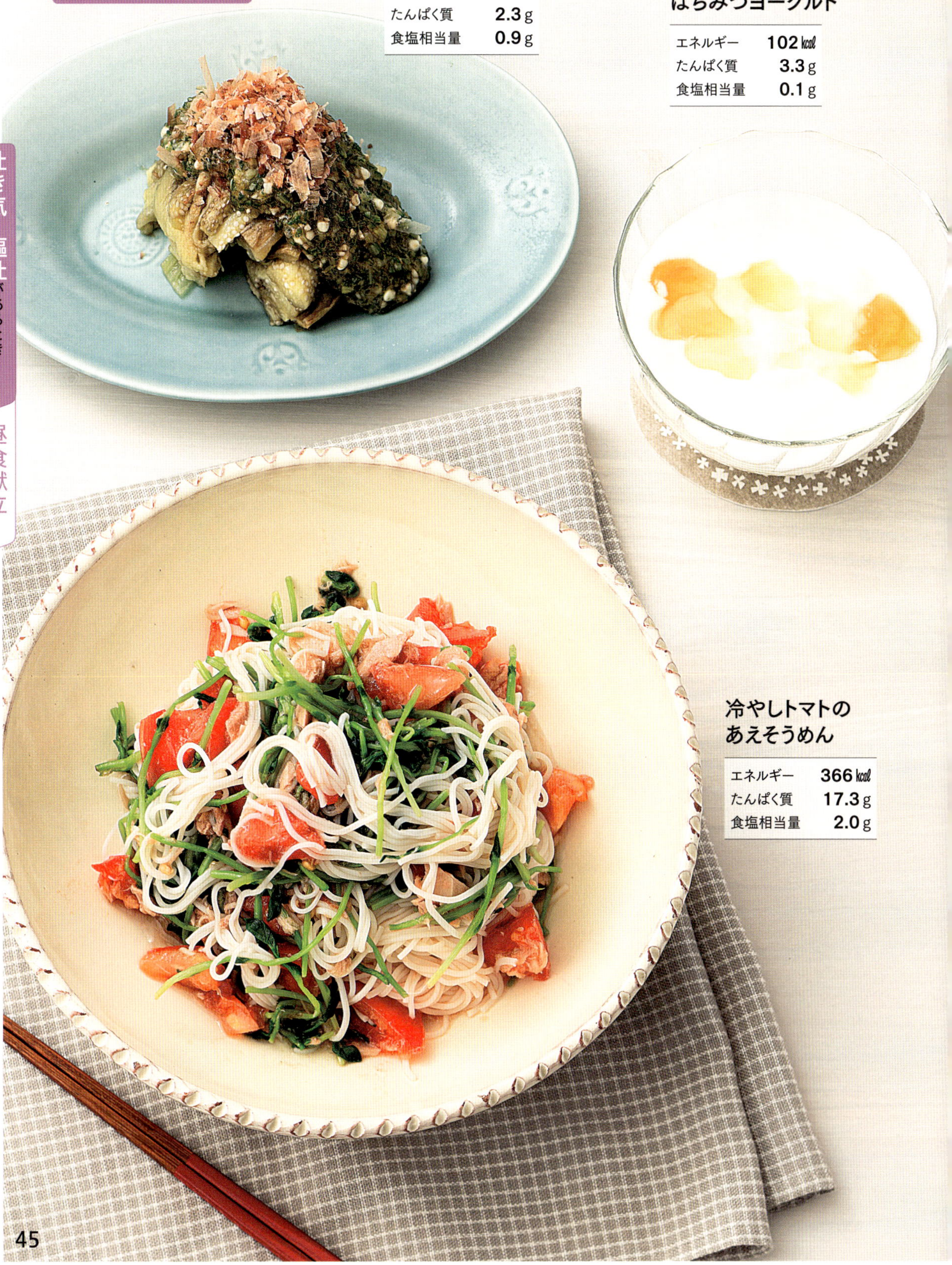

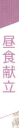

冷やしトマトのあえそうめん

エネルギー	366 kcal
たんぱく質	17.3 g
食塩相当量	2.0 g

夕食献立

食感のいいきゅうりや、
色合いのいい鮭や卵を使ったまぜ寿司と、
のどごしのいい冷ややっこでさっぱりと。

主食 華やかな盛りつけで食欲アップ

焼き鮭ときゅうりと卵のまぜ寿司

■材料 (1人分)

温かいごはん …… 100g
すし酢 …… 大さじ1
塩鮭 …… 50g
きゅうり …… ½本
卵 …… 1個
いり白ごま …… 少々

■作り方

1 ごはんが温かいうちに、すし酢を加えまぜる。

2 鮭は焼いてほぐす。きゅうりは薄い小口切りにして塩少々(材料外)を振り、10分ほどおいて水けをしぼる。

3 卵はときほぐし、小さめの鍋に入れて火にかけ、箸でまぜながらいり卵を作る。

4 **1**に**2**と**3**を加えてまぜる。器に盛り、ごまを振る。

調理のコツ ごはんが水っぽくならないように、きゅうりの水けはしっかりしぼりましょう。

副菜 もずくとなめこをまぜてのせるだけ!

冷ややっこのもずく酢がけ

■材料 (1人分)

木綿どうふ …… 150g
もずく酢(市販) …… 1パック
なめこ …… 30g
しょうゆ …… 小さじ½

■作り方

1 なめこは沸騰した湯で30秒〜1分下ゆでする。

2 ボウルに、もずく酢と**1**としょうゆを合わせる。

3 とうふを器に盛り、**2**をかける。

食事メモ 市販のもずく酢にはいろいろなタイプがあります。酢の酸味がきつくないものを選ぶと食べやすくなります。

汁物 長いもは皮をむいてポリ袋に入れてたたくだけ

たたき長いもとみょうがのお吸い物

■材料 (1人分)

長いも …… 40g
みょうが …… 1個
A だし汁 …… 160mℓ
酒 …… 小さじ1
薄口しょうゆ …… 小さじ⅓
三つ葉 …… 少々

■作り方

1 長いもはポリ袋に入れて、あらくたたく。みょうがは小口切りにする。

2 鍋に**A**を入れて火にかけ温める。

3 **1**を加えてふつふつとしてきたら器に盛り、三つ葉をのせる。

調理のコツ 長いもをたたくときに、めん棒がなかったら、へらの側面やしゃもじの柄など、あるものを活用して。

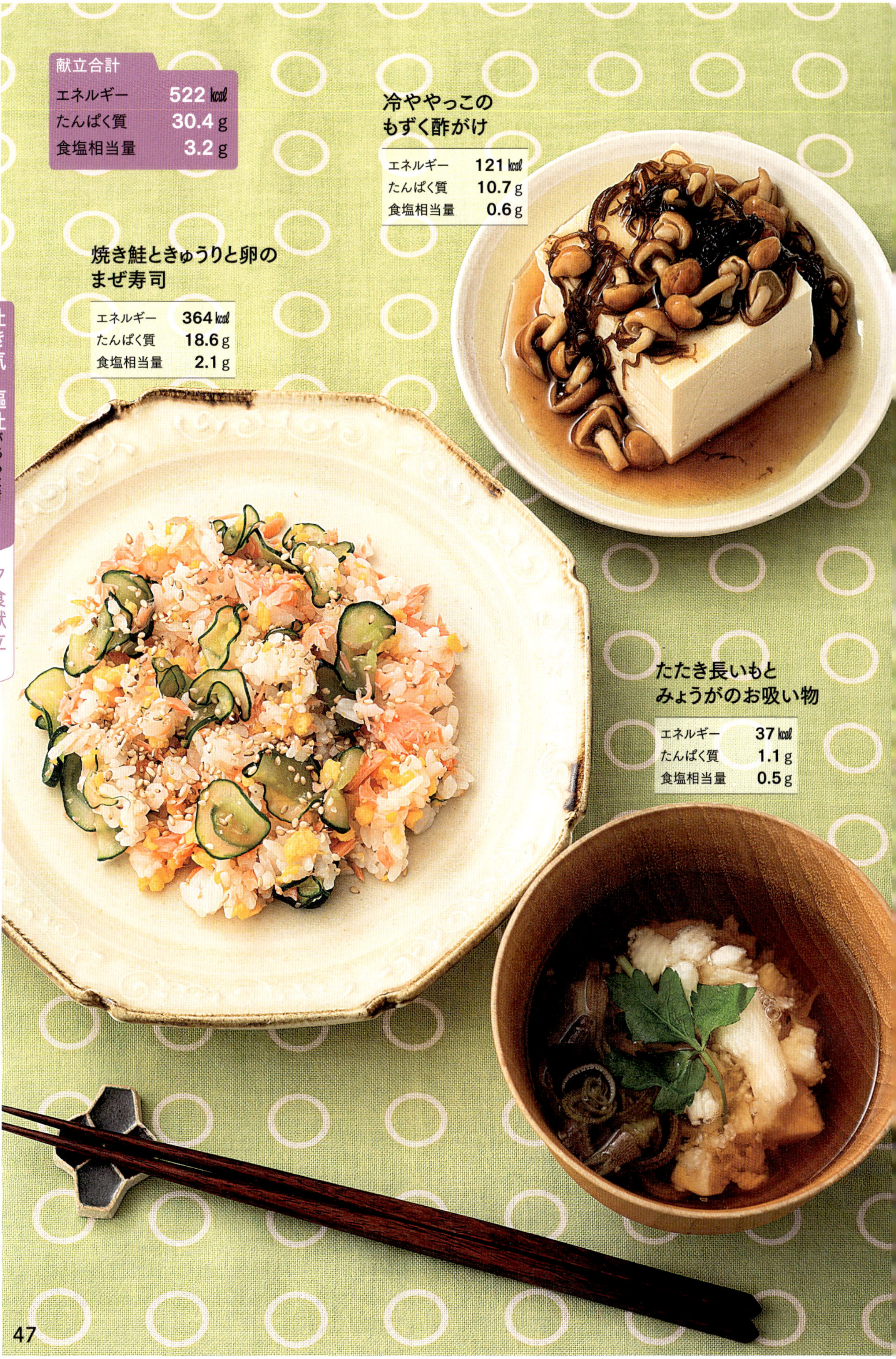

献立合計	
エネルギー	522 kcal
たんぱく質	30.4 g
食塩相当量	3.2 g

冷ややっこのもずく酢がけ

エネルギー	121 kcal
たんぱく質	10.7 g
食塩相当量	0.6 g

焼き鮭ときゅうりと卵のまぜ寿司

エネルギー	364 kcal
たんぱく質	18.6 g
食塩相当量	2.1 g

たたき長いもとみょうがのお吸い物

エネルギー	37 kcal
たんぱく質	1.1 g
食塩相当量	0.5 g

副作用の悩み別レシピ

吐き気・嘔吐があるとき

主食　3種の薬味でさっぱりと

冷たいそうめん

■材料（1人分）

そうめん(乾燥) …… 80g

<つけ汁>

めんつゆ(3倍濃縮タイプ) …… 大さじ2

水 …… 大さじ4

<薬味>

万能ねぎ …… 5g

しょうが …… 5g

みょうが …… 5g

青じそ …… 1枚

■作り方

1 つけ汁の材料を合わせる。

2 万能ねぎは小口切りにし、しょうがはすりおろす。みょうがは斜め薄切りにし、青じそはせん切りにする。

3 そうめんをゆで、冷水にとって水けをきる。器に盛り、つけ汁と薬味を添える。

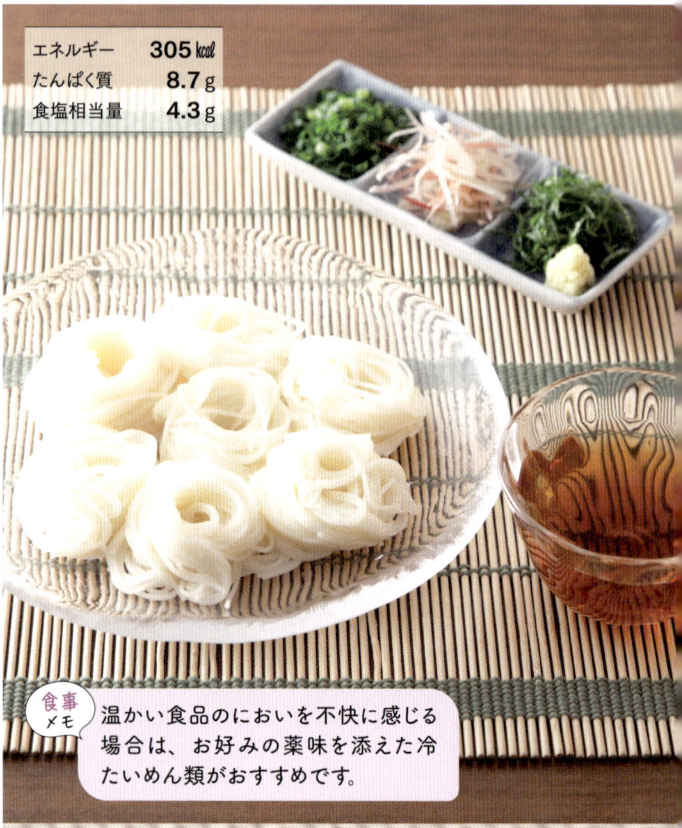

エネルギー	305 kcal
たんぱく質	8.7 g
食塩相当量	4.3 g

食事メモ　温かい食品のにおいを不快に感じる場合は、お好みの薬味を添えた冷たいめん類がおすすめです。

主食　一口サイズで食べやすい

ロールサンドイッチ

■材料（1人分）

サンドイッチ用食パン(12枚切り) …… 2枚

ゆで卵 …… ⅓個分

マヨネーズ …… 大さじ½

レタス …… 1枚

ハム …… 2枚

スライスチーズ …… 1枚

バター …… 小さじ1

■作り方

1 ゆで卵は殻をむき、こまかく刻んでマヨネーズであえる。

2 2枚の食パンの片面にバターを薄くぬる。

3 ラップを広げてパンを1枚おき、レタス、チーズ、ハムを、パンの手前のほうにのせ、手前からしっかり押さえながら、のり巻きの要領で奥に向かって巻いていく。ラップをしたまま両端をしぼり、形をなじませる。

4 **3**と同じ要領で、もう1枚のパンには**1**をのせて巻く。

5 **3**と**4**を3等分に切る。

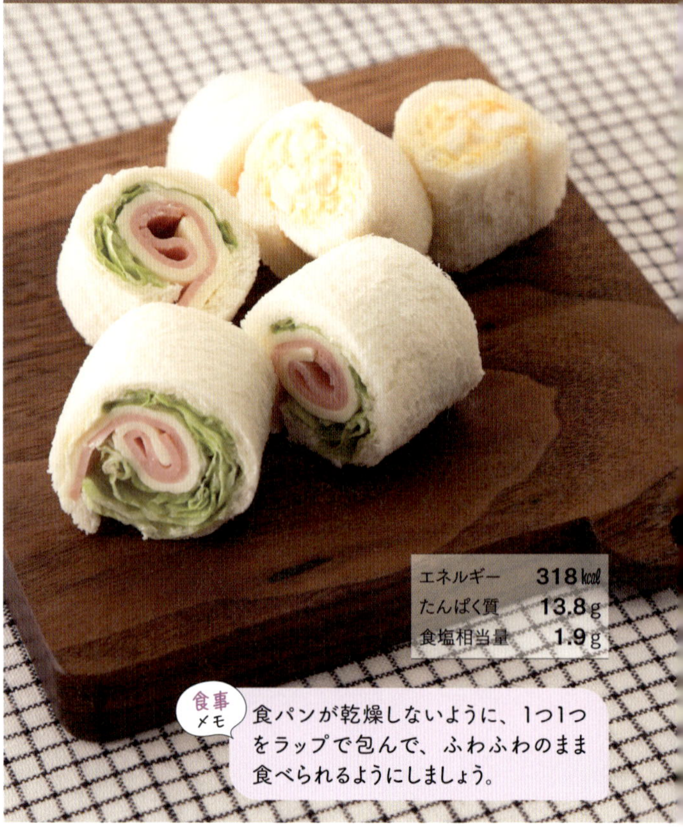

エネルギー	318 kcal
たんぱく質	13.8 g
食塩相当量	1.9 g

食事メモ　食パンが乾燥しないように、1つ1つをラップで包んで、ふわふわのまま食べられるようにしましょう。

主菜　あっさりした肉にねりごまの風味がよく合う

バンバンジー

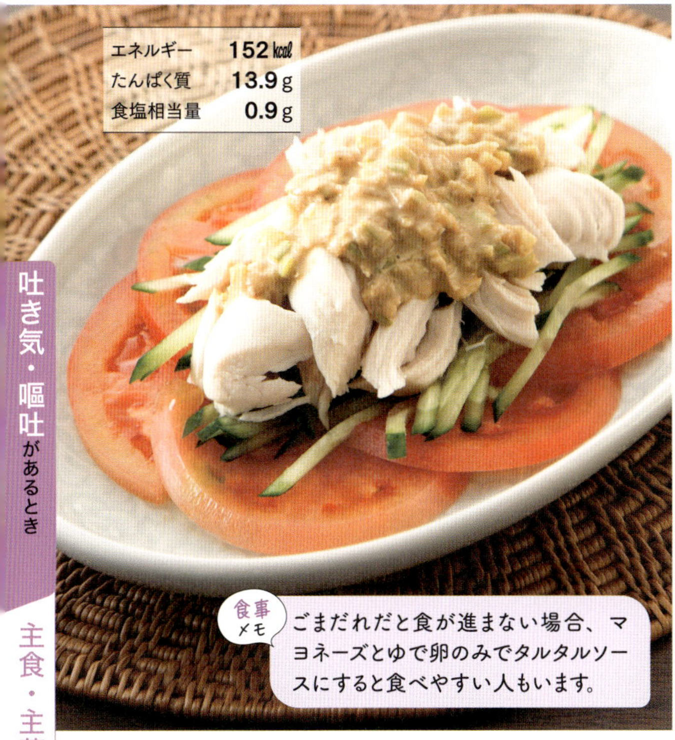

エネルギー	152kcal
たんぱく質	13.9g
食塩相当量	0.9g

食事メモ　ごまだれだと食が進まない場合、マヨネーズとゆで卵のみでタルタルソースにすると食べやすい人もいます。

■材料（1人分）

鶏ささ身……1本(60g)
塩……ひとつまみ
酒……小さじ1
きゅうり……¼本(25g)
トマト……中½個(100g)
ねぎ……10g
A　ねり白ごま……小さじ1
　ごま油……小さじ½
　砂糖……小さじ½
　酢……小さじ1
　しょうゆ……小さじ½

■作り方

1 ささ身は筋をとり除き、塩、酒を振り、耐熱容器に入れてラップをかけ、電子レンジで4分加熱する。
2 **1**のあら熱がとれたら、こまかく裂く。
3 きゅうりはせん切りにし、トマトは半月切りにする。
4 ねぎはみじん切りにし、**A**とまぜる。
5 器にトマト、きゅうり、**2**の順に盛り、**4**をかける。

主菜　たんぱく質が豊富なとうふを好きな薬味で

冷ややっこ薬味3種

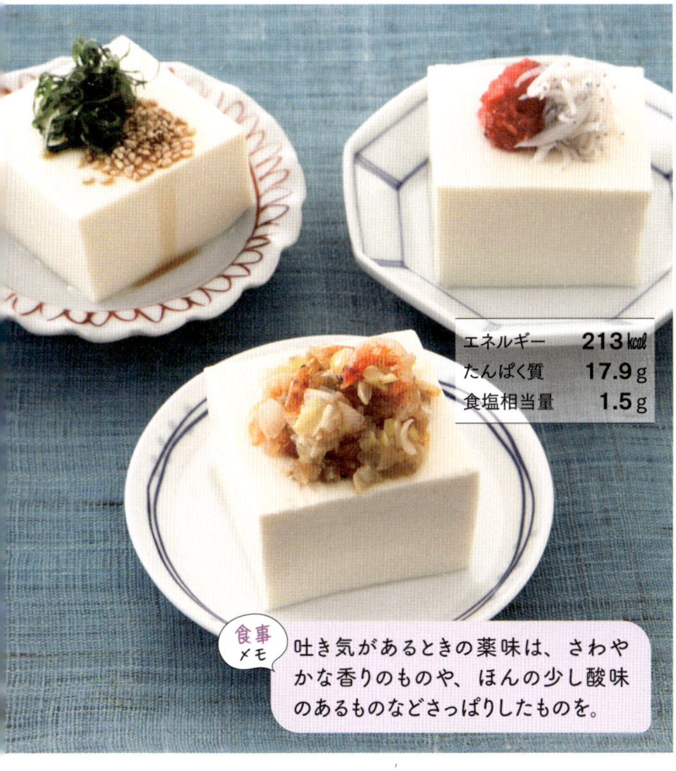

エネルギー	213kcal
たんぱく質	17.9g
食塩相当量	1.5g

食事メモ　吐き気があるときの薬味は、さわやかな香りのものや、ほんの少し酸味のあるものなどさっぱりしたものを。

■材料（1人分）

絹ごしどうふ……1丁(300g)
A　青じそ……1枚
　いり白ごま……小さじ⅓
　ポン酢しょうゆ……少々
B　桜えび……大さじ½
　ザーサイ……3g
　ねぎ……3cm
　ごま油……小さじ⅔
　酢……小さじ⅔
C　梅干し……½個
　しらす干し……小さじ1

■作り方

1 とうふは水けをきって3つに切り、それぞれ器に盛る。
2 **A**の青じそはこまかくせん切りにする。
3 **B**のザーサイ、ねぎはあらいみじん切りにする。フライパンにごま油を熱し、桜えびをいため、ねぎ、ザーサイを加えてさらにいため、酢を入れて火を止める。
4 **C**の梅干しは種をとってたたく。
5 **A**、**B**、**C**の薬味をそれぞれ**1**にのせ、**A**にはごまとポン酢しょうゆをかける。

吐き気・嘔吐があるとき

副菜　良質のたんぱく質と脂質がとれる

とうふとアボカドのサラダ

■材料　（1人分）

絹ごしどうふ …… ⅙丁（50g）
アボカド …… ⅙個（30g）
トマト …… 中½個（100g）
レタス …… 1枚
ごまドレッシング（市販） …… 大さじ1

■作り方

1 とうふは水けをきって2㎝角に切る。アボカドは皮をむき、2㎝角に切り、トマトも角切りにする。レタスは適当にちぎる。

2 器にレタスを敷き、トマト、アボカド、とうふをのせ、ドレッシングをかける。

食事メモ　栄養価が高いアボカドはにおいも少なく、わさびじょうゆで食べても、さっぱりとおいしいです。

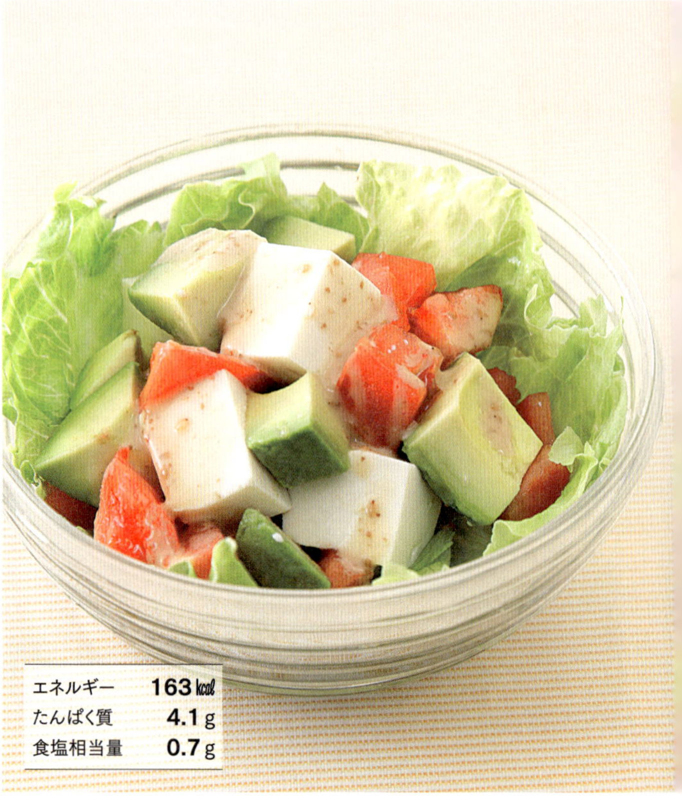

エネルギー	163 kcal
たんぱく質	4.1 g
食塩相当量	0.7 g

副菜　シャキシャキした食感でおいしさアップ

生春巻き

■材料　（1人分）

ライスペーパー（乾燥） …… 2枚
むきえび …… 4尾（40g）
サニーレタス …… 2枚
きゅうり …… ½本（50g）
スイートチリソース（市販） …… 大さじ1

■作り方

1 ライスペーパーはパッケージの表示どおりにもどす。きゅうりは斜めに薄く切ってから、重ねてせん切りにする。レタスは巻きやすいようせん切りにしておく。えびは背わたがあれば竹ぐしで除き、熱湯でさっとゆでて厚みを半分に切る。

2 **1**のライスペーパーにレタス、きゅうり、えびをのせて、しっかり巻いていく。

3 食べやすい大きさに切り、スイートチリソースを添える。

エネルギー	131 kcal
たんぱく質	7.1 g
食塩相当量	1.0 g

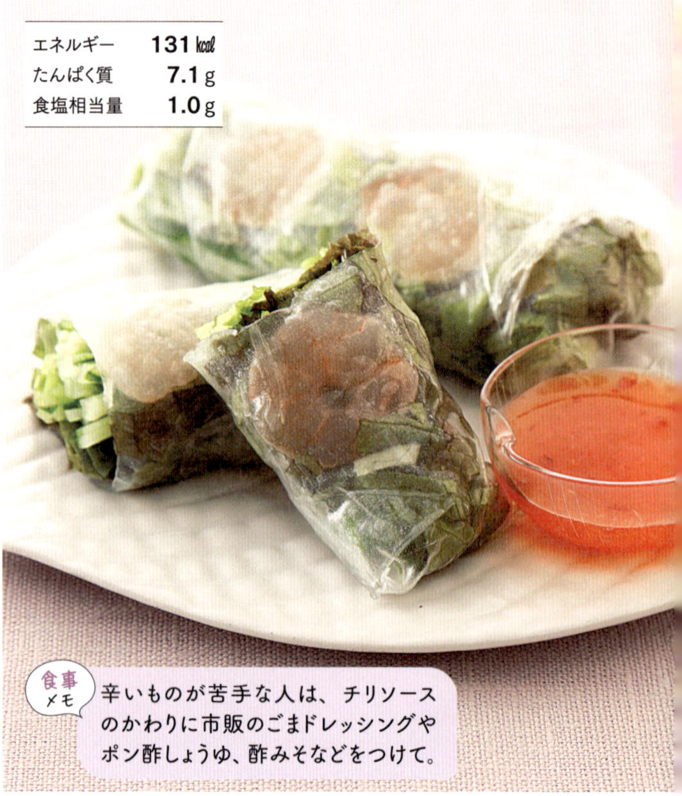

食事メモ　辛いものが苦手な人は、チリソースのかわりに市販のごまドレッシングやポン酢しょうゆ、酢みそなどをつけて。

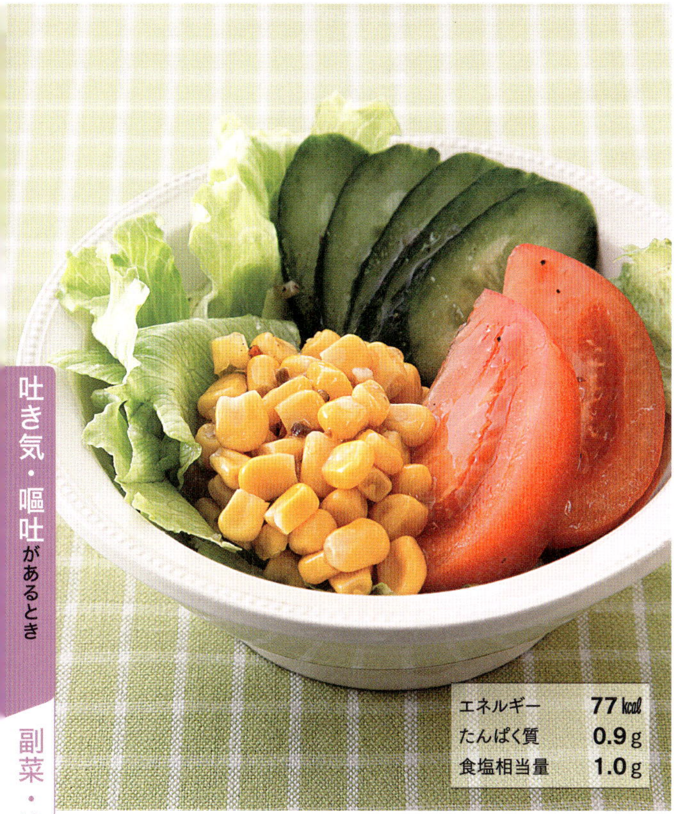

エネルギー	77 kcal
たんぱく質	0.9 g
食塩相当量	1.0 g

副菜　ビタミン・ミネラル補給に

生野菜サラダ

■ 材料　（1人分）

レタス …… 20g
きゅうり …… 20g
トマト …… 40g
ホールコーン缶 …… 20g
ドレッシング（市販） …… 大さじ1

■ 作り方

1 レタスは食べやすい大きさにちぎる。
2 きゅうりは斜め薄切り、トマトはくし形に切る。
3 器に**1**、**2**を盛り、コーンをのせ、ドレッシングをかける。

食事メモ　ドレッシングは、油分が少なく香りがあまりないものを選んで。白血球が減少しているときは、生野菜は控えて。

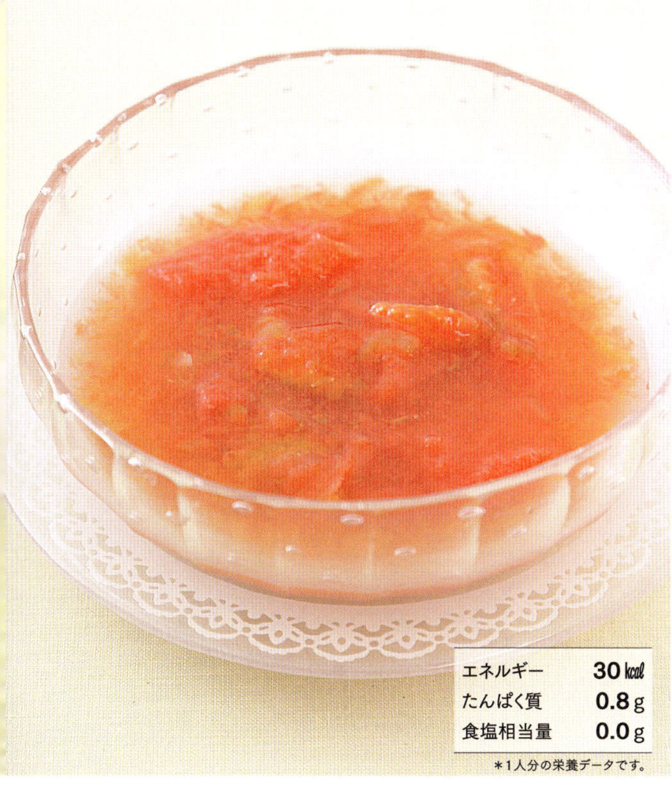

エネルギー	30 kcal
たんぱく質	0.8 g
食塩相当量	0.0 g

＊1人分の栄養データです。

汁物　さっぱりとしたスープを飲みたいときに

冷製トマトスープ

■ 材料　（作りやすい分量・4人分）

トマト …… 中3個（600g）

■ 作り方

1 トマトはへたをとり、くし形に切る。
2 圧力鍋に**1**を入れ、ふたをして強火にかける。圧力がかかったら、弱火で5分加熱する。火を止め、圧力が抜けるまで放置する。
3 汁ごと冷蔵庫でよく冷やす。皮がむけるので、皮の部分はとり除く。

※圧力鍋がない場合は弱火で20～30分煮る。

調理のコツ　使用するトマトによっては、ほんの少し塩を振ったほうがおいしく食べられる場合もあります。

副作用の悩み別レシピ

味覚変化があるとき

朝食献立

味覚変化で味を感じにくいときは、濃い味の調味料や酸味のあるメニューがおすすめ。梅ドレッシングやレモネードを添えた献立です。

主食　さまざまな味の3種の野菜で彩りもよく

ピザトースト

■材料（1人分）

食パン（6枚切り）…… 1枚
玉ねぎ …… 15g
ミニトマト …… 3個
ピーマン …… ⅓個分
ハム …… 1枚
ピザソース（市販）…… 小さじ2
ピザ用チーズ …… 20g

■作り方

1. 玉ねぎは薄切りにする。ミニトマトはへたをとり半分に切る。ピーマンは輪切りにする。ハムは3～4㎜幅に切る。
2. 食パンにピザソースをぬり、**1**とチーズをのせる。
3. トースターでチーズがとけるまで焼き、半分に切る。

食事メモ　ピザソースを使って、ちょっと甘ずっぱい味にしてみると食べやすいことがあります。

主菜　ゴロゴロ野菜を酸味の効いたドレッシングで

ゆで卵入り野菜サラダ梅ドレッシング

■材料（1人分）

ゆで卵 …… 1個
にんじん …… 30g
じゃがいも …… 100g
ブロッコリー …… 50g
サニーレタス …… 1枚
梅肉 …… ½個分
和風ドレッシング（市販）…… 小さじ2

■作り方

1. にんじんは乱切りにする、じゃがいもは一口大に切る。ブロッコリーは小房に分ける。
2. 耐熱皿に**1**を均等に並べ、水大さじ1（分量外）をまわしかける。軽くラップをして、電子レンジで3分加熱する。
3. 器に小さくちぎったサニーレタスと**2**、くし形に切ったゆで卵を盛り合わせる。
4. 梅肉とドレッシングをまぜ合わせ、**3**にかける。

調理のコツ　梅肉をポリ袋に入れてもみ込み、ドレッシングを入れると、よくまぜ合わせることができます。

飲み物　さわやかな酸味と甘さ

レモネード

■材料（1人分）

レモン汁 …… 大さじ1
はちみつ …… 小さじ2
レモン（スライス）…… 2枚
炭酸水 …… 適量

■作り方

グラスにレモン汁とはちみつ、レモンを入れて、炭酸水を注ぐ。

食事メモ　炭酸が苦手な場合ミネラルウオーターで割って、レモンジュースに。

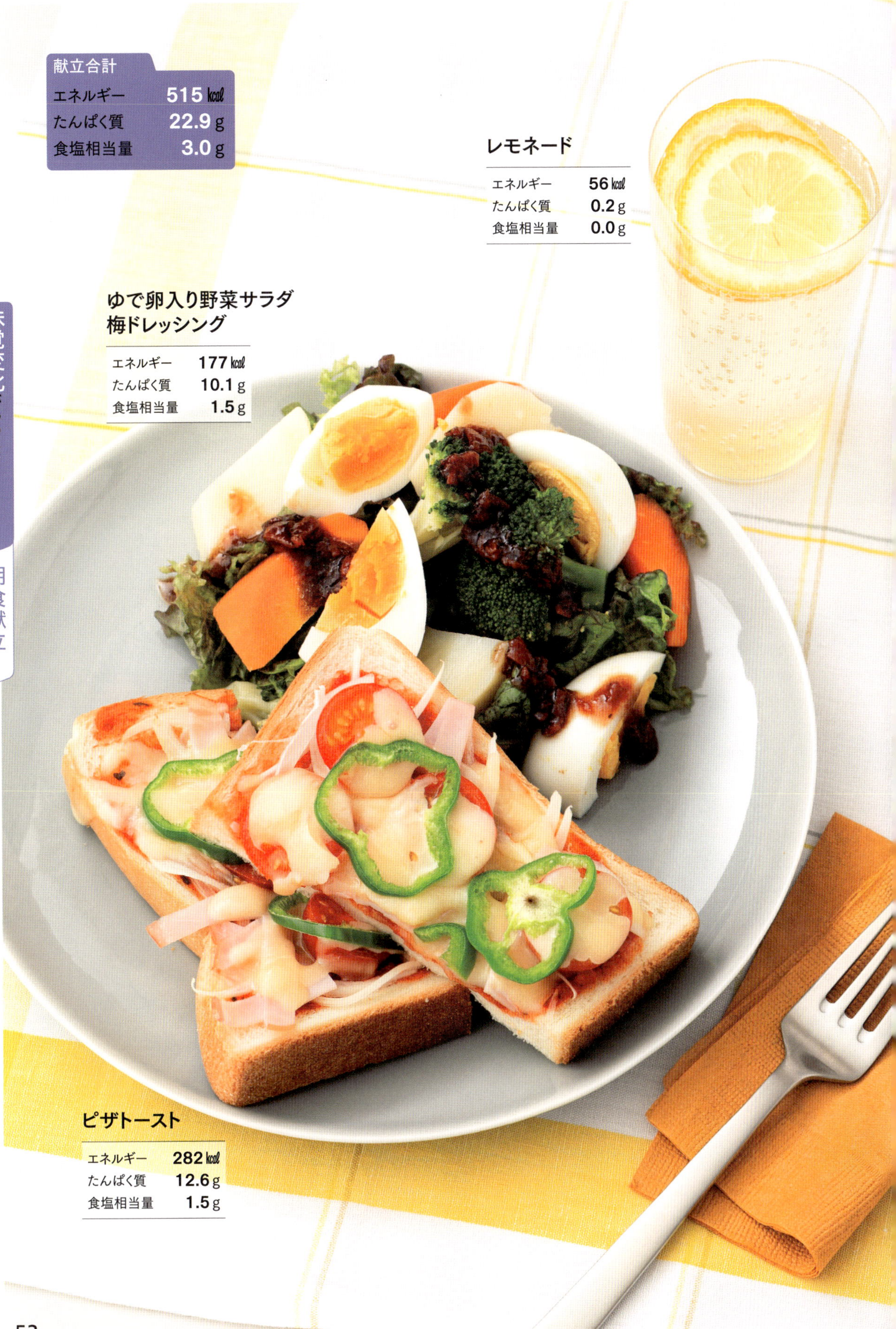

献立合計	
エネルギー	515 kcal
たんぱく質	22.9 g
食塩相当量	3.0 g

レモネード

エネルギー	56 kcal
たんぱく質	0.2 g
食塩相当量	0.0 g

ゆで卵入り野菜サラダ 梅ドレッシング

エネルギー	177 kcal
たんぱく質	10.1 g
食塩相当量	1.5 g

ピザトースト

エネルギー	282 kcal
たんぱく質	12.6 g
食塩相当量	1.5 g

昼食献立

ピリ辛味の肉みそのあえめんと
スープ、フルーツで、
味にメリハリをつけた献立です。

主食 ほどよい辛さが効いている

ピリ辛肉みそあえめん

■材料 （1人分）

中華生めん …… 1玉
豚ひき肉 …… 60ｇ
長ねぎ(みじん切り) …… 15ｇ
長ねぎ(白い部分) …… 4〜5㎝
にら …… 30ｇ
しょうが(みじん切り) …… 8ｇ
ごま油 …… 小さじ1
豆板醤 …… 小さじ¼
A 酒 …… 大さじ1
　砂糖 …… 小さじ1
　鶏ガラスープのもと …… 小さじ⅓
　赤みそ …… 大さじ½
　かたくり粉 …… 小さじ½
　水 …… 大さじ2
レタス …… 2枚

■作り方

1 ねぎの白い部分は縦にせん切りにして、しらがねぎを作る。にらは小口切りにする。中華めんは、表示どおりにゆでる。レタスはせん切りにする。

2 小さめのフライパンに、ごま油としょうが、豆板醤を入れて弱火でいためる。

3 香りが立ったら、ひき肉とねぎのみじん切りも加えていためる。

4 ひき肉がポロポロになったら、**A**と**1**のにらも加え、水分をとばすように2〜3分いためる。**1**の中華めんを加え入れてあえる。

5 器にレタスを敷き、**4**を盛り、**1**のしらがねぎを添える。

食事メモ 豆板醤の辛さや風味が苦手な方は、豆板醤は入れず、最後に少しラー油をたらしてみてください。

汁物 うまみのあるセロリと桜えびの風味で深い味わいに

セロリと桜えびのスープ

■材料 （1人分）

セロリ …… 30ｇ
セロリの葉(せん切り) …… 少々
桜えび …… 2ｇ
A 水 …… 160㎖
　鶏ガラスープのもと …… 少々
塩、こしょう …… 各少々

■作り方

1 セロリは薄切りにする。

2 鍋に**A**と**1**、桜えびを入れて煮る。

3 仕上げに塩、こしょうで味をととのえる。器に盛り、セロリの葉を散らす。

食事メモ さわやかな香りが食欲をそそります。肉や魚を使った料理や、めん料理に合うスープです。

デザート ビタミンがたっぷりとれる

フルーツ

キウイフルーツ …… 1個分(100ｇ)

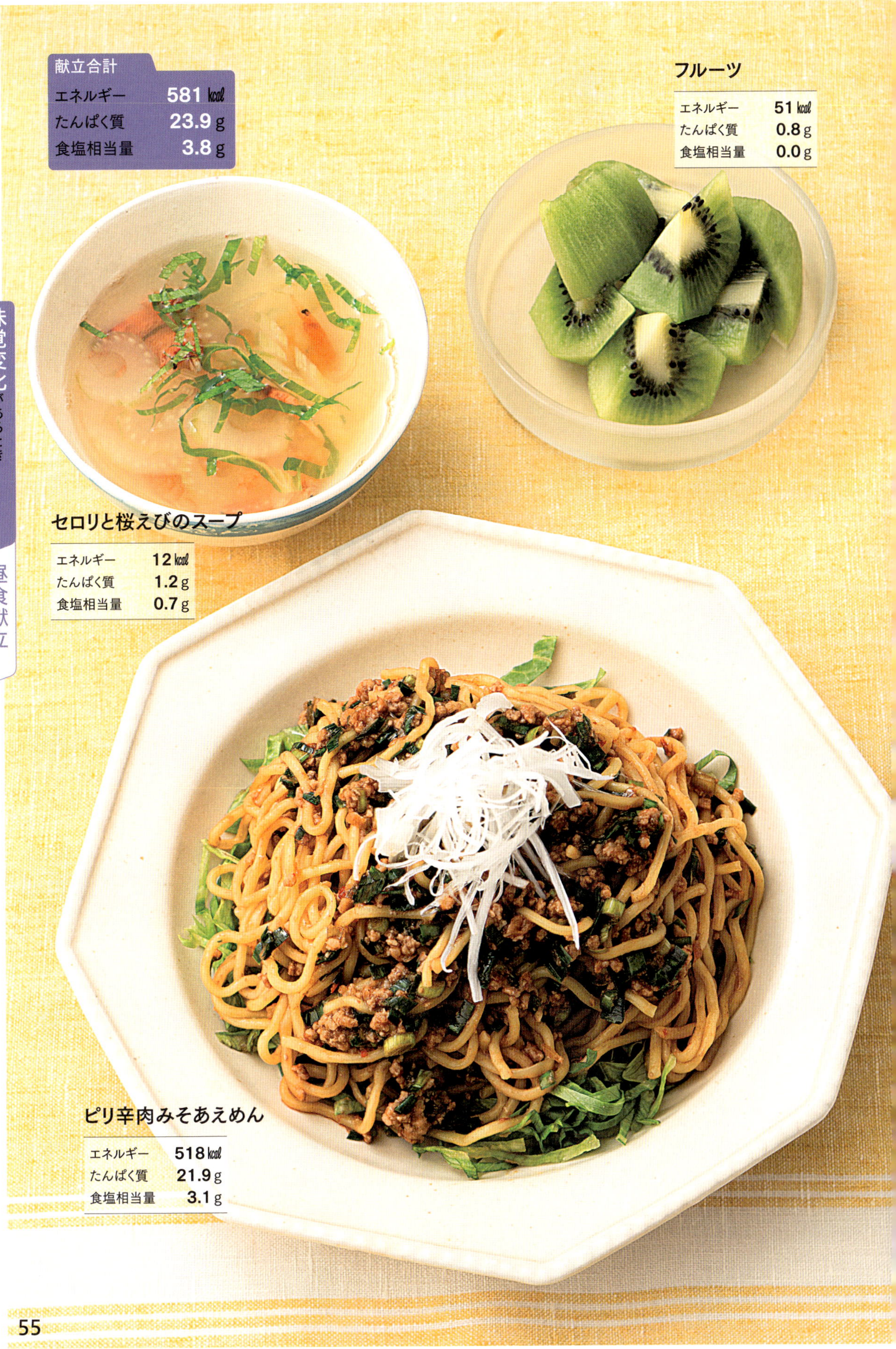

献立合計

エネルギー	581 kcal
たんぱく質	23.9 g
食塩相当量	3.8 g

フルーツ

エネルギー	51 kcal
たんぱく質	0.8 g
食塩相当量	0.0 g

セロリと桜えびのスープ

エネルギー	12 kcal
たんぱく質	1.2 g
食塩相当量	0.7 g

ピリ辛肉みそあえめん

エネルギー	518 kcal
たんぱく質	21.9 g
食塩相当量	3.1 g

副作用の悩み別レシピ

味覚変化があるとき

夕食献立

味覚の変化で食欲がわかないときは、見た目で食欲アップ。かわいい一口サイズの手まり寿司で食卓を彩って。

主食　5種類の素材それぞれの味と食感を楽しむ

手まり寿司

■材料　（1人分）

温かいごはん …… 100g
すし酢 …… 大さじ1
すしネタ（まぐろ、たい、ほたて、ゆでえび、にんじんの浅漬け） …… 各12g
青じそ …… 2枚
わさび …… 少々

■作り方

1 ごはんが温かいうちに、すし酢を加えまぜる。
2 ラップに好みの具材をのせ、その上に**1**を20gほどのせて、茶巾状に包む。
3 器に青じそをのせ、**2**を盛り合わせ、好みでわさびを添える。

食事メモ　味覚障害で味が濃く感じる場合、何もつけずに素材の味そのものを楽しみ、味が薄く感じる場合はしょうゆをつけて。

副菜　佃煮などの濃い味つけもおすすめ

きゅうりののり佃煮あえ

■材料　（1人分）

きゅうり …… 1本
のり佃煮 …… 大さじ1
すり白ごま …… 小さじ1

■作り方

1 きゅうりは3～4cm長さに切り、めん棒などでたたく。
2 ボウルにすべての材料を入れてあえる。

食事メモ　きゅうりの食感も、おいしさの要素のひとつです。たたいてあえるだけなので、あと一品ほしいときにもおすすめ。

副菜　ラー油入りのたれでピリッと辛く

納豆とキャベツの焼き春巻き

■材料　（1人分）

春巻きの皮 …… 2枚
納豆 …… 小1パック（30g）
キャベツ …… 60g
プロセスチーズ …… 20g
ごま油 …… 小さじ1
＜たれ＞
しょうゆ …… 小さじ½
ラー油 …… 少々

■作り方

1 キャベツはせん切りにして軽く塩（分量外）を振り、10分ほどおく。チーズは棒状に切る。
2 ボウルに水けをきったキャベツと納豆を入れてまぜ合わせる。
3 春巻きの皮に**2**と**1**のチーズを等分にのせて、包む。
4 トースターの天板にアルミホイルを敷き、**3**をのせる。表面にごま油をぬり、こんがり色づくまで7～8分焼く。器に盛り、合わせたたれを添える。

栄養メモ　発酵食品には整腸作用があります。納豆やチーズを使って、消化を促しうまみをプラス。

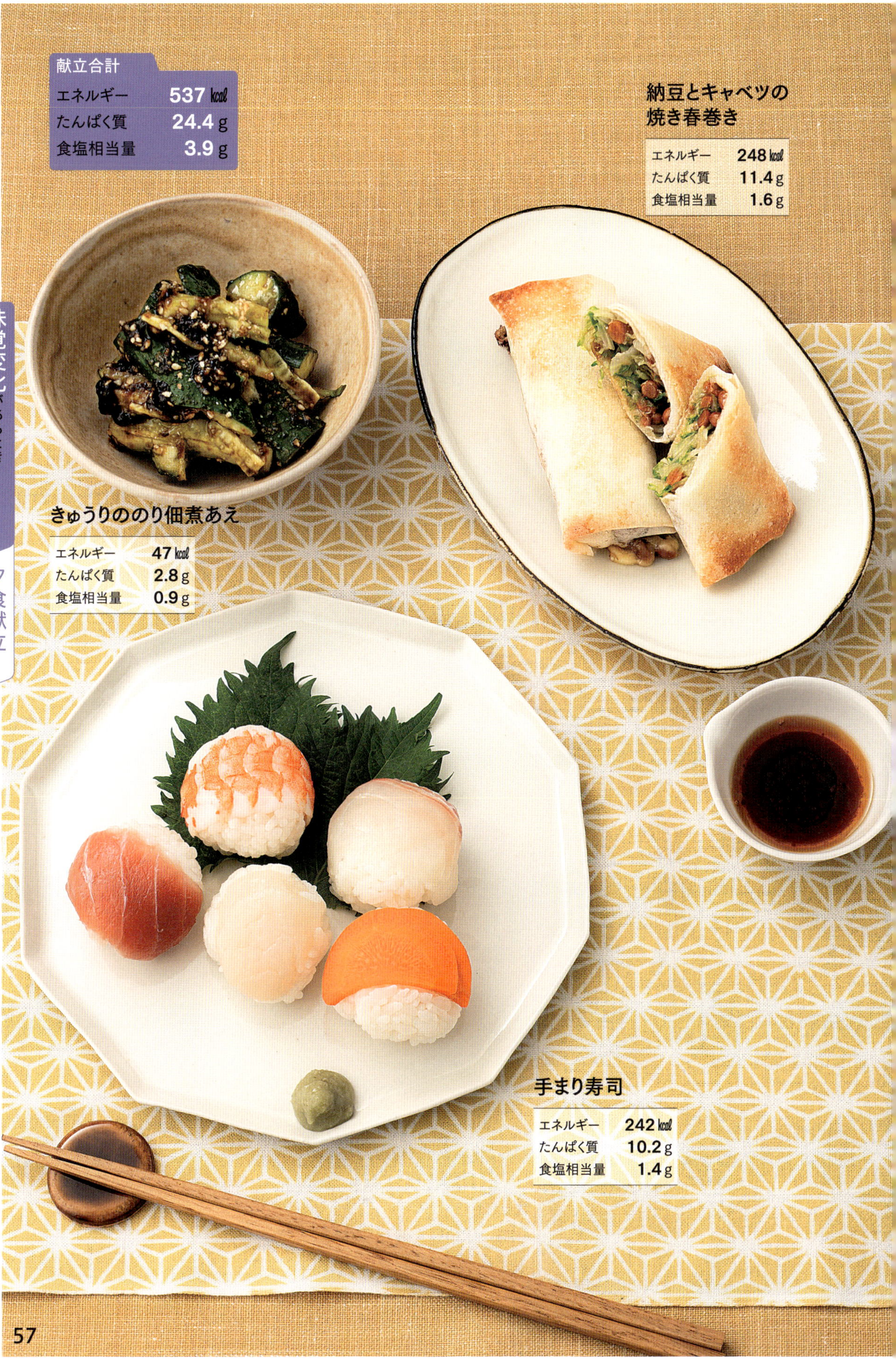

献立合計	
エネルギー	537 kcal
たんぱく質	24.4 g
食塩相当量	3.9 g

納豆とキャベツの焼き春巻き

エネルギー	248 kcal
たんぱく質	11.4 g
食塩相当量	1.6 g

きゅうりののり佃煮あえ

エネルギー	47 kcal
たんぱく質	2.8 g
食塩相当量	0.9 g

手まり寿司

エネルギー	242 kcal
たんぱく質	10.2 g
食塩相当量	1.4 g

味覚変化があるとき

主食　甘辛いしっかりした風味のお好み焼きソースを使って

お好み焼き

■材料（1人分）

キャベツ …… 80g
いか …… 10g
豚ロース薄切り肉 …… 30g
長ねぎ …… 10g
長いも …… 10g
水 …… 大さじ1
桜えび …… 大さじ1
小麦粉 …… 40g
卵 …… 1個
サラダ油 …… 大さじ1
お好み焼きソース …… 適量
青のり …… 適量
削り節 …… 適量
紅しょうが …… 適量

■作り方

1 キャベツといかは細切りに、ねぎは輪切りにする。豚肉は一口大に切る。長いもは直前にすりおろす。
2 卵を割りほぐし、**1**の長いも、分量の水、小麦粉をまぜ合わせる。
3 **2**に残りの**1**と桜えびを入れてまぜる。
4 フライパンに油を引いて**3**を流し入れて、両面を焼く。
5 器に盛ってソースをかけ、青のり、削り節、紅しょうがをのせる。

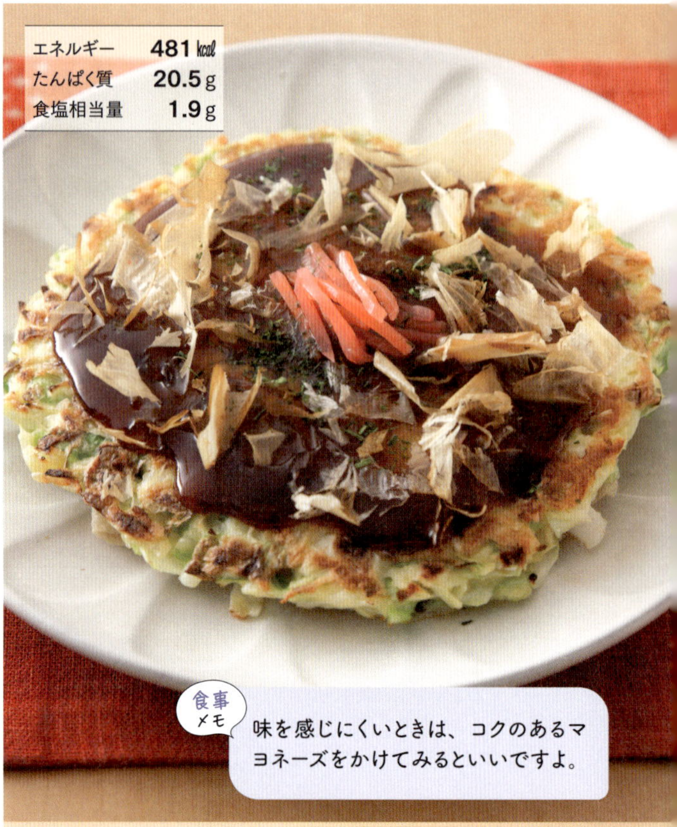

エネルギー	481 kcal
たんぱく質	20.5 g
食塩相当量	1.9 g

食事メモ　味を感じにくいときは、コクのあるマヨネーズをかけてみるといいですよ。

主菜　味を濃く感じるときにおすすめの一品

刺し身

■材料（1人分）

まぐろ赤身 …… 3切れ(30g)
白身魚(たいやひらめなど) …… 3切れ(30g)
青じそ …… 1枚
大根のつま …… 30g
しょうゆ …… 適量
わさび …… 適宜

■作り方

器に青じそとつまを敷き、刺し身を盛る。しょうゆを添える。好みでわさびを添える。

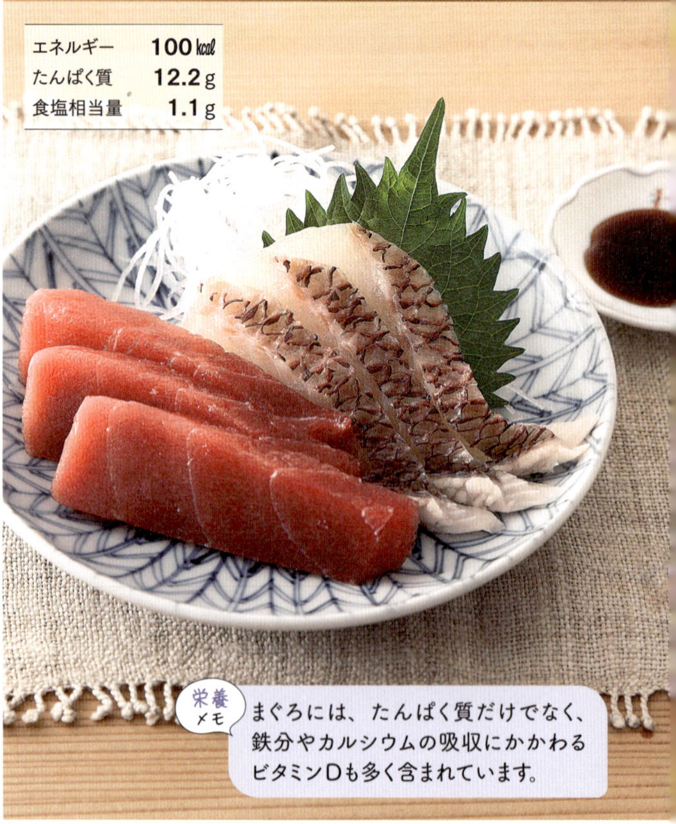

エネルギー	100 kcal
たんぱく質	12.2 g
食塩相当量	1.1 g

栄養メモ　まぐろには、たんぱく質だけでなく、鉄分やカルシウムの吸収にかかわるビタミンDも多く含まれています。

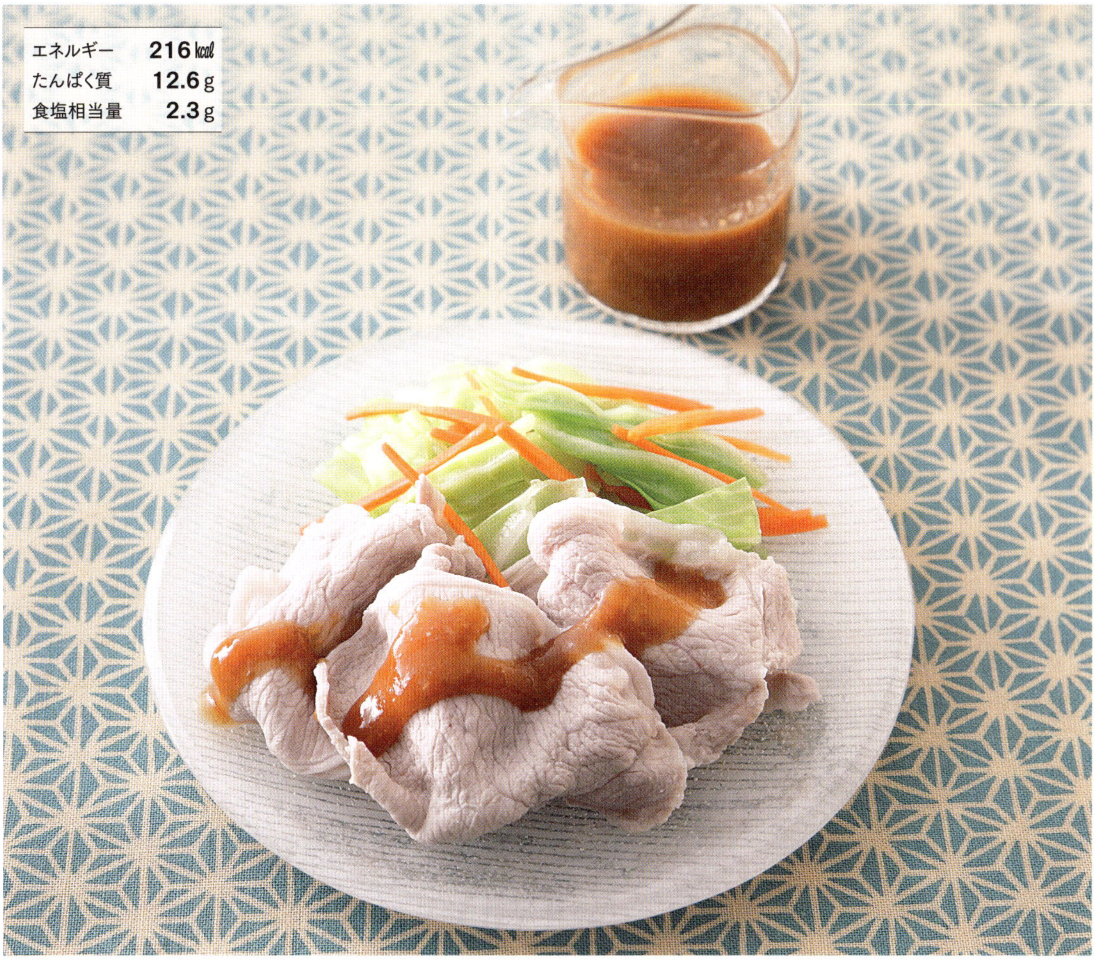
エネルギー 216㎉
たんぱく質 12.6ｇ
食塩相当量 2.3ｇ

主菜 味を感じにくいときは、酢みそのはっきりした味や薬味だれで

冷しゃぶ酢みそがけ

■材料 （1人分）

豚ロース薄切り肉 …… 60ｇ
キャベツ …… 30ｇ
にんじん …… 5ｇ

＜酢みそ＞

酢 …… 大さじ1
みそ …… 大さじ1
砂糖 …… 大さじ1

■作り方

1 熱湯にねぎの青い部分としょうがの薄切りを少し(分量外)入れ、豚肉を広げて入れる。肉の色が変わったら、水にとって水けをきる。

2 キャベツはざく切り、にんじんはせん切りにし、熱湯でゆで、しんなりしたら水けをきる。

3 酢みその材料を鍋に入れ、加熱しながらねり、冷ます。

4 **1**と**2**を器に盛り、**3**の酢みそをかける。

甘みが苦手な方におすすめ

＜おろし薬味だれにかえて＞

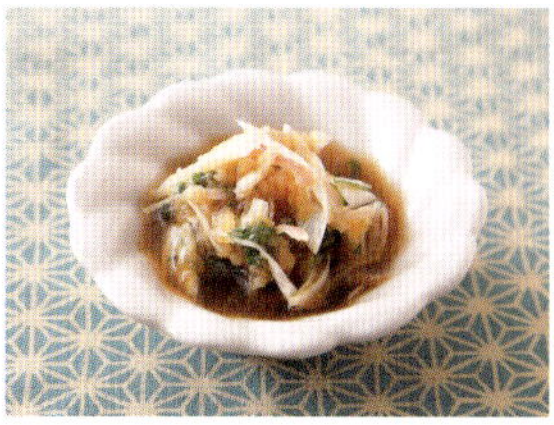

大根 …… 60ｇ
みょうが …… 5ｇ
長ねぎ …… 5ｇ
青じそ …… 2枚

A
しょうゆ …… 小さじ1
酢 …… 小さじ1
ごま油 …… 小さじ½

■作り方

1 大根はすりおろす。みょうが、ねぎは斜め薄切りにする。青じそはせん切りにする。まぜ合わせて器に盛る。

2 **A**を合わせ、**1**にかける。

食事メモ しゃぶしゃぶで肉のにおいや脂を抜いてさっぱりさせて冷やし、たれの味をきかせて食べます。

副作用の悩み別レシピ

味覚変化があるとき

副菜　好みのつけだれで食べる

温野菜

■材料（1人分）

かぼちゃ …… 20g
にんじん …… 20g
かぶ …… 大¼個（30g）
キャベツ …… 20g
ブロッコリー …… 10g
お好みのドレッシング …… 適量

■作り方

1 かぼちゃは一口大、にんじんは半月切り、かぶはくし形に切る。キャベツはざく切りにする。ブロッコリーは小房に分ける。

2 **1**を蒸し器で5～10分蒸す。

3 器に盛り、ごまドレッシング、ポン酢しょうゆ、マヨネーズなどお好みのドレッシングを添える。

食事メモ　調味料をいろいろ試してみて、おいしく感じるものを見つけましょう。調味料をまぜてオリジナルの味にしても。

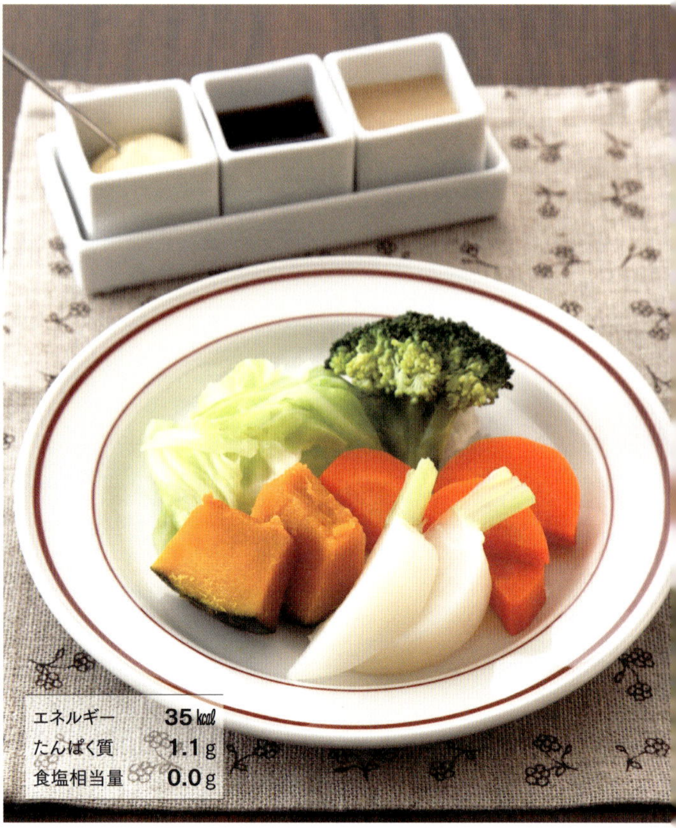

エネルギー	35kcal
たんぱく質	1.1g
食塩相当量	0.0g

副菜　常備するといつでも食べられる

ピクルス（甘酢漬け）

■材料（10個分・1人分3個）

ミニトマト（赤）…… 6個
ミニトマト（黄）…… 4個
A　酢 …… 大さじ2
　白ワインまたは水 …… 大さじ2
　塩 …… ひとつまみ
　砂糖 …… 小さじ1
　ローリエ …… ½枚
　粒黒こしょう …… 少々

■作り方

1 ミニトマトはへたをとる。

2 耐熱容器に**A**を入れてラップをかけ、電子レンジで1分加熱する。

3 **2**に**1**を加えてひとまぜし、そのまま冷まして味を含ませる。

食事メモ　ミニトマトはそのまま食べるより、甘酢でつけたほうが味の変化があり、食べやすく感じることがあります。

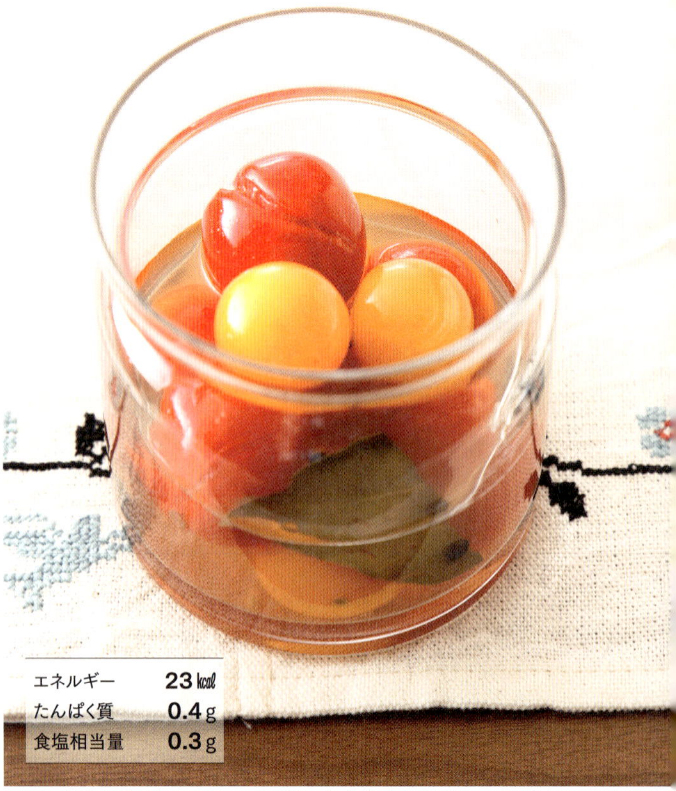

エネルギー	23kcal
たんぱく質	0.4g
食塩相当量	0.3g

エネルギー	**70** kcal
たんぱく質	**0.9** g
食塩相当量	**0.7** g

＊1人分の栄養データです。

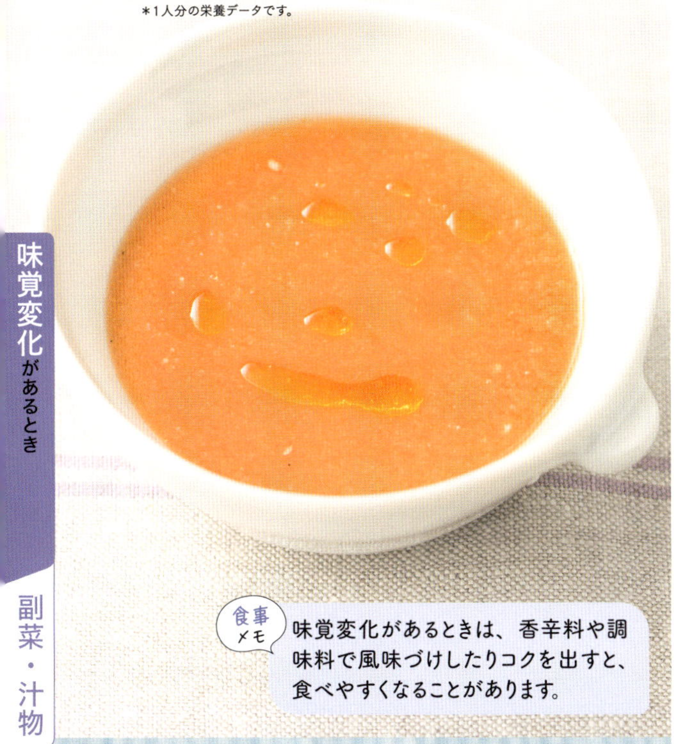

食事メモ　味覚変化があるときは、香辛料や調味料で風味づけしたりコクを出すと、食べやすくなることがあります。

汁物　カレー粉を入れて風味づけした飲む野菜サラダ

ガスパチョ

■材料（作りやすい分量・2人分）

きゅうり …… ½本
セロリ …… 30g
トマト …… 1個
にんにく（あらく刻む） …… ½かけ分
パン粉 …… 小さじ2
A
- コンソメスープのもと（顆粒） …… 小さじ1
- カレー粉 …… ひとつまみ
- りんご酢 …… 大さじ1
- 砂糖 …… 小さじ½
- オリーブ油 …… 大さじ½

オリーブ油 …… 少々

■作り方

1 トマトは湯むきしてざく切りにする。きゅうりとセロリはミキサーで攪拌しやすい大きさに切る。

2 **1**、にんにく、パン粉、**A**をミキサーに入れて、液状になるまで攪拌する。冷蔵庫で冷やす。

3 器に盛り、オリーブ油を少したらす。

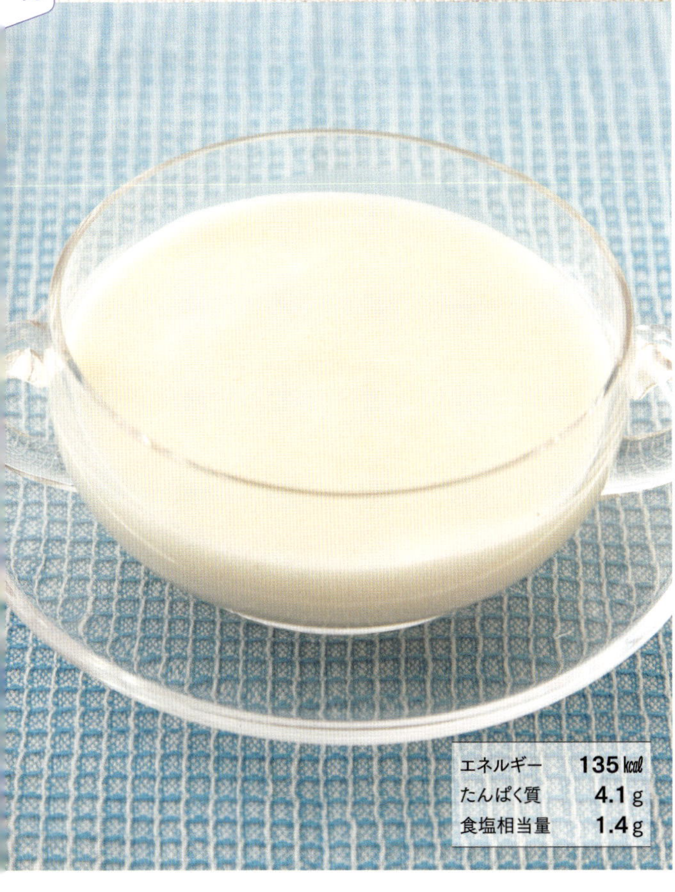

エネルギー	**135** kcal
たんぱく質	**4.1** g
食塩相当量	**1.4** g

汁物　ほんのり甘くて口当たりがいい

ビシソワーズ

■材料（1人分）

じゃがいも …… 中½個（50g）
玉ねぎ …… 中⅛個（25g）
バター …… 小さじ1（4g）
A
- 固形スープのもと …… ½個
- 水 …… ½カップ

牛乳 …… ½カップ
塩、こしょう …… 各少々

■作り方

1 玉ねぎは薄切りにする。じゃがいもはゆでて、あら熱がとれたらこまかく切る。

2 鍋にバターを熱し、**1**をじっくりいためる。

3 **2**に**A**を加え、やわらかくなるまで煮る。あら熱をとり、ミキサーにかける。

4 **3**を鍋に戻し、牛乳を加えて温め、塩、こしょうで味をととのえる。冷蔵庫で冷やす。

食事メモ　味覚の変化以外に、においが気になるときや食欲がないときにもおすすめです。

副作用の悩み別レシピ

口内炎・食道炎があるとき

朝食献立

だしをきかせた温かいにゅうめんを中心に、
刺激の少ないやさしい味わいの
料理で食べやすく。

主食 βカロテンがたっぷりのチンゲンサイを入れて

鶏ささ身のにゅうめん

■材料 （1人分）

そうめん(乾燥) …… 70ｇ
鶏ささ身 …… 1本
玉ねぎ …… ⅙個
チンゲンサイ …… 80ｇ
A だし汁 …… 250mℓ
酒 …… 大さじ1
めんつゆ(3倍濃縮タイプ) …… 大さじ1

■作り方

1 ささ身は一口大に切る。玉ねぎは薄切りにする。チンゲンサイは長さを3等分し、さらに縦に切る。そうめんは、表示どおりにゆでてざるに上げる。

2 鍋に**A**と玉ねぎを入れて火にかける。煮立ったら、ささ身とチンゲンサイを入れて中火で3分ほど煮る。

3 **1**のそうめんを加え、温まるまで煮る。

栄養メモ チンゲンサイに豊富に含まれるβカロテンは、体内でビタミンAに変換され、粘膜の健康を保ちます。

副菜 オイスターソースでコクを出して

白菜とかにかまの煮びたし

■材料 （1人分）

白菜 …… 100ｇ
かに風味かまぼこ …… 2本
A 酒 …… 小さじ1
鶏ガラスープのもと …… 少々
水 …… 100mℓ
オイスターソース …… 小さじ½
こしょう …… 少々

■作り方

1 白菜はそぎ切りにする。かにかまは手であらくほぐす。

2 鍋に**A**と白菜を入れて火にかける。沸騰したら中火にして、かにかまを加え3～4分煮る。

調理のコツ 白菜は、そぎ切りにすることで味がしみやすくおいしくなります。やわらかく煮て食べやすくしましょう。

デザート やわらかく煮て、味も口当たりもやさしい

りんごのコンポート

■材料 （作りやすい分量・2人分）

りんご …… 1個
A 水 …… 100mℓ
砂糖 …… 40ｇ
白ワイン …… 大さじ2

調理のコツ りんごに竹串を刺してみて、抵抗なくスーッと入るくらいやわらかくなるまで煮てください。

■作り方

1 りんごは皮をむいてくし形に切る(皮は捨てない)。

2 鍋に**1**と**A**を入れて、上にりんごの皮をのせる。クッキングシートで落としぶたをして中火で6～7分煮る。

3 火を止めてあら熱がとれたら、保存容器に入れて冷蔵庫で冷やす。

※りんごを煮るときに、レモンスライスを1枚入れるとりんごの色がきれいになりますが、レモンは刺激になるため、患部に痛みや炎症がある場合は入れずに作ってください。

献立合計	
エネルギー	503 kcal
たんぱく質	20.8 g
食塩相当量	4.0 g

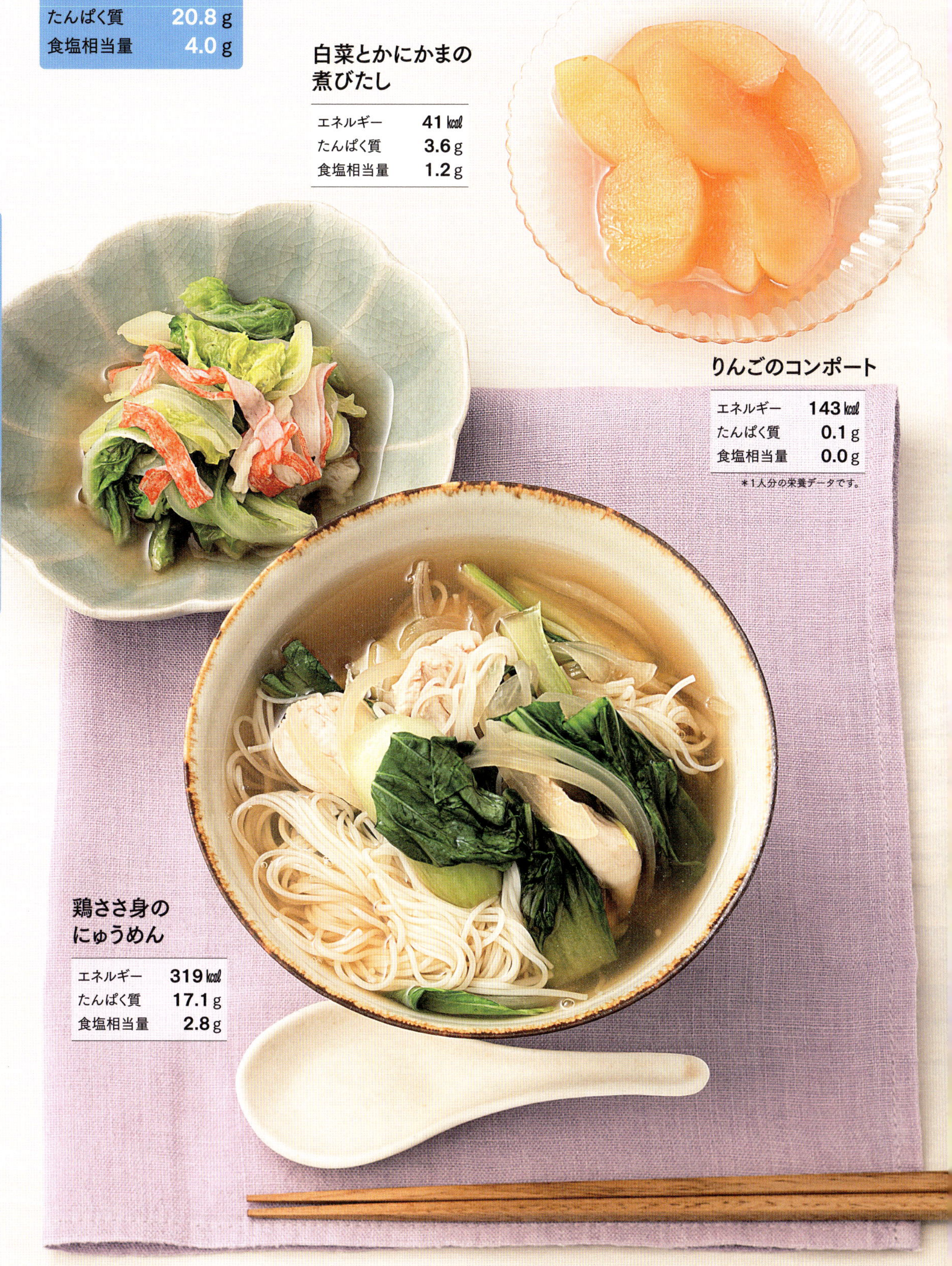

白菜とかにかまの煮びたし

エネルギー	41 kcal
たんぱく質	3.6 g
食塩相当量	1.2 g

りんごのコンポート

エネルギー	143 kcal
たんぱく質	0.1 g
食塩相当量	0.0 g

＊1人分の栄養データです。

鶏ささ身のにゅうめん

エネルギー	319 kcal
たんぱく質	17.1 g
食塩相当量	2.8 g

副作用の悩み別レシピ

口内炎・食道炎があるとき

昼食献立

口に入れたときにやわらかく、
飲み込みがなめらかな材料を使って
調理した献立です。

主食　ごはんに全部まぜて焼いて作る

ごはん入りオムレツ

■材料（1人分）

卵 …… 1個
ごはん …… 100g
ハム(スライス) …… 1枚
A｜トマトケチャップ …… 小さじ2
｜牛乳 …… 大さじ1
｜塩、こしょう …… 各少々
バター …… 小さじ2
ピザ用チーズ …… 15g
パセリ …… 少々

■作り方

1 ボウルに卵を割りほぐし、ごはん、1cmの角切りにしたハム、**A**を加えまぜ合わせる。

2 小さめのフライパンにバターを熱し、**1**を入れる。全体を大きくまぜ合わせ、上にチーズを散らす。

3 底面が焼けてきたら、奥のほうから折りたたむようにオムレツ状に形をととのえる。

4 返して表面全体が焼けたら器に盛り、パセリを添える。

副菜　やわらかくて食べやすい

にんじんの甘煮

■材料（1人分）

にんじん …… 50g
A｜コンソメスープのもと(顆粒) …… 少々
｜水 …… 100mℓ
｜砂糖 …… 小さじ2
｜塩 …… ひとつまみ
バター …… 小さじ½

■作り方

1 にんじんは5mm〜1cm厚さの輪切りにする。

2 鍋に**1**と**A**を入れて落としぶたをする。弱めの中火でにんじんがやわらかくなるまで10分ほど煮る。

3 仕上げにバターを加えまぜる。

調理のコツ　竹串がスーッと入るまでやわらかく煮てください。

汁物　やさしい甘さがクセになる

コーンポタージュスープ

■材料（1人分）

玉ねぎ …… ⅙個
A｜コンソメスープのもと(顆粒) …… 小さじ⅓
｜水 …… 100mℓ
クリームコーン缶(粒なし) …… 50g
オリーブ油 …… 小さじ1
牛乳 …… 100mℓ
塩、こしょう …… 各少々

■作り方

1 鍋にオリーブ油を熱し、薄切りにした玉ねぎをいためる。玉ねぎがしんなりしてきたら、**A**とクリームコーンを加え2〜3分煮る。

2 牛乳を加えまぜ、ふつふつとしてきたら、塩、こしょうで味をととのえる。

食事メモ　熱すぎると刺激になるので、ほどよく冷めてから味わってください。冷めてもおいしく食べられます。

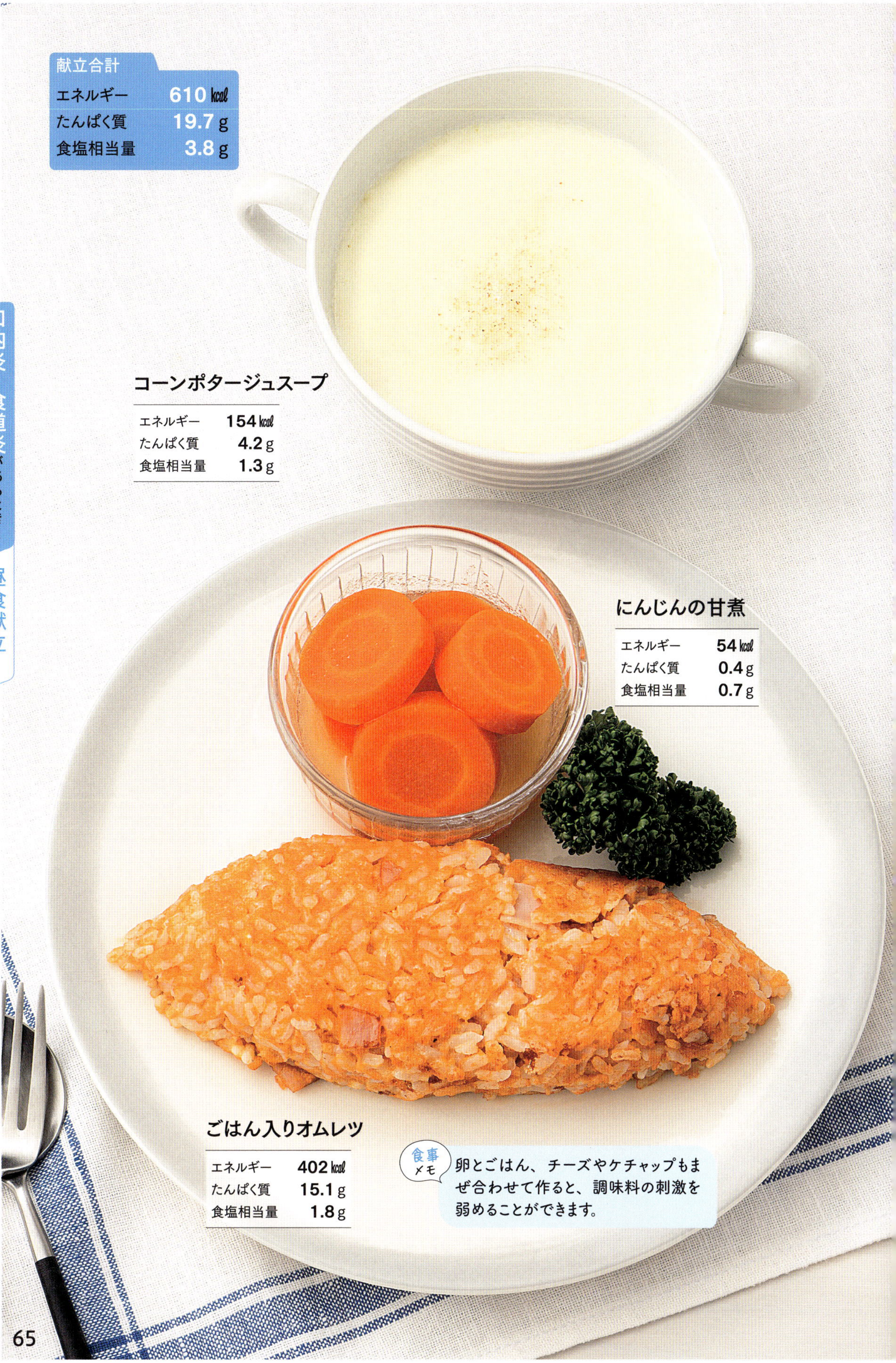

献立合計

エネルギー	610 kcal
たんぱく質	19.7 g
食塩相当量	3.8 g

コーンポタージュスープ

エネルギー	154 kcal
たんぱく質	4.2 g
食塩相当量	1.3 g

にんじんの甘煮

エネルギー	54 kcal
たんぱく質	0.4 g
食塩相当量	0.7 g

ごはん入りオムレツ

エネルギー	402 kcal
たんぱく質	15.1 g
食塩相当量	1.8 g

食事メモ

卵とごはん、チーズやケチャップもまぜ合わせて作ると、調味料の刺激を弱めることができます。

副作用の悩み別レシピ

口内炎・食道炎があるとき

夕食献立

たんぱく質やビタミン、ミネラルなど
栄養たっぷりの組み合わせ。のどを
つるんと通るゼリーで水分補給もできます。

主食　アボカドとまぐろでまろやかな食感に

たたきまぐろ＆アボカド丼

■材料　（１人分）

温かいごはん …… 100ｇ
まぐろ(赤身) …… 70ｇ
アボカド …… ½個
長ねぎ(みじん切り) …… 12ｇ
青じそ …… ２枚
しょうゆ …… 小さじ2

■作り方

1　まぐろは包丁でこまかくたたいて食べやすく切る。アボカドは食べやすい大きさに切る。
2　ボウルにまぐろとねぎを入れてまぜ合わせる。
3　器にごはんを盛り、手でちぎった青じそを散らす。アボカドと**2**をのせ、しょうゆを添える。

調理のコツ　もしアボカドがかたかったら、種を除いてラップをして電子レンジで20～30秒加熱してみてください。

副菜　とうふとあえて口当たりよく

ほうれんそうの白あえ

■材料　（１人分）

木綿どうふ …… 100ｇ
ほうれんそう …… 40ｇ
かまぼこ …… 20ｇ
桜えび …… ２ｇ
A　ねり白ごま …… 小さじ⅔
　　砂糖　…… 小さじ½
　　薄口しょうゆ …… 小さじ½
すり白ごま …… 少々

■作り方

1　とうふはキッチンペーパーで包み、耐熱皿に入れ、電子レンジで1分30秒加熱する。
2　ほうれんそうはゆでて水けをきり、２㎝長さに切る。かまぼこは５㎜角に切る。桜えびは耐熱容器に入れてラップをふんわりかけ、電子レンジで20秒加熱する。
3　**1**のとうふの水けをしっかりきり、手でつぶしながらボウルに入れる。**A**を加えてまぜる。
4　**2**を加えてあえる。器に盛り、すりごまを散らす。

デザート　缶汁も入れて桃の香りを楽しむ

桃缶入りミルクゼリー

■材料　（作りやすい分量・グラス３個分）

黄桃缶 …… 80ｇ
桃の缶汁 …… 適量
牛乳 …… 適量
砂糖 …… 大さじ1
粉ゼラチン …… 5ｇ

食事メモ　四角い保存容器でゼリーを作り、小さく切って1日に何回かに分けて食べても。水分補給にもなります。

■作り方

1　桃の果肉は1㎝の角切りにする。
2　桃の缶汁＋牛乳で300㎖にして鍋に入れ、砂糖を加えてまぜながら火にかける。
3　ふつふつとしてきたら、火からおろして、５倍の水(25㎖・分量外)でふやかしたゼラチンを加えまぜる。
4　ボウルにあけて、底に氷水をあてながらまぜる。とろみがついたら、**1**を加えまぜる。器に流し入れ、冷蔵庫で冷やし固める。

献立合計

エネルギー	650 kcal
たんぱく質	33.8 g
食塩相当量	2.9 g

ほうれんそうの白あえ

エネルギー	144 kcal
たんぱく質	11.6 g
食塩相当量	1.0 g

調理のコツ　とうふとほうれんそうはしっかり水きりをし、水っぽくならないようにします。

桃缶入りミルクゼリー

エネルギー	106 kcal
たんぱく質	3.8 g
食塩相当量	0.1 g

＊1個分の栄養データです。

たたきまぐろ＆アボカド丼

エネルギー	400 kcal
たんぱく質	18.4 g
食塩相当量	1.8 g

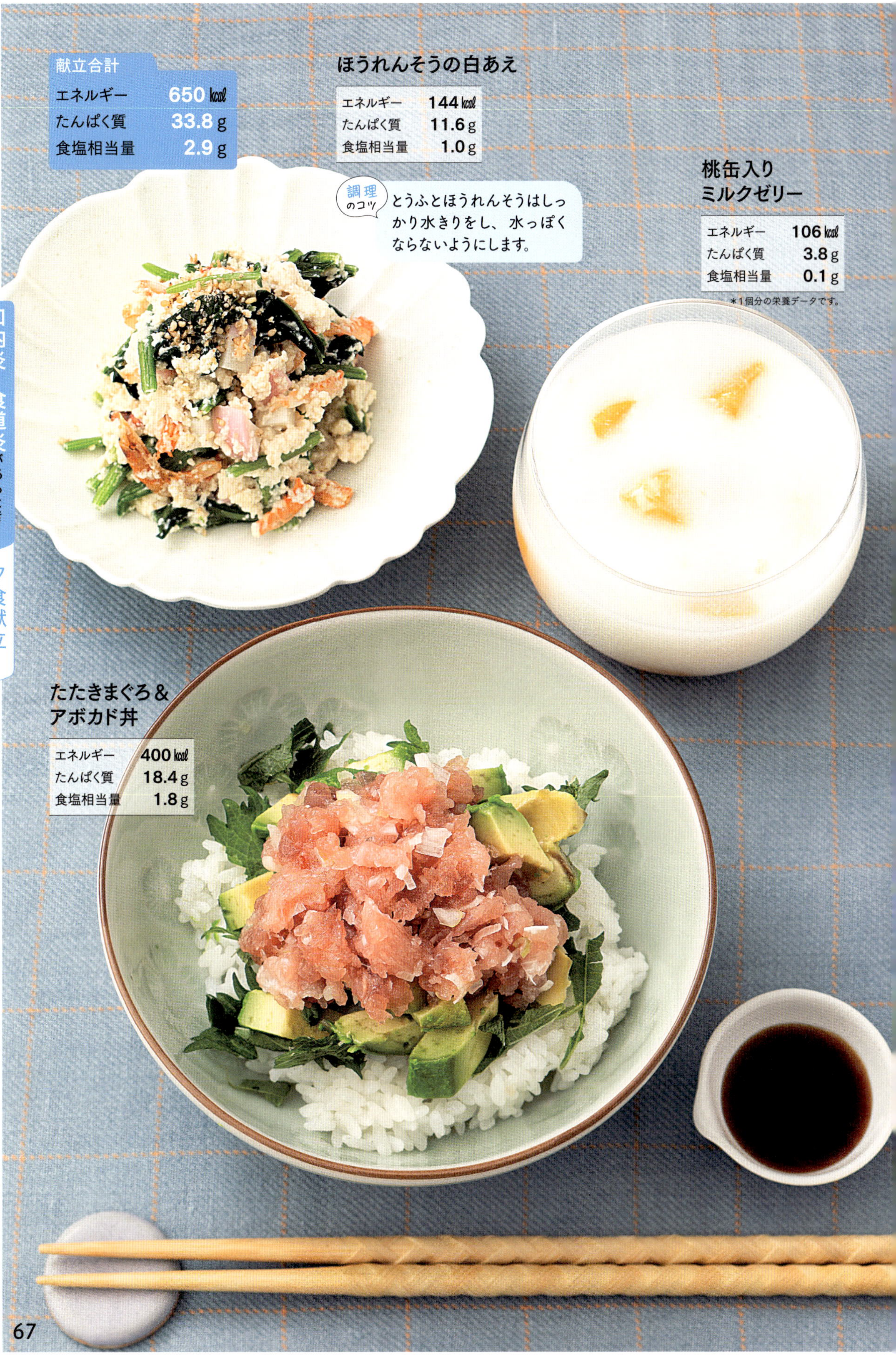

主食 ラップごと切って食べやすい大きさにできる

ポテトサラダのラップロールサンド

■材料（1人分）

サンドイッチ用食パン（耳なし）…… 2枚
バター …… 小さじ⅔
じゃがいも …… 小1個
ゆで卵 …… 1個
きゅうり …… ⅓本
A | フレンチドレッシング（市販）…… 小さじ1
　| マヨネーズ …… 大さじ1
　| こしょう …… 少々
ハム（スライス）…… 1枚

■作り方

1 パンの片面にそれぞれバターをぬっておく。じゃがいもは、まるごとラップをして電子レンジで4〜5分加熱する。ゆで卵はあらく刻む。きゅうりは薄い小口切りにして、少量の塩（分量外）でもむ。

2 じゃがいもの皮をむき、ボウルに入れてつぶす。**1**のゆで卵と水けをしぼったきゅうりを加え、**A**を入れて味をつける。

3 **1**のパン1枚にハムをのせ、**2**の半量をのせてラップの上に置き、巻いて包む。もう1枚分はハムなしで同様に巻く。

4 食べやすい大きさにラップごと切る。

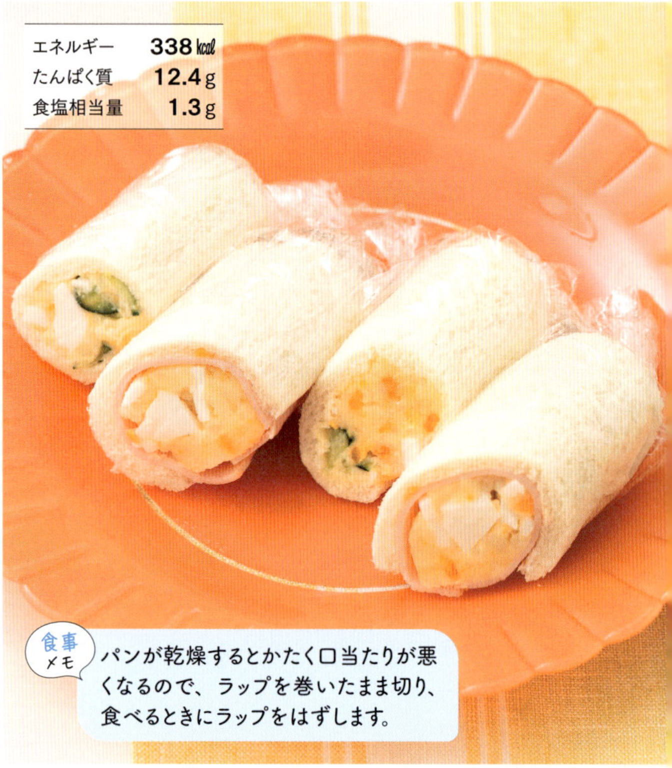

エネルギー	**338**㎉
たんぱく質	**12.4**g
食塩相当量	**1.3**g

食事メモ　パンが乾燥するとかたく口当たりが悪くなるので、ラップを巻いたまま切り、食べるときにラップをはずします。

主食 しっとりやわらかな口当たり

フレンチトースト

■材料（1人分）

食パン（6枚切り）…… 1枚
とき卵 …… ½個分
A | 牛乳 …… 50㎖
　| 砂糖 …… 小さじ1
バター …… 小さじ1
メープルシロップ …… 適量

■作り方

1 バットにとき卵を入れ、**A**を加えてよくまぜる。

2 パンを4等分に切って**1**に入れ、ときどき上下を返しながら15分ほどひたす。

3 熱したフライパンにバターをとかし、**2**の両面をこんがりと焼く。

4 器に盛り、お好みでメープルシロップをかける。

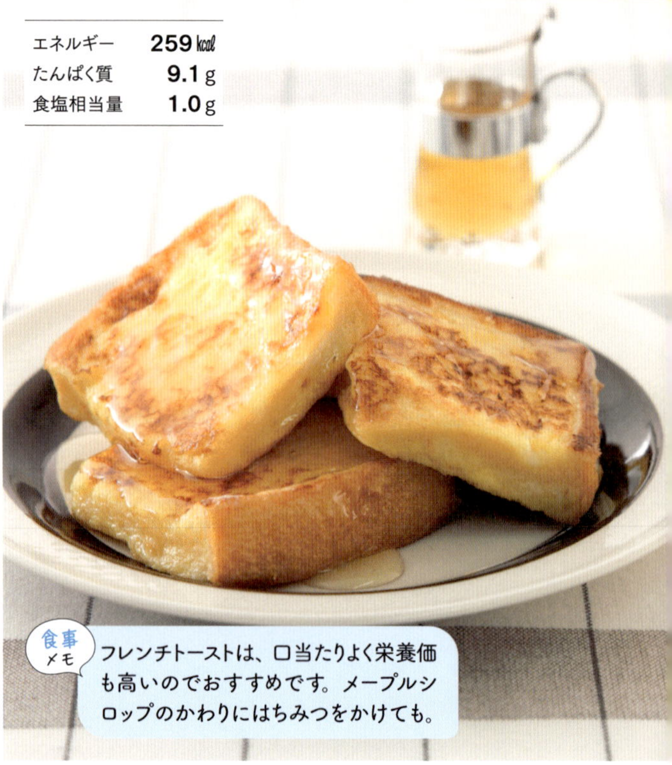

エネルギー	**259**㎉
たんぱく質	**9.1**g
食塩相当量	**1.0**g

食事メモ　フレンチトーストは、口当たりよく栄養価も高いのでおすすめです。メープルシロップのかわりにはちみつをかけても。

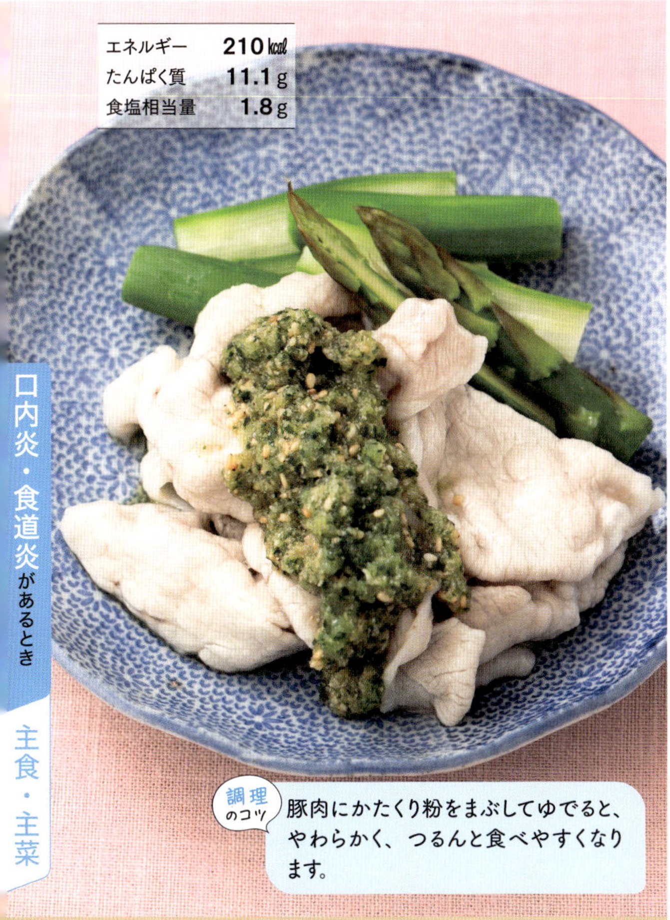

エネルギー	210 kcal
たんぱく質	11.1 g
食塩相当量	1.8 g

調理のコツ 豚肉にかたくり粉をまぶしてゆでると、やわらかく、つるんと食べやすくなります。

主菜 栄養豊富な豚肉をきゅうりでさっぱりと

ゆで豚のおろしきゅうりだれ

■材料（1人分）

豚肉（しゃぶしゃぶ用）…… 60g
きゅうり …… ½本
グリーンアスパラガス …… 1本
すり白ごま …… 小さじ2
A はちみつ …… 小さじ1
　しょうゆ …… 小さじ2
かたくり粉 …… 少々

■作り方

1 きゅうりはすりおろす。アスパラガスは根元を1cmほど切り落とし、根元から10cmほど皮がかたい部分はピーラーでむく。縦半分に切って、長さを3等分に切る。

2 ボウルに**1**のきゅうりとすりごまと**A**をまぜ合わせる。

3 鍋に湯を沸かし、沸騰したらアスパラガスをゆでて、ざるに上げる（湯は捨てずにとっておく）。

4 **3**の鍋を弱火にして、薄くかたくり粉をまぶした豚肉を入れてゆでる。冷水にとり、しっかり水けをきって器に盛る。アスパラを添えて**2**をかける。

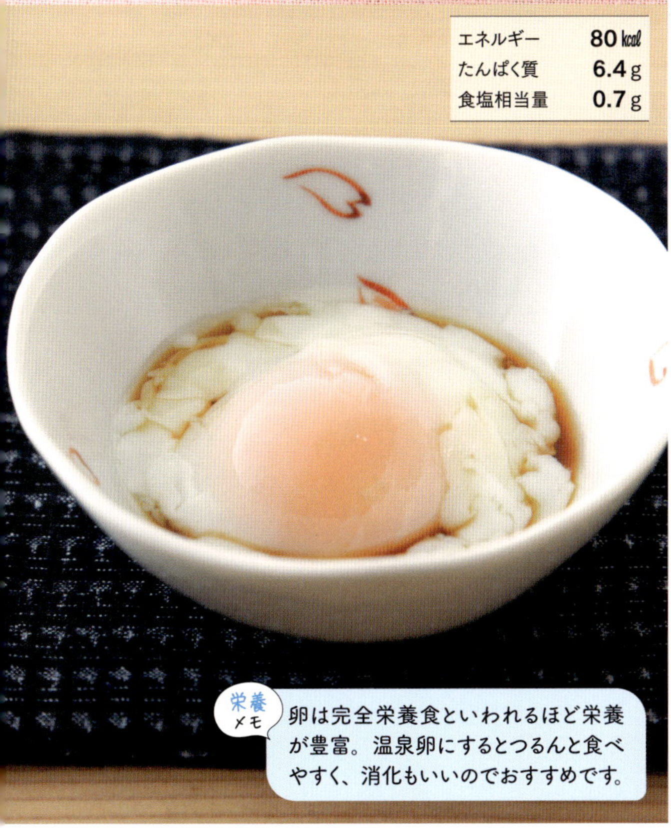

エネルギー	80 kcal
たんぱく質	6.4 g
食塩相当量	0.7 g

栄養メモ 卵は完全栄養食といわれるほど栄養が豊富。温泉卵にするとつるんと食べやすく、消化もいいのでおすすめです。

主菜 のどごしよく胃腸にやさしい

温泉卵

■材料（1人分）

卵 …… 1個
A だし汁 …… 小さじ2
　薄口しょうゆ …… 小さじ½

■作り方

1 卵は冷蔵庫から出し常温にもどしておく。

2 丼に**1**を殻つきのまま入れ、熱湯をかぶるくらいに注いでふたをし、8～9分おく。

3 **2**の卵を器に割り入れ、まぜた**A**をかける。

副作用の悩み別レシピ

口内炎・食道炎があるとき

副菜　やさしい口当たりでのどごしがいい

茶わん蒸し

■材料　（1人分）

鶏ささ身 …… ⅓本(20g)
無頭えび …… 小1尾(15g)
絹さや …… 1枚
卵 …… ½個分
A　だし汁 …… ½カップ
　　薄口しょうゆ …… 小さじ¼
　　みりん …… 小さじ¼
　　塩 …… 少々

■作り方

1 ささ身は筋をとり除き、小さく切る。えびは殻と背わたを除き、塩と酒各少々（分量外）を振る。
2 絹さやは筋をとって斜め半分に切る。
3 **A**をボウルでまぜ合わせる。卵を加えてまぜ合わせ、こし器でこす。
4 茶わんに**1**、**2**の具を入れて、**3**の卵液を注ぐ。
5 蒸気の上がった蒸し器に入れ、中火で1～2分、弱火にして15分蒸す。

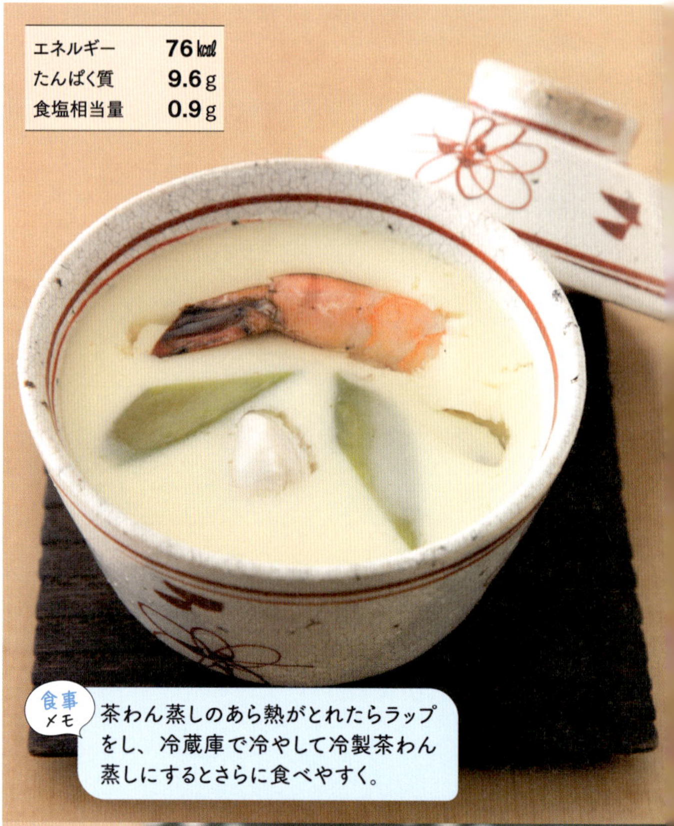

エネルギー	**76** kcal
たんぱく質	**9.6** g
食塩相当量	**0.9** g

食事メモ　茶わん蒸しのあら熱がとれたらラップをし、冷蔵庫で冷やして冷製茶わん蒸しにするとさらに食べやすく。

副菜　とろみで食べやすく、水分補給にも

吉野煮

■材料　（1人分）

鶏胸肉（または鶏ささ身）…… 30g
大根 …… 60g
にんじん …… 20g
A　だし汁 …… 1カップ
　　みりん …… 小さじ1
　　酒 …… 小さじ1
　　薄口しょうゆ …… 小さじ1
B　かたくり粉 …… 小さじ1
　　水 …… 大さじ1

■作り方

1 鶏肉、大根は1cmの角切りにする。にんじんは厚めのいちょう切りにする。
2 鍋に**A**を煮立て、**1**を入れて煮る。
3 やわらかくなったら、合わせた**B**をまわし入れてとろみをつける。

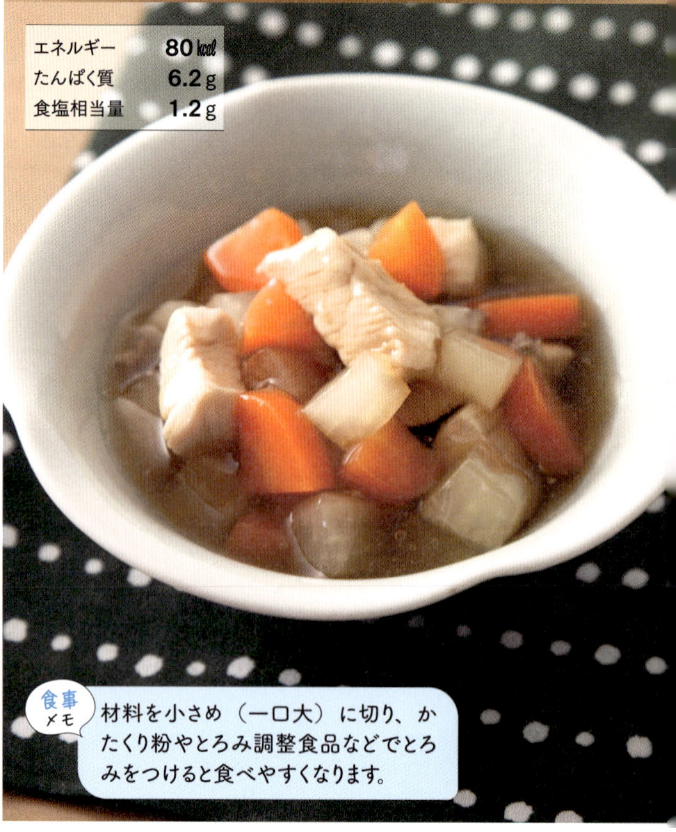

エネルギー	**80** kcal
たんぱく質	**6.2** g
食塩相当量	**1.2** g

食事メモ　材料を小さめ（一口大）に切り、かたくり粉やとろみ調整食品などでとろみをつけると食べやすくなります。

エネルギー	114 kcal
たんぱく質	7.3 g
食塩相当量	0.7 g

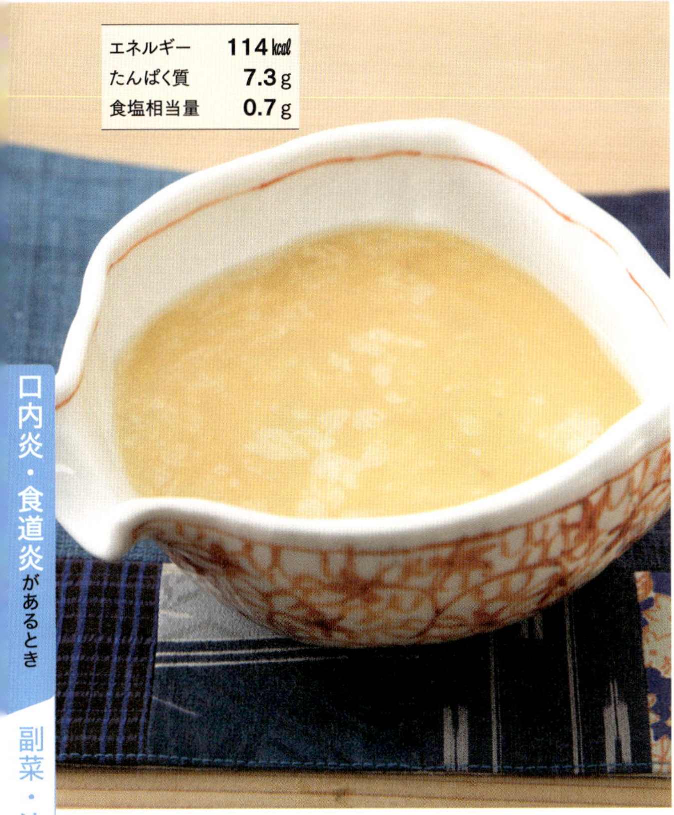

汁物　塩分控えめでのどごしがいい

とろろ汁

■材料 （1人分）

長いも …… 50g
卵 …… 1個
だし汁 …… 大さじ4
しょうゆ …… 小さじ½

■作り方

1 長いもは皮をむき、すりおろす。卵はといておく。

2 **1**とだし汁、しょうゆをまぜ合わせる。

栄養メモ　長いもには、たんぱく質の吸収を高め、疲労回復に役立つ成分が含まれています。

エネルギー	46 kcal
たんぱく質	2.0 g
食塩相当量	1.3 g

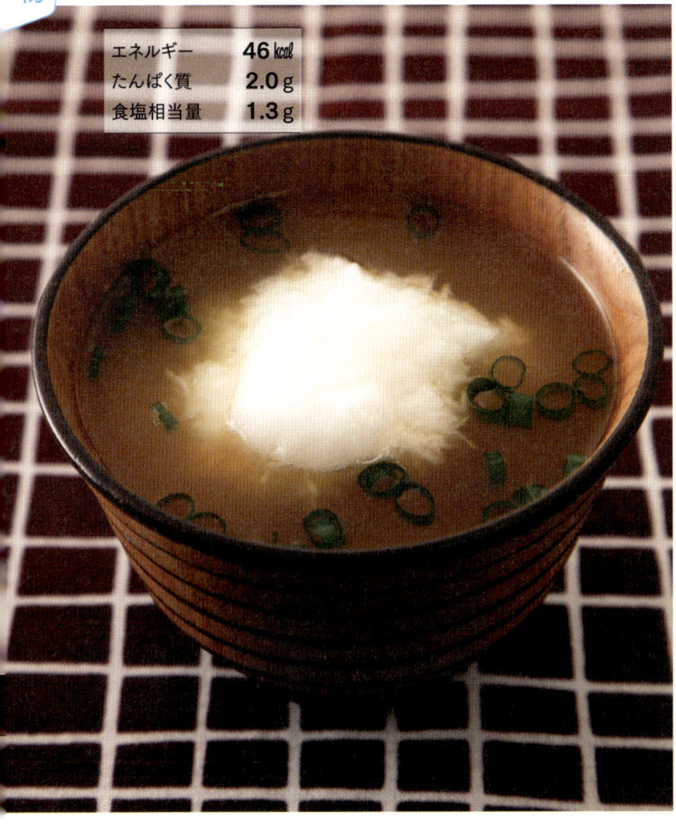

汁物　すりおろした長いもでのどごしよく

長いものみそ汁

■材料 （1人分）

長いも …… 40g
だし汁 …… ¾カップ
みそ …… 大さじ½
万能ねぎ …… 5g

■作り方

1 長いもは皮をむき、すりおろす。万能ねぎは小口切りにする。

2 鍋にだし汁を煮立て、万能ねぎを入れてひと煮立ちさせる。

3 一度火を止めてみそをとき入れる。再び火にかけて煮立つ直前に火を止め、器に盛り、**1**の長いもをのせる。

食事メモ　食べる直前に長いもを入れると、さっぱりといただけます。長いもは、滋養強壮にもおすすめの食べ物です。

副作用の悩み別レシピ

下痢があるとき

朝食献立

下痢が続くと体力を消耗するので、
パンや卵、じゃがいもなど、
エネルギー補給ができる食材を使った献立に。

主食 卵液につけたパンがやわらかく、消化もいい

パン入りスクランブルエッグ

■材料（1人分）

食パン（6枚切り）…… 1枚
卵 …… 1個
A 牛乳 …… 大さじ1
　塩、こしょう …… 各少々
バター …… 小さじ1
トマト …… ½個

■作り方

1 食パンは一口大に切る。ボウルに卵をときほぐし、**A**を加えてよくまぜ合わせ、パンも加えまぜる。

2 トマトは一口大に切る。

3 フライパンにバターをとかし、**1**を流し入れていためる。卵が固まってきたら、トマトを加え、強火で大きくまぜ合わせながらいためる。

食事メモ 卵液をパンによくしみ込ませることで、油なしでもふんわりとして食べやすく、胃腸にやさしい仕上がりに。

副菜 あっさりとしてなめらかな

マッシュポテト

■材料（1人分）

じゃがいも …… 小1個
コンソメスープのもと（顆粒）…… 小さじ⅓
A 牛乳 …… 大さじ2
　バター …… 小さじ1
　砂糖 …… ひとつまみ
塩 …… 少々

■作り方

1 じゃがいもは皮をむいて一口大に切る。

2 鍋にじゃがいもとひたひたの水、コンソメスープのもとを入れて火にかける。沸騰したら中火でやわらかくなるまで7〜8分ゆでる。

3 余分な水分を捨て、じゃがいもをつぶす。**A**を加えまぜ、仕上げに塩で味をととのえる。

食事メモ マッシュポテトを使って、p.68 のようにロールサンドにしたり、ゆで卵のみじん切りをまぜたりしてもおいしい。

副菜 野菜をゆでて胃腸の負担を少なく

ゆでキャベツのサラダ

■材料（1人分）

キャベツ …… 2枚
魚肉ソーセージ …… 40g
A フレンチドレッシング（市販）
　…… 小さじ2
　粒マスタード
　…… 小さじ½
　こしょう …… 少々

■作り方

1 キャベツは食べやすい大きさに手でちぎる。ソーセージは1㎝厚さに切る。

2 鍋に湯を沸かし、キャベツを30秒ほどゆでてざるに上げる。

3 しっかり水けをきってボウルに入れ、ソーセージと**A**を加えてあえる。

栄養メモ キャベツには、キャベジン（ビタミンU）という、胃の粘膜を保護する成分が入っています。

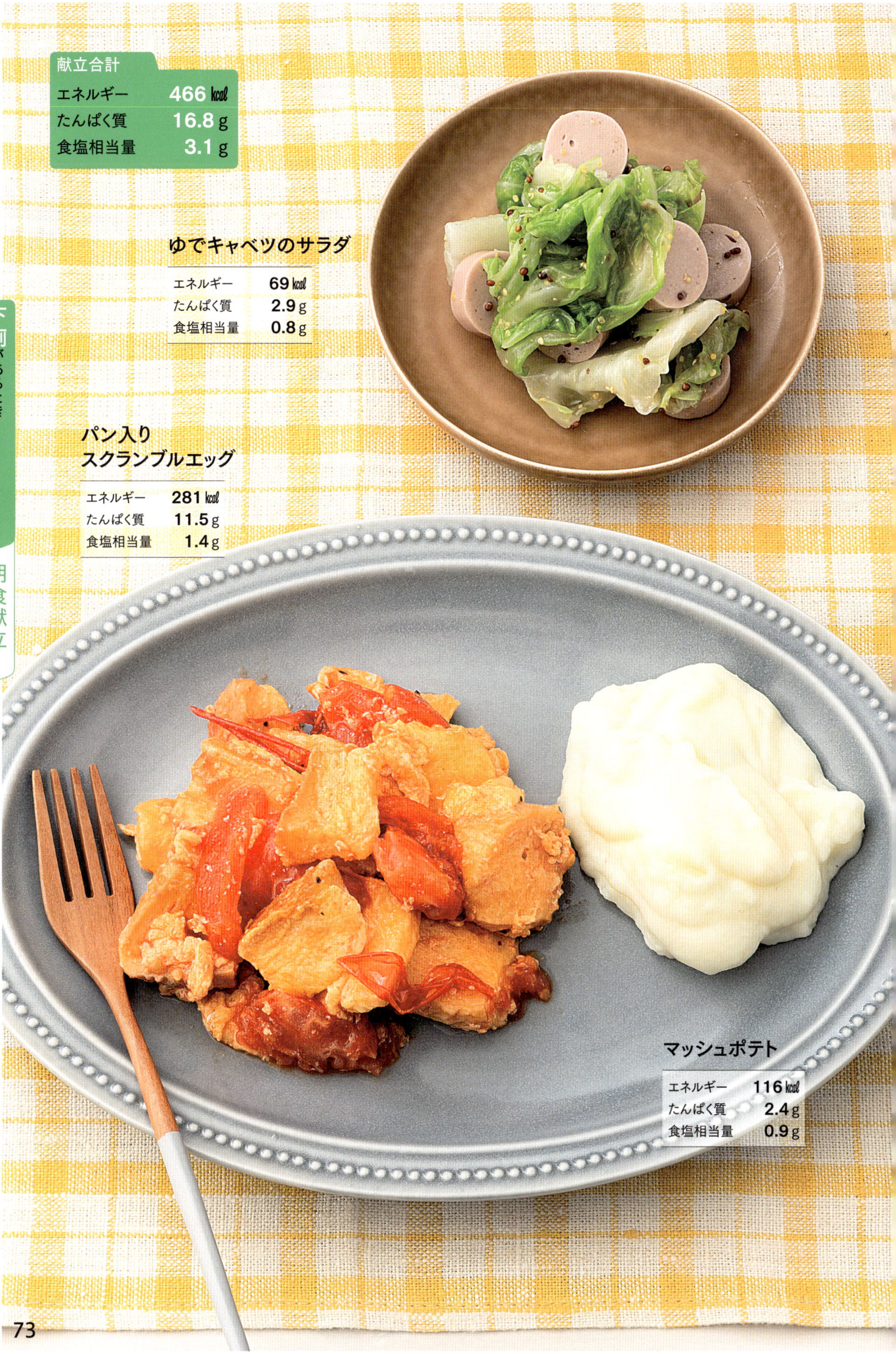

献立合計	
エネルギー	466 kcal
たんぱく質	16.8 g
食塩相当量	3.1 g

ゆでキャベツのサラダ

エネルギー	69 kcal
たんぱく質	2.9 g
食塩相当量	0.8 g

パン入りスクランブルエッグ

エネルギー	281 kcal
たんぱく質	11.5 g
食塩相当量	1.4 g

マッシュポテト

エネルギー	116 kcal
たんぱく質	2.4 g
食塩相当量	0.9 g

昼食献立

メインのうどんには消化のいいとうふのほか、ビタミンやミネラルが補給できる野菜を入れて。

主食　体を冷やさないように温かいうどんで消化もよく

焼きどうふとかまぼこ入りすき煮うどん

■材料（1人分）

ゆでうどん …… 1玉（180ｇ）
焼きどうふ …… 100ｇ
ささかまぼこ …… 2枚
長ねぎ …… ⅓本
にんじん …… 30ｇ
春菊 …… 30ｇ
A
- だし汁 …… 260㎖
- 酒 …… 大さじ1
- みりん …… 小さじ2
- しょうゆ …… 小さじ2

みそ …… 小さじ1

■作り方

1. うどんはゆでてほぐしておく。とうふは一口大に切る。かまぼこはそぎ切りにする。ねぎは2㎝幅の斜め切り、にんじんは短冊切り、春菊は3㎝長さに切る。
2. 鍋に**A**を入れて、ねぎ、にんじんを加え火にかける。中火で2〜3分煮込み、とうふとかまぼこも加え、さらに2〜3分煮る。
3. みそをとき入れ、うどんと春菊も加え3〜4分煮る。
4. 器にうどんを盛り、具材をのせて汁を注ぐ。

栄養メモ　ねぎには体を温める作用があるといわれています。ねぎ独特の香りはその作用をもたらすアリシンのものです。

副菜　玉ねぎを電子レンジでやわらかくして

玉ねぎのチーズサラダ

■材料（1人分）

玉ねぎ …… 120ｇ
A
- 粉チーズ …… 小さじ1
- 塩 …… 少々
- オリーブ油 …… 小さじ1

サラダ菜 …… 2枚
粉チーズ、黒こしょう …… 各少々

■作り方

1. 玉ねぎは薄切りにする。
2. 耐熱皿に**1**を敷き詰め、軽くラップをして電子レンジで2分〜2分30秒ほど加熱する。あら熱がとれたら、**A**を加えてあえる。
3. 器にサラダ菜を敷き、**2**を盛り、粉チーズをかけて黒こしょうを振る。

調理のコツ　生の玉ねぎを食べると、おなかが痛くなることがあります。玉ねぎがしんなりするまで電子レンジで加熱しましょう。

飲み物

紅茶

■材料（1人分）

紅茶（ティーバッグ）…… 1個
砂糖 …… 大さじ1

食事メモ　飲み物は、紅茶でなくても、ほうじ茶や麦茶など、お好みの温かいものを合わせてください。

献立合計	
エネルギー	485 kcal
たんぱく質	23.1 g
食塩相当量	4.8 g

紅茶

エネルギー	37 kcal
たんぱく質	0.2 g
食塩相当量	0.0 g

玉ねぎのチーズサラダ

エネルギー	87 kcal
たんぱく質	1.9 g
食塩相当量	0.5 g

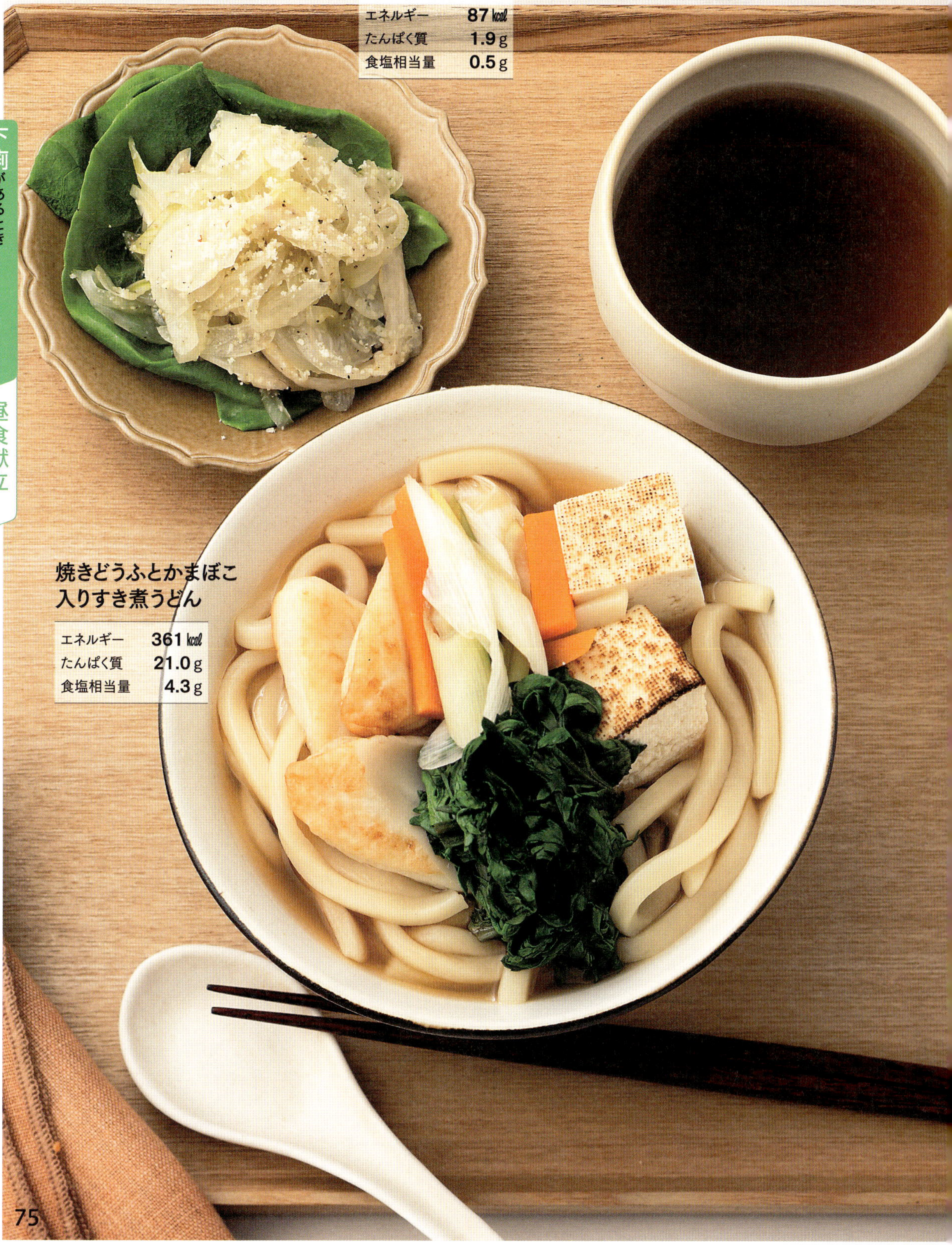

焼きどうふとかまぼこ入りすき煮うどん

エネルギー	361 kcal
たんぱく質	21.0 g
食塩相当量	4.3 g

副作用の悩み別レシピ

下痢があるとき

夕食献立

水分不足にならないように、
スープやゼリーで水分を補いつつ、
体を温める献立です。

主食 一皿で炭水化物もたんぱく質もとれる

もち米入りサムゲタン風スープ

■材料（1人分）

鶏手羽元 …… 2本
塩 …… 2ｇ
もち米 …… 20ｇ
長ねぎ …… ½本
しょうが …… 1かけ（8ｇ）
A 松の実 …… 6ｇ
　クコの実 …… 5ｇ
水 …… 2カップ
ごま油 …… 小さじ1

■作り方

1 手羽元は、骨に沿って切り込みを1本入れる。塩を振り、全体にもみ込む。もち米は洗ってざるに上げておく。

2 ねぎはしらがねぎ（最後に添える分）を少し切り、残りは4㎝長さに切ってから縦半分に切る。しょうがは薄切りにする。

3 鍋に**1**の手羽元と**2**（しらがねぎ以外）と**A**を入れ、分量の水を加えて火にかける。

4 沸騰してきたらアクをとり除き、中火で10分煮る。もち米を加えて途中まぜながら、ふたをして、さらに15分ほど煮込む。

5 火を止めて器に盛り、しらがねぎをのせ、ごま油をかける。

食事メモ　手羽元の骨に沿って切り込みを入れて煮ると、箸で簡単に骨から肉がはずせて食べやすくなります。

副菜 消化のいい大根をポン酢みそで食べる

ふろふき大根

■材料（1人分）

大根 …… 120ｇ
ちりめんじゃこ …… 5ｇ
白みそ …… 小さじ2
ポン酢しょうゆ …… 小さじ½
ごま油 …… 小さじ1

■作り方

1 大根は一口大に切り、15分下ゆでする。

2 小鍋にごま油とちりめんじゃこを入れて、弱火でカリカリになるまでいためる。

3 小さめのボウルに、白みそ、ポン酢しょうゆを入れ、**2**を加えまぜる。

4 器に大根を盛り、**3**をかける。

食事メモ　大根は、だしではなく水でゆで、じゃこのうまみが入った白みそだれで大根本来のおいしさを味わいます。

デザート 市販の甘酒を使って簡単に

甘酒ゼリー

■材料（作りやすい分量・型3個分）

甘酒（米麹・市販）…… 300㎖
粉ゼラチン …… 5ｇ
水 …… 25㎖

■作り方

1 水に粉ゼラチンを振り入れてふやかす。

2 鍋に甘酒を入れてまぜながら火にかける。ふつふつとしてきたら、ゼラチンを加えまぜる。

3 **2**をボウルにあけて、氷水をあてながらまぜてとろみがついたら器に流し入れる。冷蔵庫で冷やし固める。

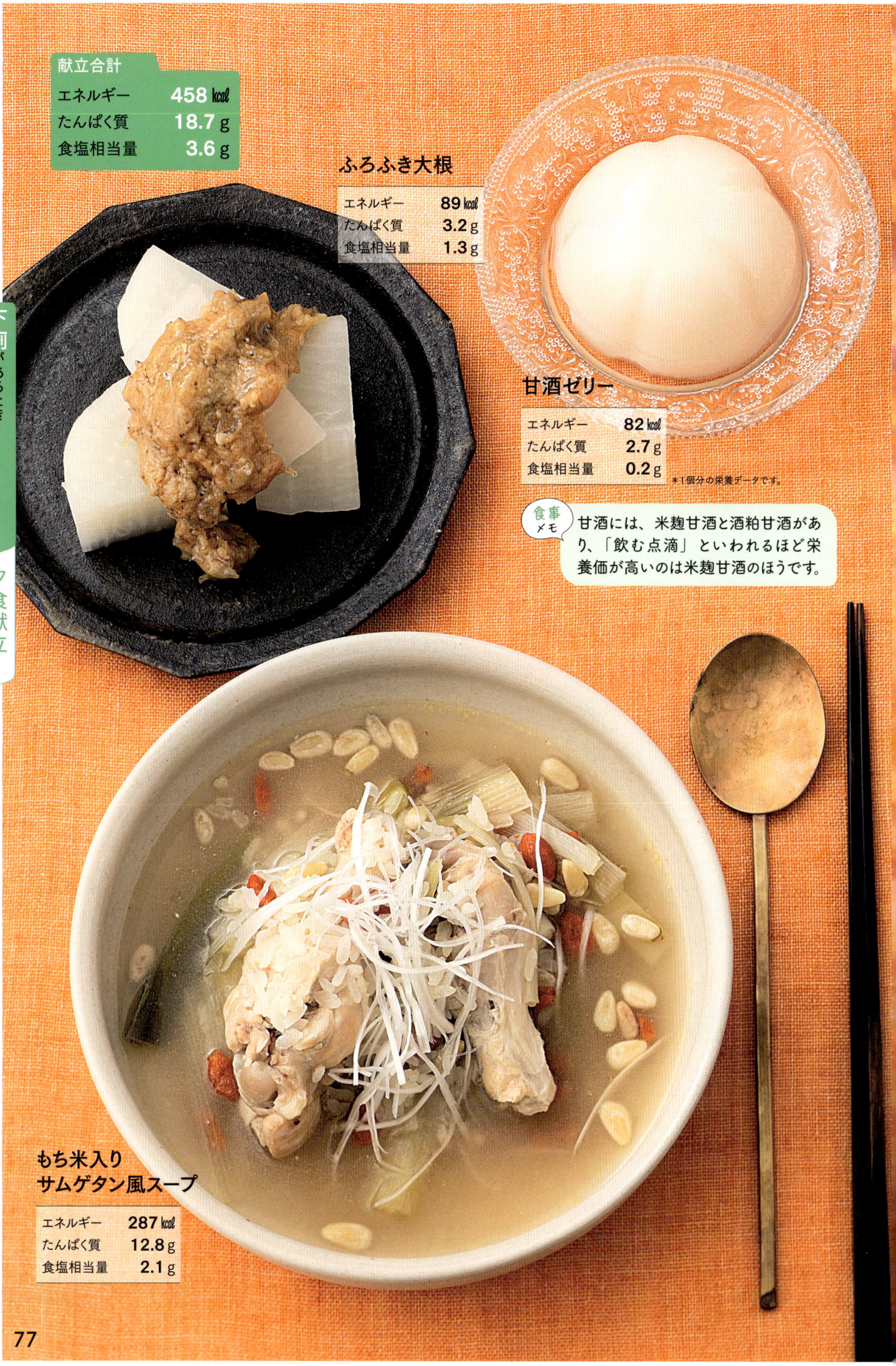

献立合計

エネルギー	458 kcal
たんぱく質	18.7 g
食塩相当量	3.6 g

ふろふき大根

エネルギー	89 kcal
たんぱく質	3.2 g
食塩相当量	1.3 g

甘酒ゼリー

エネルギー	82 kcal
たんぱく質	2.7 g
食塩相当量	0.2 g

＊1個分の栄養データです。

食事メモ

甘酒には、米麹甘酒と酒粕甘酒があり、「飲む点滴」といわれるほど栄養価が高いのは米麹甘酒のほうです。

もち米入りサムゲタン風スープ

エネルギー	287 kcal
たんぱく質	12.8 g
食塩相当量	2.1 g

主食　食べやすく消化がいいめんで体を温める

にゅうめん

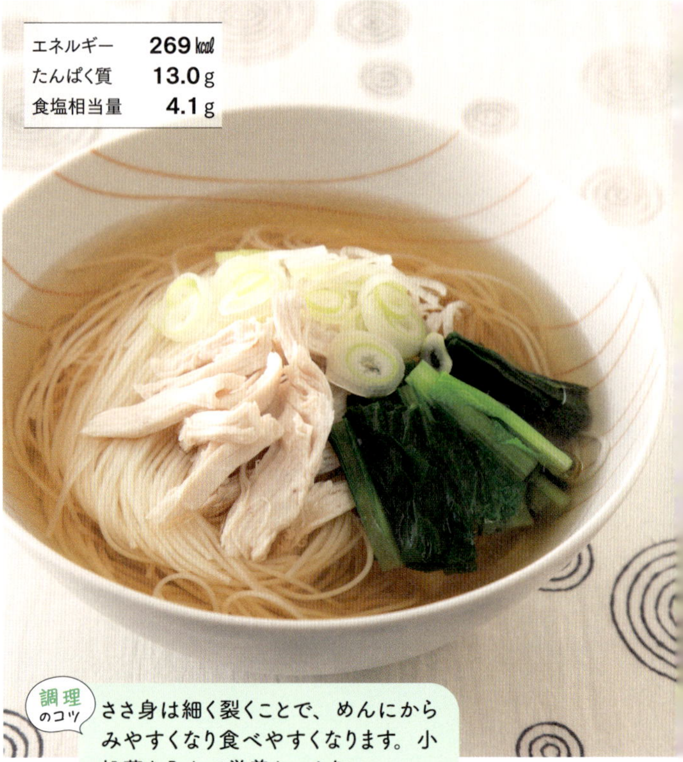

エネルギー	269㎉
たんぱく質	13.0g
食塩相当量	4.1g

■材料（1人分）

そうめん(乾燥)……60g
長ねぎ……5g
鶏ささ身……½本(30g)
酒……少々
小松菜……1株(20g)
A　めんつゆ(3倍濃縮タイプ)……大さじ2
　　水……1¼カップ

■作り方

1. ねぎは小口切りにする。ささ身は酒を振って耐熱容器に入れ、ラップをして電子レンジで加熱し、火が通ったらとり出し、あら熱がとれたら裂く。小松菜はゆでて冷水にとり、水けをしぼり3〜4㎝長さに切る。
2. そうめんをゆでて、冷水にとって冷まし、水けをきる。
3. 鍋に**A**を煮立て、**2**と**1**の小松菜、ささ身を入れる。器に盛り、上にねぎを散らす。

調理のコツ　ささ身は細く裂くことで、めんにからみやすくなり食べやすくなります。小松菜を入れて栄養たっぷりに。

主菜　柑橘類のさわやかな香りで食欲増進

ぶりのゆず香り蒸し

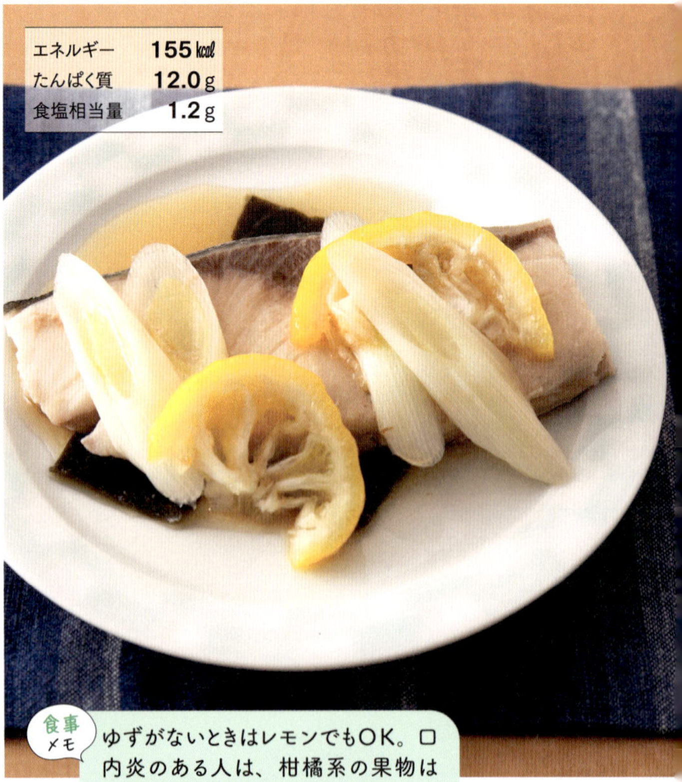

エネルギー	155㎉
たんぱく質	12.0g
食塩相当量	1.2g

■材料（1人分）

ぶり……1切れ(60g)
A　しょうゆ……小さじ1
　　酒……大さじ½
　　しょうが汁……少々
長ねぎ……20g
ゆず……少々
昆布……4㎝
酒……大さじ1

■作り方

1. ぶりは塩少々(分量外)を振って5分ほどおき、水けをふきとり、**A**をからめる。
2. ねぎは斜め切り、ゆずは半月切りにして種を除く。
3. 耐熱皿に2㎝幅に切った昆布を敷き、**1**、**2**を並べて酒を振りかける。
4. 蒸気の上がった蒸し器で10分ほど蒸す。

食事メモ　ゆずがないときはレモンでもOK。口内炎のある人は、柑橘系の果物は使用しないようにしてください。

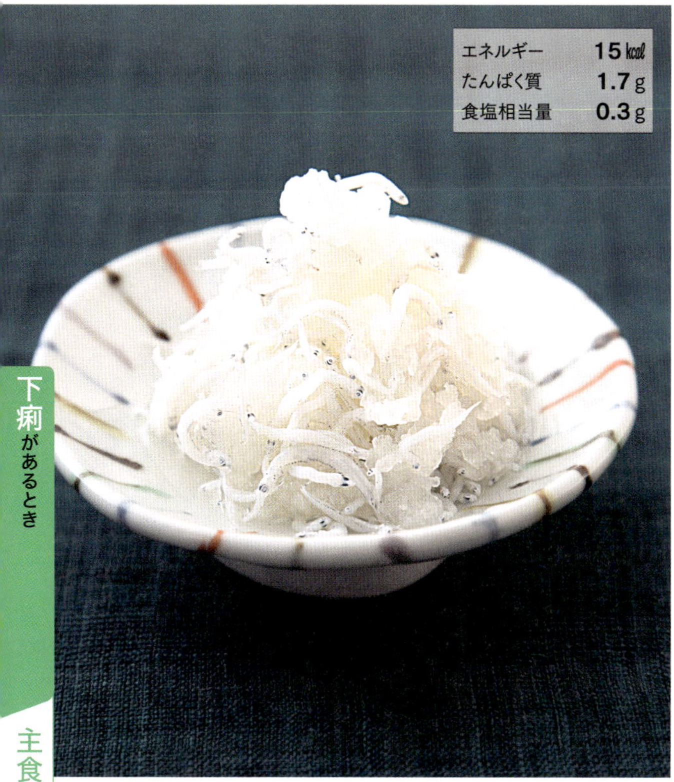

エネルギー	15 kcal
たんぱく質	1.7 g
食塩相当量	0.3 g

副菜　消化酵素を含む大根おろしでさっぱりと

しらす干しのおろしあえ

■材料（1人分）

大根 …… 40g
しらす干し …… 大さじ1

■作り方

1 大根はすりおろす。
2 **1**をしらす干しとまぜる。

栄養メモ　しらすには、カルシウムやカルシウムの吸収を高める働きのあるビタミンDのほか、多くの栄養が含まれています。

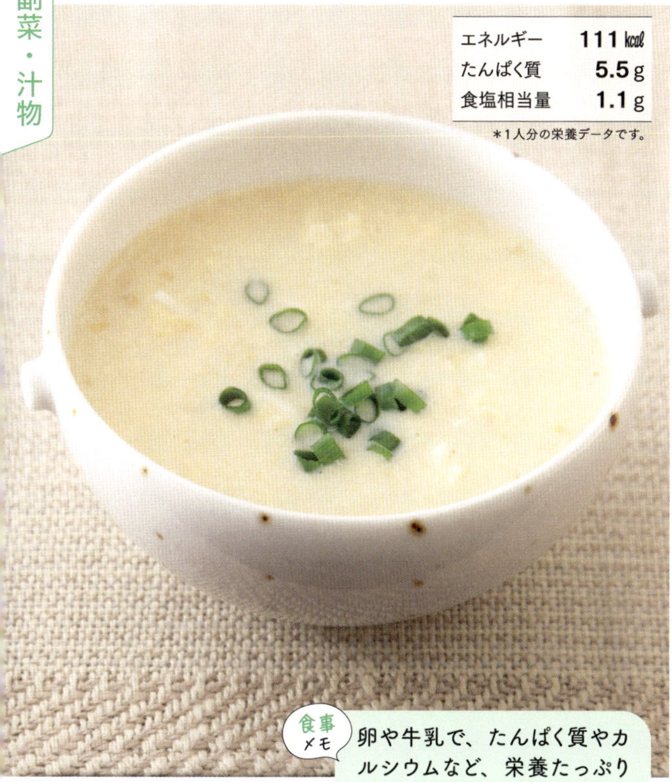

エネルギー	111 kcal
たんぱく質	5.5 g
食塩相当量	1.1 g

＊1人分の栄養データです。

汁物　たんぱく質と食物繊維が豊富

コーン卵スープ

■材料（作りやすい分量・2人分）

クリームコーン缶…… ½缶(90g)
固形スープのもと …… ½個
水 …… ½カップ
牛乳 …… ½カップ
卵 …… 1個
塩、こしょう …… 各少々
万能ねぎ(小口切り) …… 少々

■作り方

1 鍋にクリームコーンと固形スープのもと、分量の水を入れて煮立てる。
2 **1**が煮立ったら弱火にして牛乳を加え、塩、こしょうで調味し、ふつふつとしてきたらといた卵を入れてかきまぜる。
3 器に盛り、万能ねぎを散らす。

食事メモ　卵や牛乳で、たんぱく質やカルシウムなど、栄養たっぷりのスープに。

便秘があるとき

朝食献立

さまざまな栄養がとれるオープンサンドと、にんじんのサラダ、腸内環境をととのえるスムージーの献立です。

主食　乳酸菌が含まれるチーズをのせて

オープンサンド

■材料（1人分）

イングリッシュマフィン …… 1個
リーフレタス …… 1枚
きゅうり …… ⅓本
スライスチーズ …… 1枚
スライスハム（生ハム）…… 2枚
A　バター …… 小さじ1
　　マスタード …… 小さじ1
B　マヨネーズ …… 小さじ2
　　トマトケチャップ …… 小さじ1

■作り方

1 イングリッシュマフィンは横半分に切り、軽くトーストする。リーフレタスは半分にちぎる。きゅうりは縦に薄切りにする。チーズは4等分に切る。ハムは食べやすい大きさに切る。

2 **1**のイングリッシュマフィンに**A**をぬり、リーフレタス、きゅうり、チーズ2枚分と生ハムをのせる。

3 まぜ合わせた**B**をかける。

食事メモ　イングリッシュマフィンを全粒粉パンにかえると、食物繊維をさらに多くとることができます。

副菜　カレー粉やごまを入れて風味をプラス

ごま入りにんじんサラダ

■材料（1人分）

にんじん …… 50ｇ
塩 …… ひとつまみ
A　オリーブ油 …… 小さじ1
　　酢 …… 小さじ1
　　砂糖 …… 小さじ1½
　　カレー粉、こしょう …… 各少々
いり白ごま …… 小さじ1

■作り方

1 にんじんはせん切りにする。ボウルに入れて塩を加えまぜ、10分ほどおいておき、水けをきる。

2 別のボウルに**A**をまぜ合わせ、にんじんとごまを加えてあえる。

栄養メモ　にんじんには食物繊維が含まれています。また、オリーブ油は排泄をスムーズにする効果が期待できます。

飲み物　甘すぎないので飲みやすく、朝食にぴったり

バナナとヨーグルトのスムージー

■材料（1人分）

バナナ …… ½本
ヨーグルト（プレーン）…… 100ｇ
牛乳 …… 100㎖
氷 …… 2～3個

■作り方

材料すべてをミキサーに入れ、なめらかになるまで攪拌する。

栄養メモ　バナナ、ヨーグルト、牛乳は、どれも便秘解消に効果があるといわれている食材です。

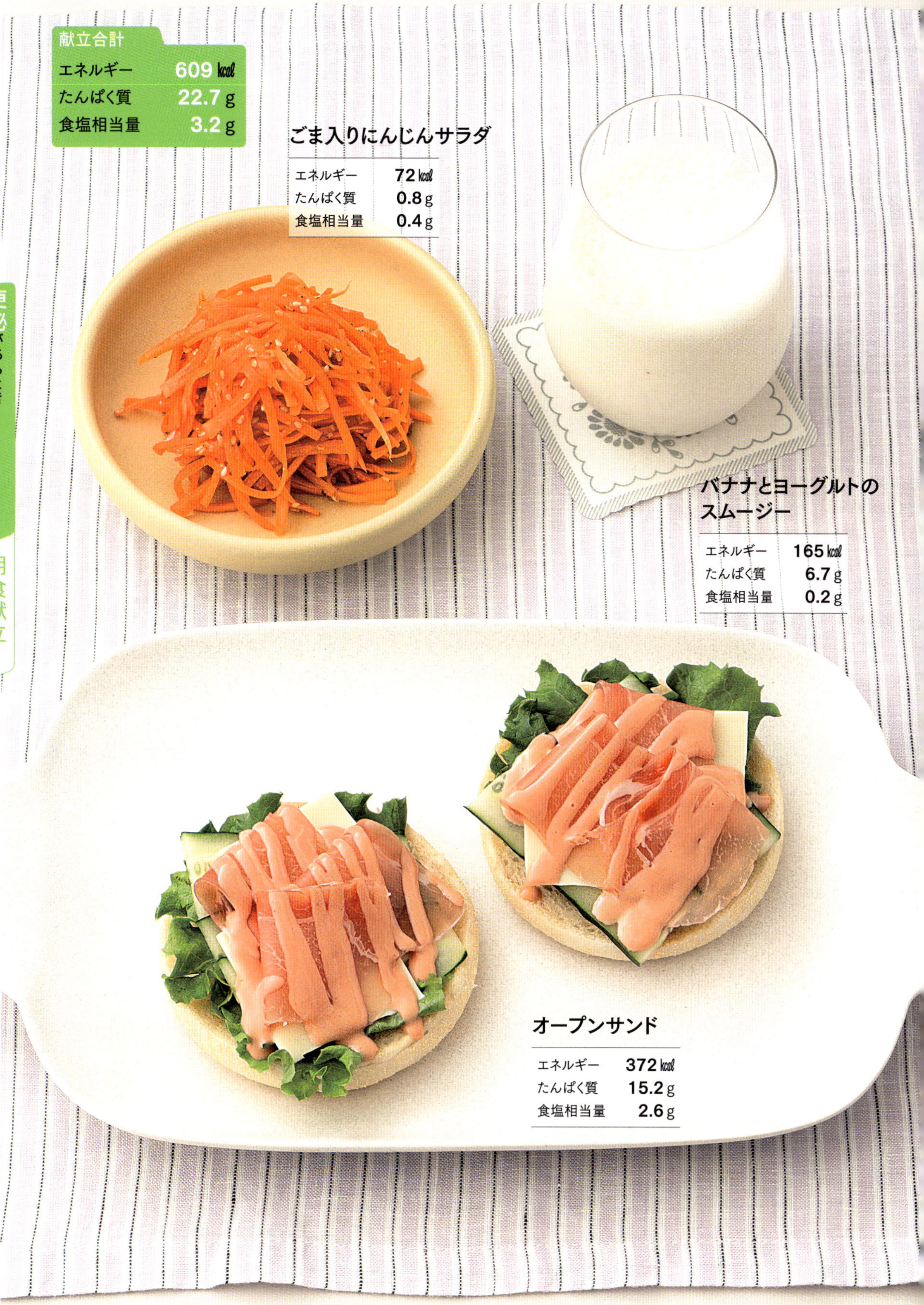

献立合計

エネルギー	609 kcal
たんぱく質	22.7 g
食塩相当量	3.2 g

ごま入りにんじんサラダ

エネルギー	72 kcal
たんぱく質	0.8 g
食塩相当量	0.4 g

バナナとヨーグルトのスムージー

エネルギー	165 kcal
たんぱく質	6.7 g
食塩相当量	0.2 g

オープンサンド

エネルギー	372 kcal
たんぱく質	15.2 g
食塩相当量	2.6 g

昼食献立

発酵食品の納豆、山いもやなめこの粘り成分や、そばの食物繊維など、腸におすすめの食材の組み合わせに。

主食 便秘解消におすすめの納豆を入れて

納豆入りとろろあえそば

■材料 （1人分）

そば(乾めん) …… 70g
山いも …… 80g
なめこ …… 50g
納豆 …… 1パック
水菜 …… 30g
A だし汁 …… 50mℓ
　めんつゆ(3倍濃縮タイプ) …… 大さじ1

■作り方

1 そばは表示どおりにゆでて水にさらし、水けをきる。山いもはすりおろす。なめこは沸騰した湯で30秒～1分下ゆでする。水菜は3cm長さに切る。

2 ボウルに**A**と**1**の山いもとなめこ、納豆を入れてまぜ合わせる。

3 **2**に**1**のそばと水菜を入れてあえる。

栄養メモ 納豆には、水溶性と不溶性の食物繊維がバランスよく含まれていて、便を出しやすい。

主菜 まぜるだけですぐ食べられる

まぐろのキムチあえ

■材料 （1人分）

まぐろ(さく・赤身) …… 60g
白菜キムチ …… 40g
万能ねぎ …… 2本
ごま油 …… 小さじ1

■作り方

1 まぐろは角切りにする。キムチは食べやすい大きさに切る。万能ねぎは2～3cm長さに切る。

2 ボウルに**1**とごま油を入れてあえる。

栄養メモ キムチやぬか漬けなどの発酵食品に含まれる乳酸菌は、腸内環境をととのえる働きをします。

副菜 乳酸菌を含む漬け物を箸休めに

ぬか漬け

きゅうり、大根、にんじんの
ぬか漬け(市販) …… 35g

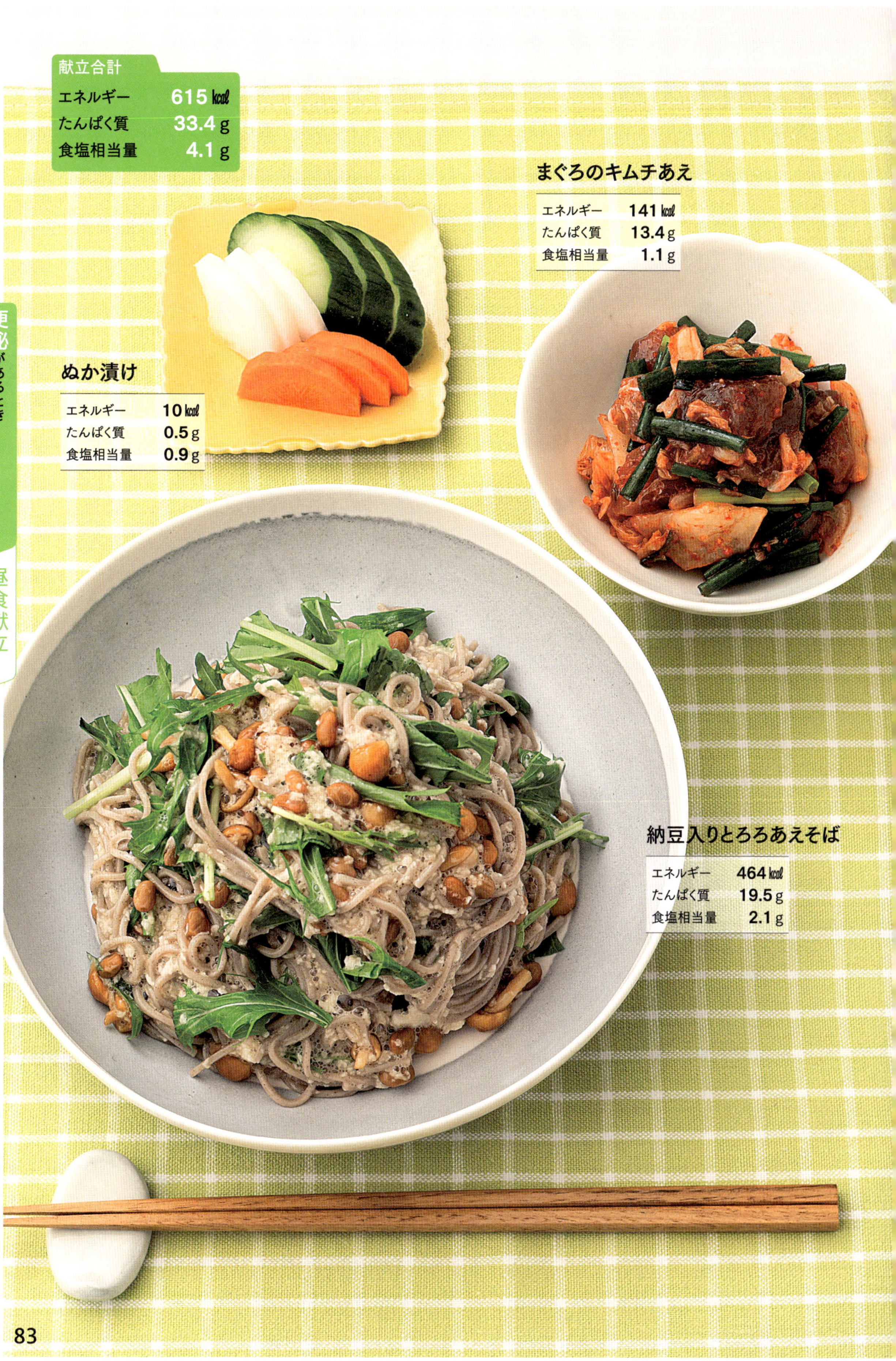

献立合計

エネルギー	615 kcal
たんぱく質	33.4 g
食塩相当量	4.1 g

ぬか漬け

エネルギー	10 kcal
たんぱく質	0.5 g
食塩相当量	0.9 g

まぐろのキムチあえ

エネルギー	141 kcal
たんぱく質	13.4 g
食塩相当量	1.1 g

納豆入りとろろあえそば

エネルギー	464 kcal
たんぱく質	19.5 g
食塩相当量	2.1 g

夕食献立

たんぱく質や食物繊維、
鉄やビタミンB群など、
栄養がたっぷりとれる夕食献立です。

主食 材料を炊飯器に入れて炊くだけ

根菜とあさりの炊き込みごはん

■材料 （作りやすい分量：6杯分）

米 …… 2合(300g)
だし汁 …… 340mℓ
あさり(むき身) …… 200g
ごぼう …… 100g
にんじん …… ½本
れんこん …… 80g
しょうが …… 2かけ(20g)
A 酒 …… 大さじ2
塩 …… 小さじ½
しょうゆ …… 大さじ1

■作り方

1 米は洗って炊飯器に入れ、だし汁を加え、30分ほど浸水させる。

2 ごぼう、にんじん、れんこんは7～8㎜の角切りにする。しょうがはせん切りにする。

3 **1**に**A**を加えまぜ、しょうがをのせて、あさり、根菜類を均等にのせ、通常どおりに炊く。

栄養メモ 食物繊維が豊富な根菜に、貧血予防の鉄や疲労回復にかかわるビタミンB群が豊富なあさりの組み合わせです。

主菜 食物繊維が豊富なきのこを入れて

豚肉ときのこのポン酢いため

■材料 （1人分）

豚肩ロース薄切り肉 …… 60g
さやいんげん …… 3本
しいたけ …… 2枚
エリンギ …… 1本
A 酒 …… 大さじ1
かたくり粉 …… 小さじ1
B 酒 …… 大さじ1
ポン酢しょうゆ …… 大さじ1
一味とうがらし …… 少々
ごま油 …… 小さじ2

■作り方

1 豚肉は一口大に切る。ボウルに豚肉と**A**を入れ、もみまぜる。

2 いんげんは3～4㎝長さの斜め切りにする。しいたけは薄切り、エリンギは輪切りにする。

3 フライパンにごま油を熱し、**1**といんげんをいためる。

4 豚肉の色が変わってきたら、しいたけとエリンギを加えて強火でいため、仕上げに**B**を加え、いため合わせる。

食事メモ かたくり粉ともみまぜていためると、肉の食感がやわらかくなります。ポン酢ととうがらしでさっぱり味に。

汁物 食事のときの水分補給に。だし汁を温めて注ぐだけ

塩昆布と三つ葉のお吸い物

■材料 （1人分）

三つ葉 …… 1～2本
塩昆布 …… ひとつまみ
紅しょうが …… 6g
だし汁 …… 160mℓ

■作り方

1 三つ葉は3㎝長さに切る。

2 器に塩昆布、紅しょうが、三つ葉を入れ、温めただし汁を注ぐ。

食事メモ だし汁を注ぐだけで塩昆布の塩分やうまみ、しょうがの風味が出ておいしくなります。三つ葉の香りもさわやか。

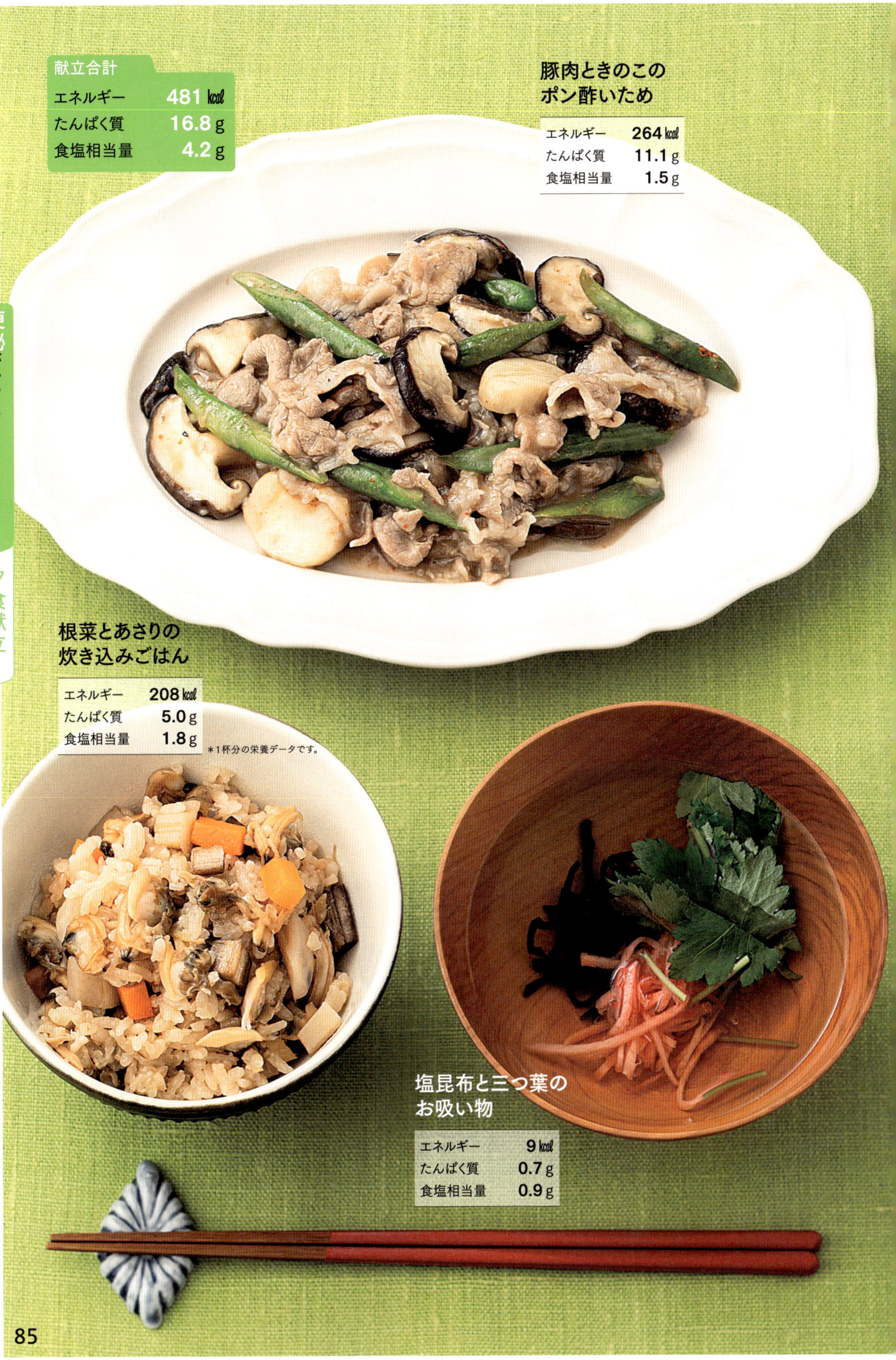

献立合計

エネルギー	481 kcal
たんぱく質	16.8 g
食塩相当量	4.2 g

豚肉ときのこのポン酢いため

エネルギー	264 kcal
たんぱく質	11.1 g
食塩相当量	1.5 g

根菜とあさりの炊き込みごはん

エネルギー	208 kcal
たんぱく質	5.0 g
食塩相当量	1.8 g

＊1杯分の栄養データです。

塩昆布と三つ葉のお吸い物

エネルギー	9 kcal
たんぱく質	0.7 g
食塩相当量	0.9 g

副作用の悩み別レシピ

便秘があるとき

主食 具をたっぷり入れて。しょうゆの香りが食欲をそそる

焼きうどん

エネルギー	411 kcal
たんぱく質	14.0 g
食塩相当量	2.5 g

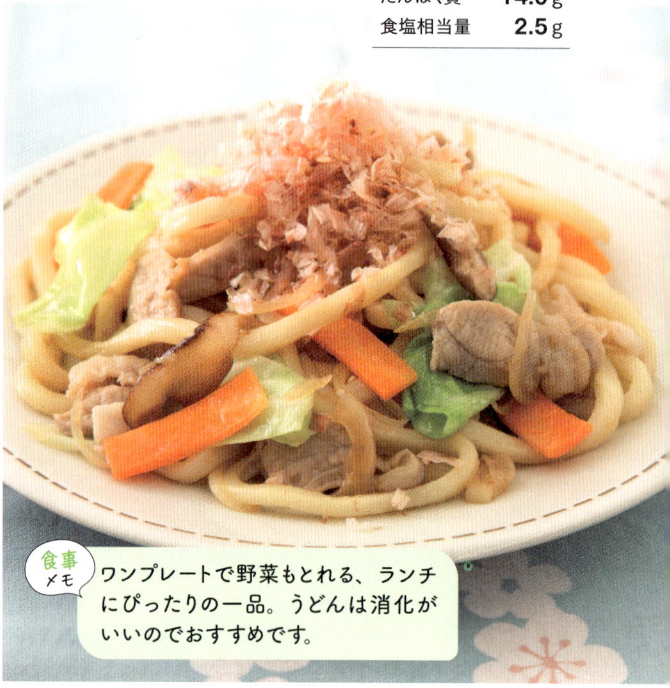

食事メモ　ワンプレートで野菜もとれる、ランチにぴったりの一品。うどんは消化がいいのでおすすめです。

■材料（1人分）

ゆでうどん …… 1玉(200g)
豚もも薄切り肉 …… 40g
キャベツ …… 40g
にんじん …… 10g
玉ねぎ …… 中1/8個(25g)
しいたけ …… 1枚
サラダ油 …… 大さじ1
めんつゆ(3倍濃縮タイプ) …… 大さじ1
削り節 …… 少々

■作り方

1 豚肉は一口大に切る。キャベツはざく切り、にんじんは短冊切り、玉ねぎとしいたけは薄切りにする。
2 フライパンに油を熱し、豚肉をいためる。肉の色が変わったら残りの**1**を入れて、火が通るまでいためる。
3 うどんをほぐしながら加え、さらにいためる。
4 めんつゆをまわしかけ、味つけをする。
5 器に盛り、削り節をかける。

主菜 水溶性と不溶性の食物繊維が含まれるじゃがいもで

肉じゃが

エネルギー	219 kcal
たんぱく質	7.0 g
食塩相当量	2.8 g

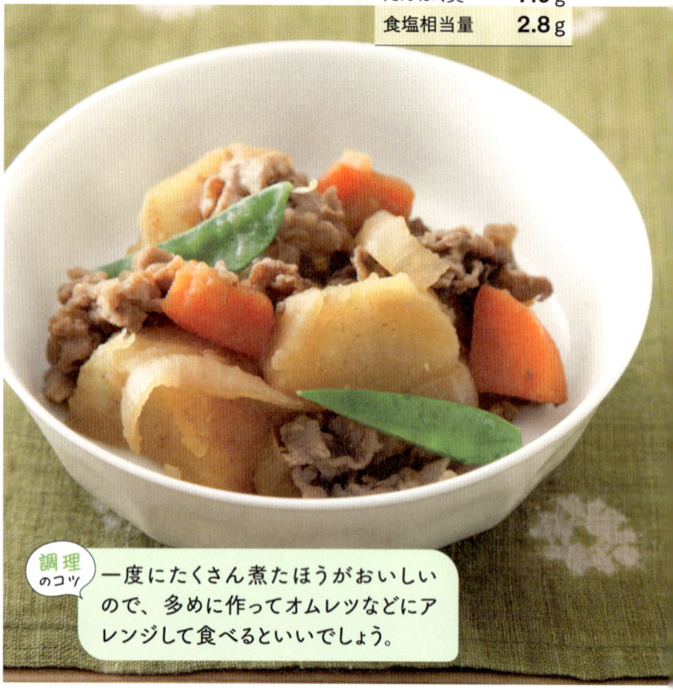

調理のコツ　一度にたくさん煮たほうがおいしいので、多めに作ってオムレツなどにアレンジして食べるといいでしょう。

■材料（1人分）

牛薄切り肉 …… 30g
じゃがいも …… 中1個(100g)
玉ねぎ …… 中1/8個(25g)
にんじん …… 20g
絹さや …… 1枚
サラダ油 …… 小さじ½
だし汁 …… ½カップ
A 砂糖 …… 小さじ2
　しょうゆ …… 大さじ1

■作り方

1 じゃがいもは一口大に切る。玉ねぎは繊維に直角に7㎜厚さの薄切りにし、にんじんはいちょう切りにする。絹さやはへたと筋をとり、斜め半分に切る。
2 牛肉は3㎝幅に切る。
3 鍋に油を熱し、玉ねぎ、にんじん、じゃがいもの順に加えていため、**2**を入れてさらにいためる。
4 肉の色が変わったら、だし汁を加えて煮る。煮立ったら弱火にし、アクをとり、**A**を加えてじゃがいもに火が通るまで煮る。最後に絹さやを加えて、さっと煮る。

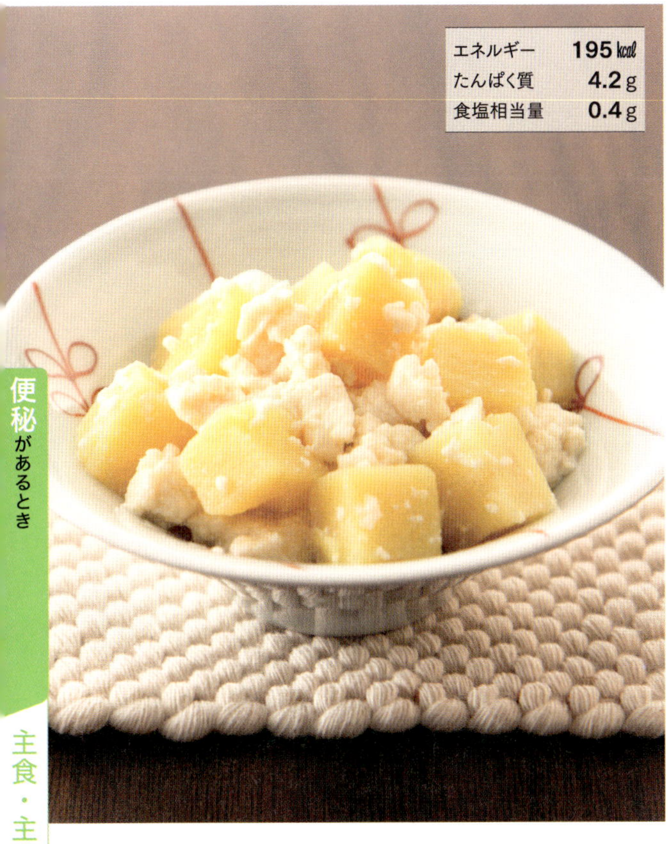

エネルギー	195 kcal
たんぱく質	4.2 g
食塩相当量	0.4 g

副菜　食物繊維がたっぷりの
さつまいもを使って

さつまいもの白あえ

■材料（1人分）

さつまいも …… 100g
絹ごしどうふ …… ⅕丁(60g)
砂糖 …… 大さじ1
塩 …… 少々

■作り方

1 さつまいもは皮をむき、1cmの角切りにしてゆで、竹串が刺さるようになったらゆで汁を少し残し、砂糖、塩を加えて味をつける。
2 とうふを耐熱皿に入れて電子レンジで1分加熱し、水けをしぼる。
3 **2**をあらめにつぶし、**1**を加えてあえる。

栄養メモ　さつまいもは、じゃがいもよりも不溶性食物繊維が多く、水溶性食物繊維もバランスよく含まれています。

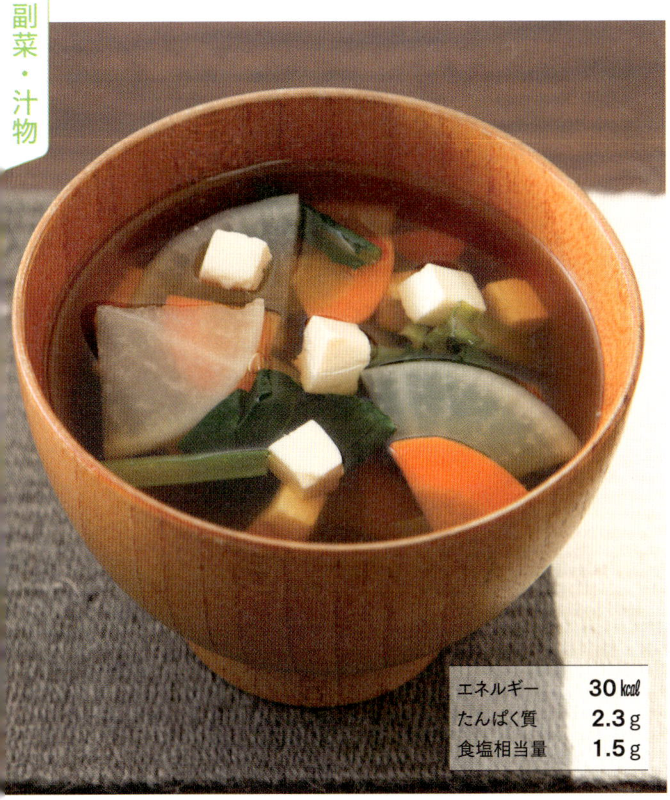

エネルギー	30 kcal
たんぱく質	2.3 g
食塩相当量	1.5 g

汁物　具だくさんで、食べやすいあっさり味

けんちん汁

■材料（1人分）

大根 …… 20g
にんじん …… 10g
小松菜 …… 1株(20g)
絹ごしどうふ …… 20g
だし汁 …… ¾カップ
しょうゆ …… 大さじ½

■作り方

1 大根、にんじんは薄いいちょう切りにする。小松菜は2cm長さに切る。とうふはさいの目に切る。
2 鍋にだし汁を煮立て、大根、にんじんを煮る。火が通ったら、小松菜、とうふを入れてしょうゆを加え、小松菜に火が通ったら火を止める。

栄養メモ　野菜がたっぷりで、食物繊維以外のビタミンやミネラルもとることができます。里いもや長ねぎなどを入れても。

消化器術後の場合

食事量を増やすときはスプーンに1杯ずつ

術後は自分の体調に合わせて、食事量の調整が必要です。ついたくさん食べてしまって、体調をくずす場合もあります。体調に合わせて少しずつ、少しずつ食べる量を増やしていきましょう。

増やすときは、体調がいいときに各料理ティースプーン1杯ほど多めに食べてみます。それで調子がよかったらその量は大丈夫なので、また体調がいいときにティースプーン1杯ずつ増やしていきます。

もし、増やして体調をくずしたら、少し前の量に戻して、量だけでなく食べ方（p.26参照）もチェック。何日か様子を見て、体調がよくなってから、再度量を増やしていきましょう。

術後の食事の工夫

手術後は、食事に工夫が必要です。
食べやすく、消化のいい食事を考えてみましょう(p.26も参照)。

1 消化がいいもの

消化のよくないもの(p.27参照)は避け、おかゆなどの消化がいいものを食べましょう。

2 やわらかく煮たもの

口の中で簡単につぶれるくらいやわらかく煮たものや、やわらかい食べ物がおすすめです。

3 食事量は体調に合わせて

1回の食事のボリュームを抑え、1日3回ではなく、少しずつ何度も食べるようにしましょう。

4 つるんとのどごしのいいもの

パサパサしたものなど、のどごしの悪い食べ物は避けましょう。

5 とろみをつけたもの

水分でむせることがあります。とろみをつけて飲み込みやすくするのもおすすめです。

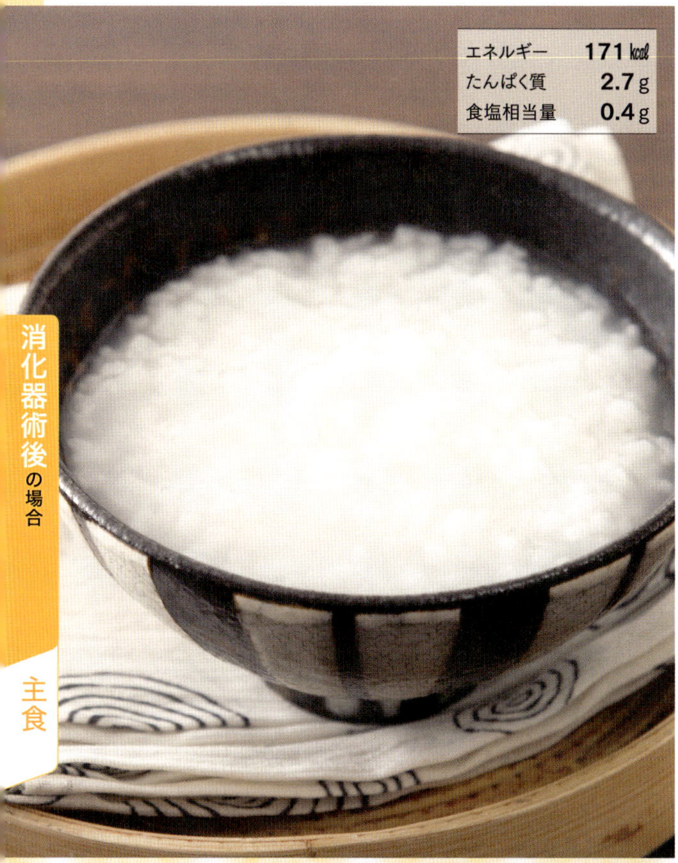

エネルギー	171 kcal
たんぱく質	2.7 g
食塩相当量	0.4 g

主食 基本のおかゆがあれば
アレンジできる！

おかゆ

■材料 （1人分）

米 …… 約⅓合（50g）
水 …… 1カップ
塩 …… 適宜

■作り方

1 米は洗って分量の水を加え、炊く前に30分～1時間ひたしておく。

2 最初は強火で、煮立ったら弱火にし、ふつふつ煮立つ状態になったらふたをして 20 ～ 40 分煮る。吹きこぼれそうなときはふたをずらす。

＊炊いている間は途中でかきまぜないこと。

3 塩で味つけする。

食事メモ 米に対して5～6倍の水で炊いたものが「全がゆ」です。体調や好みに合わせて水かげんを調節してください。

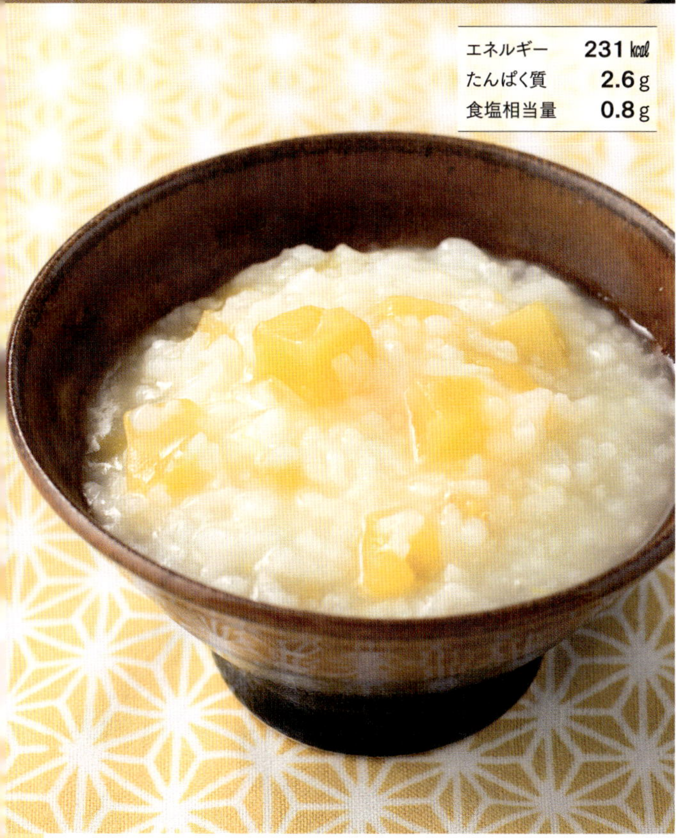

エネルギー	231 kcal
たんぱく質	2.6 g
食塩相当量	0.8 g

主食 シンプルな塩味で、
さつまいもの甘みを感じる

さつまいもがゆ

■材料 （1人分）

おかゆ …… 200 g（上記参照）
さつまいも …… 80 g
塩 …… 少々

■作り方

1 さつまいもは、皮をむいて1cmの角切りにする。

2 鍋に水1カップ（分量外）と**1**を入れて火にかける。沸騰してきたら中火にして7～8分煮て、いもがやわらかくなったら、おかゆを加える。

3 全体をまぜ合わせ、塩で味をととのえる。

調理のコツ さつまいもは消化がよくなるように皮をむき、すぐにつぶれるくらいやわらかく煮て食べやすくします。

消化器術後の場合

主食　ほろっとくずれるように
やわらかいかぼちゃで

かぼちゃ入りミルクがゆ

■材料　(１人分)

おかゆ …… 200 g（p.89参照）
かぼちゃ …… 100 g
玉ねぎ …… ¼個
コンソメスープのもと …… 小さじ½
牛乳 …… 90mℓ
塩、こしょう …… 各少々

■作り方

1 かぼちゃは一口大に切る。玉ねぎは５㎜の角切りにする。
2 鍋に水１カップ（分量外）とコンソメスープのもと、**1**を入れて火にかける。沸騰してきたら中火にして、７～８分煮る。
3 野菜がやわらかくなったら、牛乳とおかゆを加える。
4 全体をまぜ合わせてふつふつとしてきたら、塩、こしょうで味をととのえる。

エネルギー	286 kcal
たんぱく質	6.3 g
食塩相当量	1.1 g

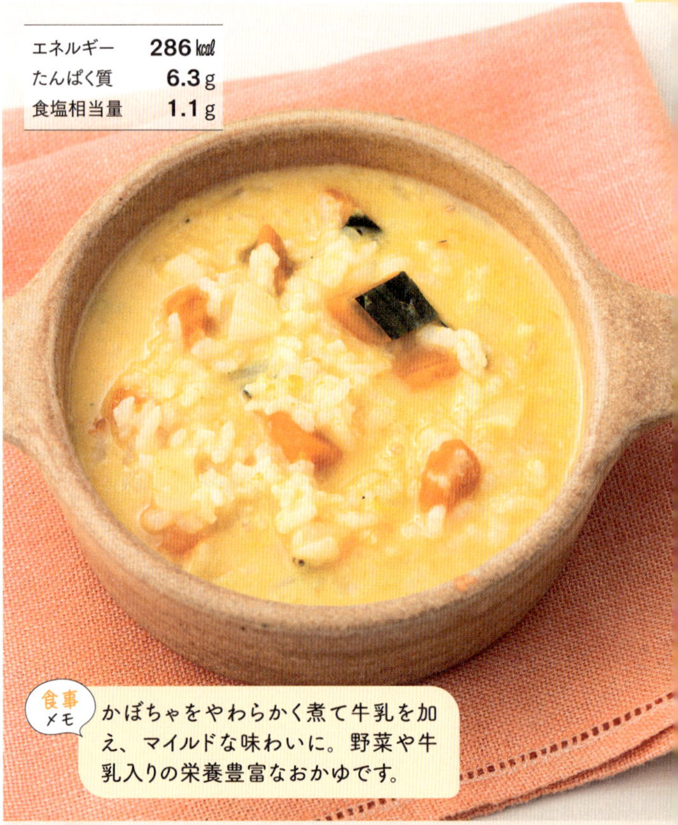

食事メモ　かぼちゃをやわらかく煮て牛乳を加え、マイルドな味わいに。野菜や牛乳入りの栄養豊富なおかゆです。

主食　水分補給にもなる
低脂肪高たんぱくの雑炊

卵雑炊

■材料　(１人分)

ごはん …… 100g
長ねぎ …… 10g
卵 …… １個
だし汁 …… １カップ
A ｜しょうゆ …… 小さじ⅓
　｜塩 …… 少々
　｜みりん …… 小さじ１
三つ葉 …… 適量

■作り方

1 ごはんは軽く水洗いしてぬめりをとる。
2 ねぎはみじん切りにする。
3 鍋にだし汁を煮立て、**A**を入れ**2**を入れる。
4 **1**を加え、煮立ったらといた卵をまわし入れる。
5 ひとまぜして火を止め、器に盛ってざく切りにした三つ葉を散らす。

エネルギー	251 kcal
たんぱく質	8.9 g
食塩相当量	1.1 g

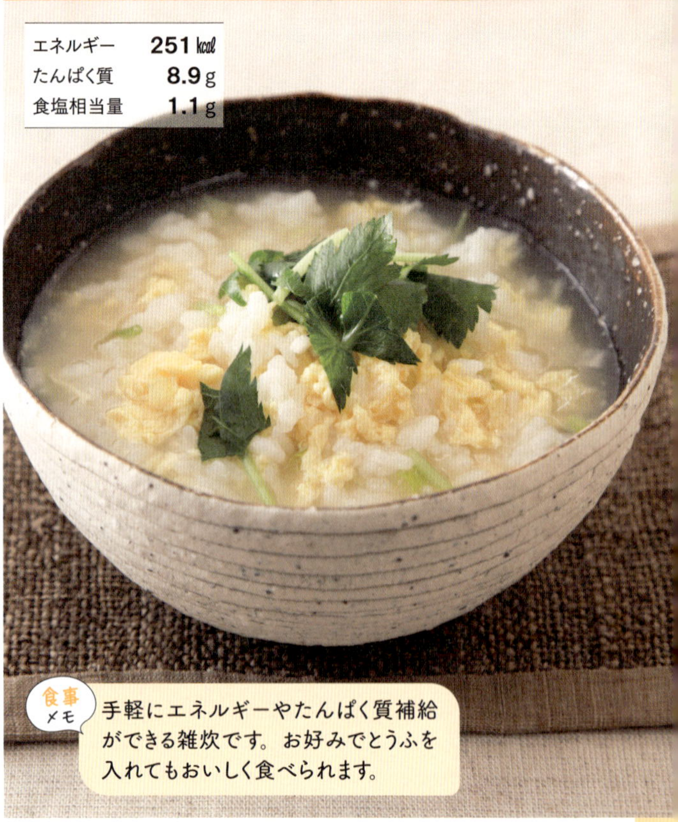

食事メモ　手軽にエネルギーやたんぱく質補給ができる雑炊です。お好みでとうふを入れてもおいしく食べられます。

エネルギー	328 kcal
たんぱく質	13.4 g
食塩相当量	1.6 g

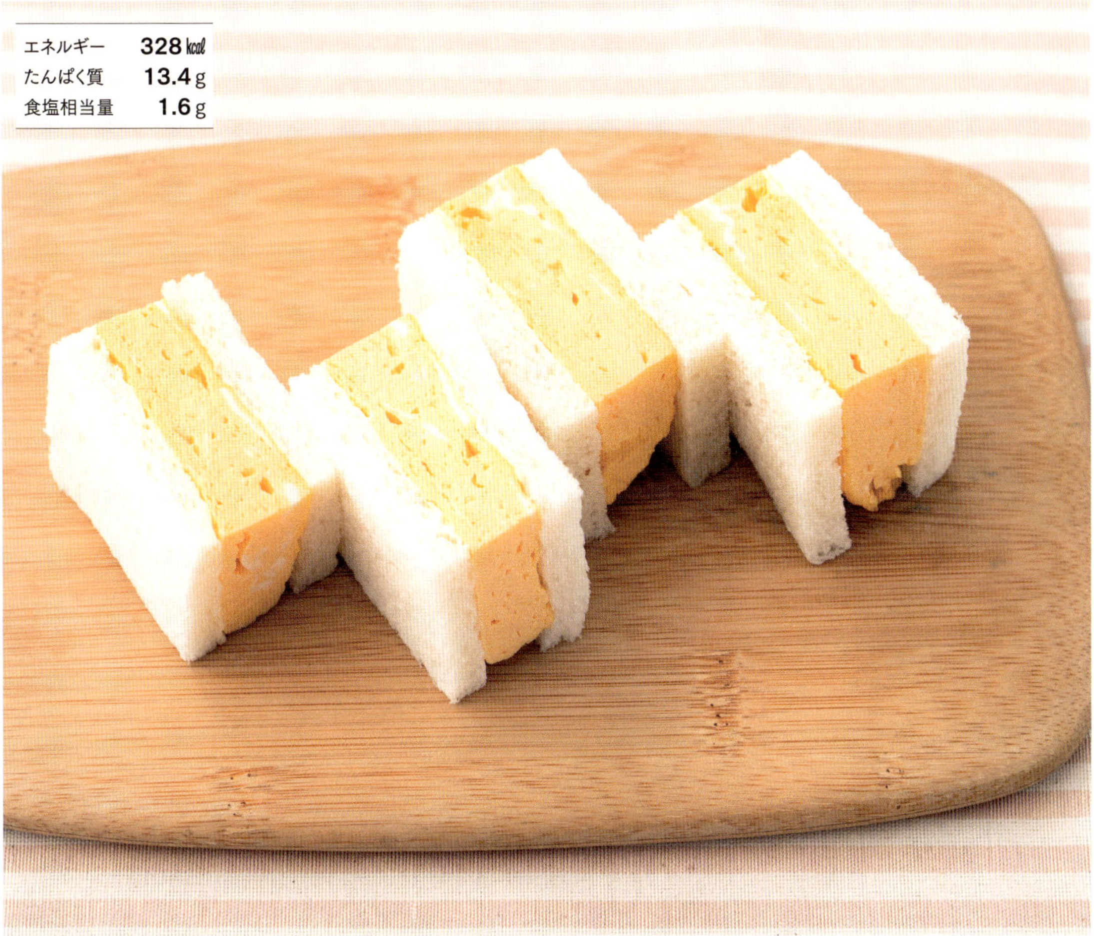

主食　卵にだし汁やマヨネーズを加えてやわらかく

卵焼きサンドイッチ

■材料　（1人分）

サンドイッチ用食パン …… 2枚
卵 …… 小2個
A　マヨネーズ …… 大さじ1
　だし汁 …… 大さじ2
　塩 …… ひとつまみ
バター …… 小さじ1
サラダ油 …… 少々

■作り方

1 ボウルに卵を割りほぐし、**A**を加えてよくまぜ合わせる。

2 卵焼き器に油をなじませ、**1**の卵液の1/4量を入れて、厚みを均等にして、奥から手前に巻く。巻いたら奥にすべらせて、空いたところに油をなじませ、卵液を入れて巻く、を繰り返して卵焼きを作る。

3 パンにバターをぬり、**2**をのせてサンドする(卵がパンからはみ出るようならカットする)。

4 **3**をラップで包み、10分ほどなじませてから4等分に切る。

調理のコツ　ラップで包んでパンと卵焼きをなじませると食べやすく、カットもしやすくなります。

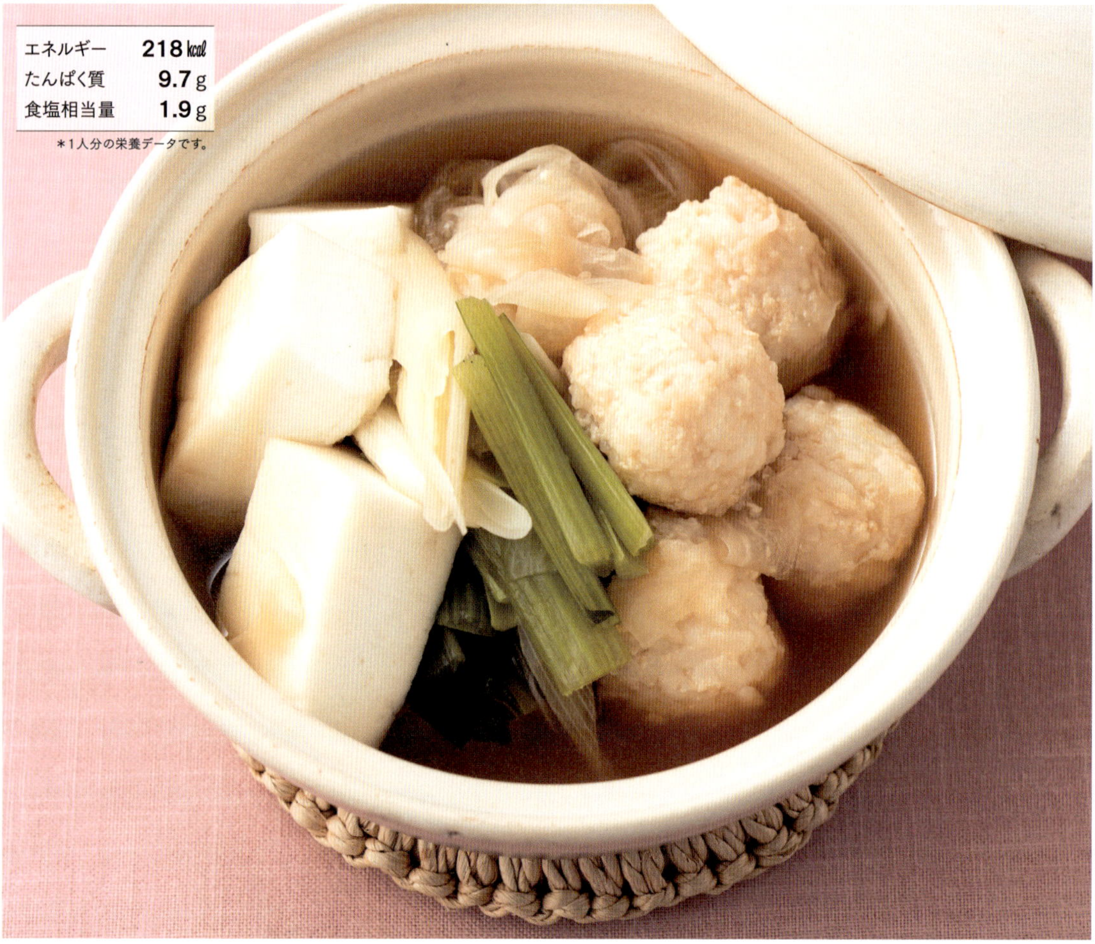

エネルギー	218 kcal
たんぱく質	9.7 g
食塩相当量	1.9 g

＊1人分の栄養データです。

主食　主食と主菜を食べられる

つぶしごはん入りつくね鍋

■材料（作りやすい分量・2人分）

ごはん …… 100g
鶏ひき肉 …… 60g
A
- 酒 …… 小さじ1
- かたくり粉 …… 小さじ2

大根 …… 100g
小松菜 …… 60g
長ねぎ …… ½本
はんぺん …… 1枚
B
- だし汁 …… 2カップ
- 酒 …… 大さじ2
- めんつゆ（3倍濃縮タイプ） …… 大さじ1½

■作り方

1 大根はピーラーで薄切りにする。小松菜は3cm長さに切る。ねぎは2cm幅の斜め切りにする。はんぺんは4等分に切る。

2 ボウルにごはん、ひき肉、**A**を入れる。よくねり合わせて一口大に丸める（6〜8個）。

3 鍋に**B**と**1**の大根を入れて火にかけ、沸騰したら、**2**を1個ずつ加えて7〜8分煮る。

4 小松菜、ねぎ、はんぺんを加え、好みのかたさになるまで煮込む。

食事メモ　少量を食べられる分だけとり分けて。消化のいいはんぺんや、薄く煮えやすくした大根入りの鍋です。

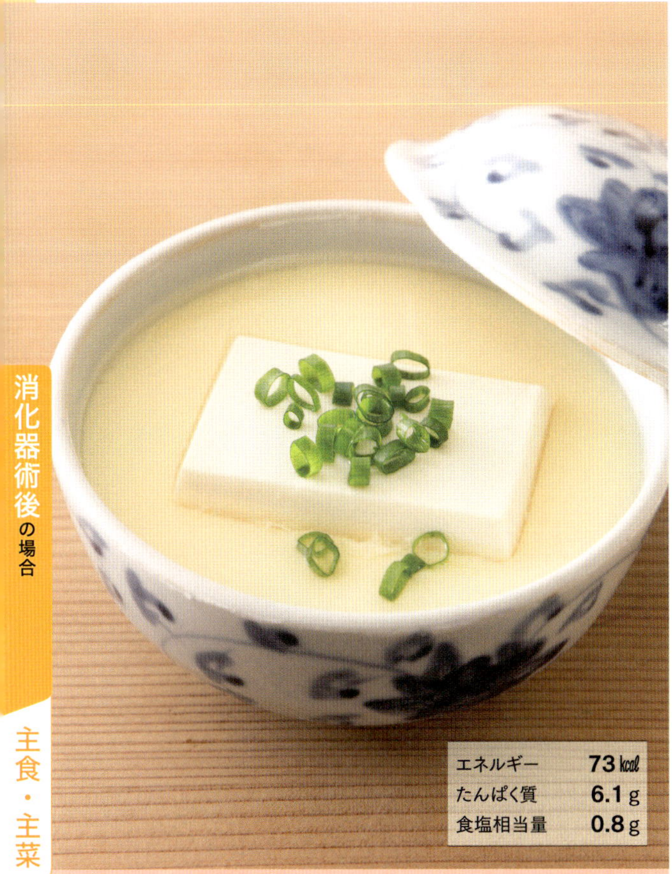

エネルギー	73 kcal
たんぱく質	6.1 g
食塩相当量	0.8 g

主菜 のどごしがよく、良質のたんぱく質がとれる

空也蒸し

■材料 （1人分）

卵 …… ½個分
A だし汁 …… ½カップ
　薄口しょうゆ …… 小さじ¼
　みりん …… 小さじ¼
　塩 …… 少々
絹ごしどうふ …… ⅙丁(50g)
万能ねぎ …… 少々

■作り方

1 **A**をボウルにまぜ合わせる。卵を加えてさらにまぜ合わせ、万能こし器でこす。
2 茶わんにとうふを入れて、**1**の卵液を注ぐ。
3 蒸気の上がった蒸し器に**2**を入れ、中火で1～2分、弱火にして15分蒸す。冷めるまでおいておく。
4 小口切りにした万能ねぎを上に散らす。

食事メモ 冷たくして食べる薄味メニューです。とうふと卵の栄養がとれる、ひと手間かけた一品。

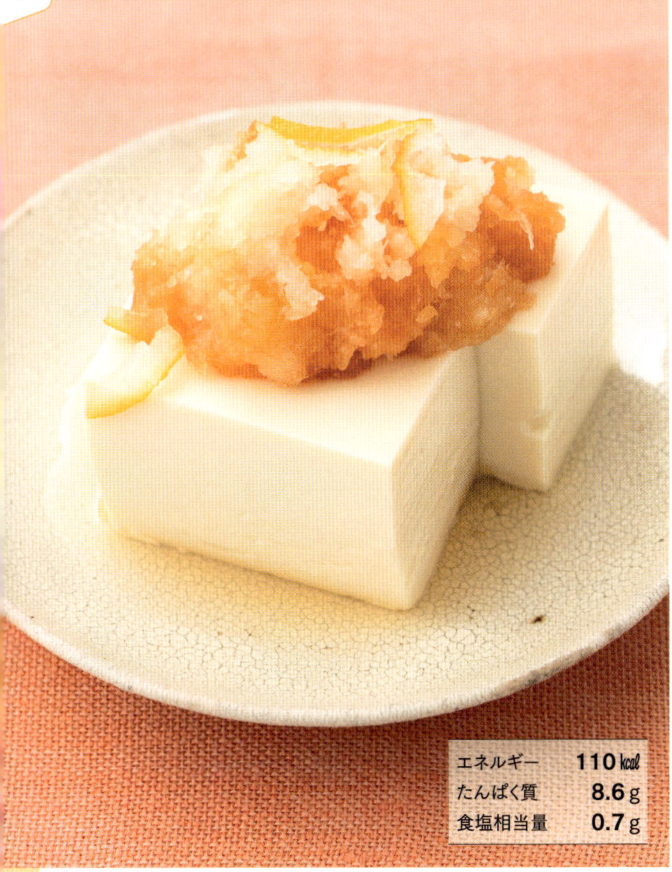

エネルギー	110 kcal
たんぱく質	8.6 g
食塩相当量	0.7 g

主菜 消化のいい大根おろしにゆずの香りを添えて

ゆずおろしの冷ややっこ

■材料 （1人分）

絹ごしどうふ …… 150 g
ゆず果汁 …… 小さじ1
大根おろし …… 80 g
しょうゆ …… 小さじ⅔
ゆずの皮 …… 少々

■作り方

1 とうふは食べやすい大きさに切る。
2 大根おろしは軽く水けをきり、ゆず果汁をまぜ合わせる。
3 器にとうふを盛り、**2**をのせてしょうゆをかけ、好みでゆずの皮を添える。

食事メモ とうふは栄養価が高く、調理時間も短くてすむので、常備しておくと便利です。

副菜　かぶがとろけるようにやわらかい

かぶの含め煮

エネルギー	101 kcal
たんぱく質	4.5 g
食塩相当量	2.0 g

■材料　（1人分）

かぶ …… 1個
かぶの葉 …… 1～2本
ちくわ …… 1本
A　だし汁 …… 160mℓ
　　酒 …… 大さじ1
　　みりん …… 小さじ2
　　しょうゆ …… 大さじ½

■作り方

1 かぶはくし形切りにする。かぶの葉はゆでてこまかく切って水けをしぼる。ちくわは2cm幅の斜め切りにする。

2 鍋に**A**と**1**のかぶとちくわを入れて火にかける。沸騰したら中火にして、落としぶたをして10分ほど煮含める。

3 仕上げに、**1**のかぶの葉を加えてさっと煮る。

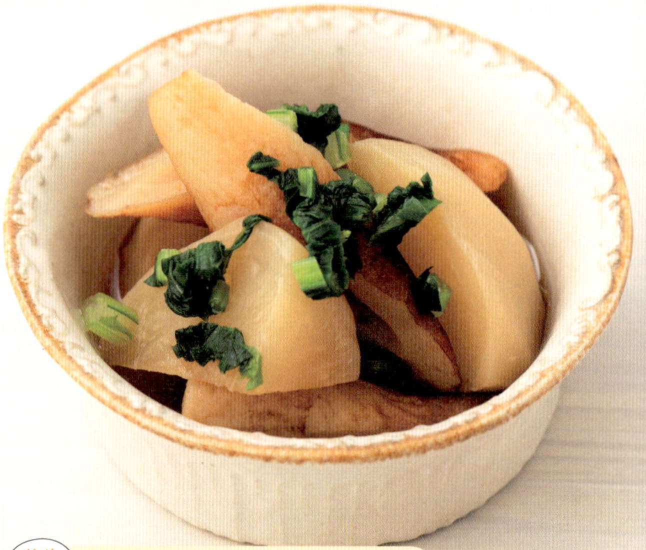

栄養メモ　かぶには消化を助ける酵素が含まれ、葉にはビタミンCが豊富。ぜひ葉つきのものを購入しましょう。

副菜　口の中でやわらかくつぶれて食べやすい

里いもの煮物

エネルギー	43 kcal
たんぱく質	1.0 g
食塩相当量	0.7 g

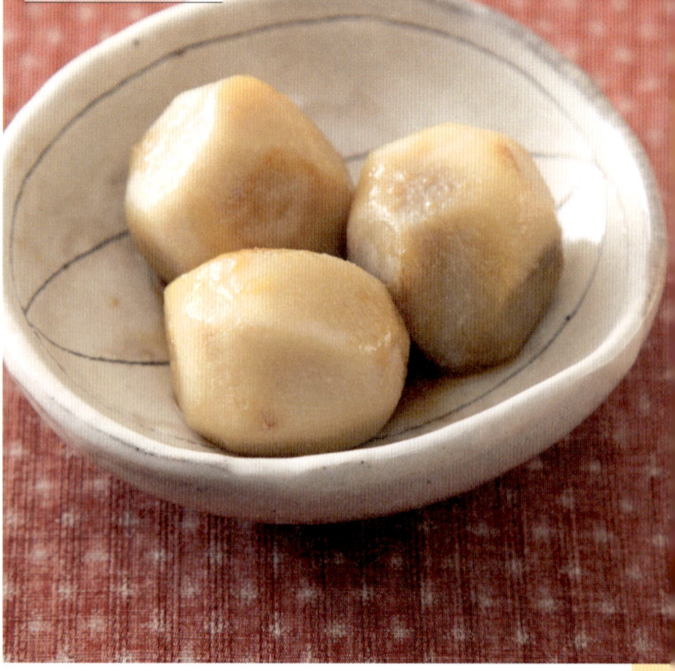

■材料　（1人分）

里いも …… 小3個(60g)
だし汁 …… ½カップ
A　砂糖 …… 小さじ⅔
　　しょうゆ …… 小さじ¼
　　塩 …… ひとつまみ

■作り方

1 里いもは皮をむき、大きいものは2つに切って水で洗う。

2 熱湯で**1**をゆでて水にとり、ぬめりをさっととる。

3 鍋に**2**とだし汁を入れ、煮立ったら**A**を入れ、弱火で里いもがやわらかくなるまで煮含める。

食事メモ　里いものぬめりは口当たりがよく、食べやすくする効果もあります。

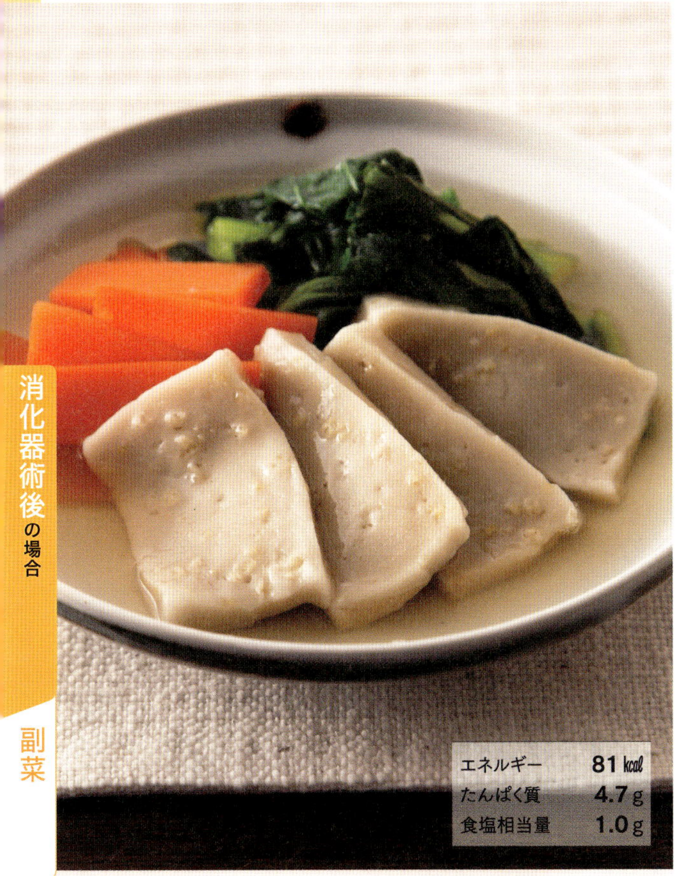

エネルギー	81 kcal
たんぱく質	4.7 g
食塩相当量	1.0 g

副菜 たんぱく質豊富な麸に野菜を入れて栄養アップ

生麸の煮物

■材料（1人分）

にんじん …… 30g
小松菜 …… 1½株（30g）
生麸 …… 30g
だし汁 …… ½カップ
A｜砂糖 …… 小さじ½
　｜みりん …… 小さじ1
しょうゆ …… 小さじ1

■作り方

1 にんじんは短冊切り、小松菜は4cm長さに切る。

2 鍋にだし汁と**A**を煮立て、にんじんを入れて中火で5分煮る。

3 しょうゆ、短冊切りにした生麸、小松菜を加え、弱火でさらに5分煮る。

食事メモ 麸は小麦粉からグルテンという小麦たんぱく質をとり出したもの。煮汁ごと冷やしてもおいしい一品です。

エネルギー	114 kcal
たんぱく質	6.3 g
食塩相当量	0.7 g

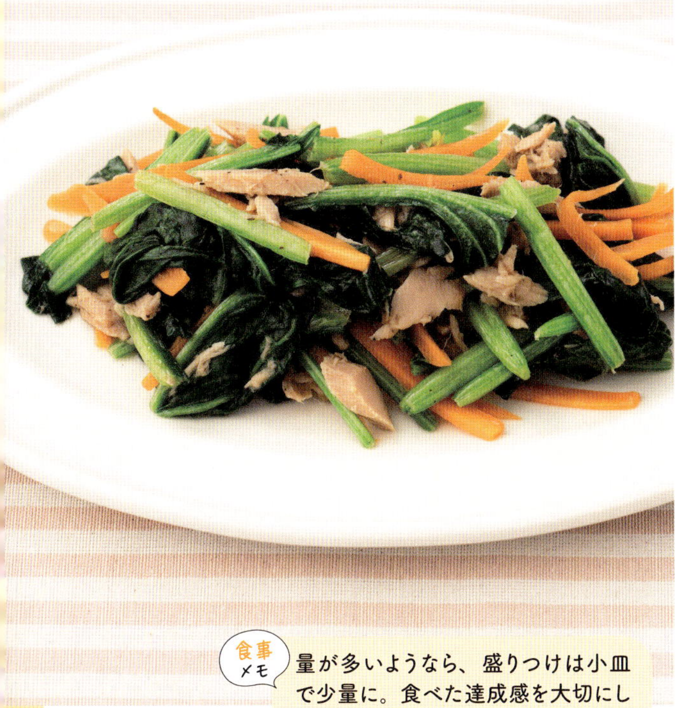

副菜 ツナ缶の油分でいためるだけの簡単栄養レシピ

ほうれんそうとツナのいためもの

■材料（1人分）

ほうれんそう …… 60 g
ツナ缶（油漬け）…… ½缶（35 g）
にんじん …… 30 g
塩、こしょう …… 各少々

■作り方

1 ほうれんそうは3cm長さに切る。にんじんはせん切りにする。

2 フライパンにツナを缶汁ごと入れ、にんじんを加えて火にかけていためる。

3 ツナ缶の油分が全体になじんできたら、ほうれんそうを加えて強火でいため、塩、こしょうで味をととのえる。

食事メモ 量が多いようなら、盛りつけは小皿で少量に。食べた達成感を大切にしましょう。

副菜 あっさりとした味と
とろみで食べやすい

大根のくず煮

■材料 （1人分）

大根 …… 80g
むきえび …… 3尾（30g）
しょうが …… 5g
だし汁 …… 1カップ

A
塩 …… ひとつまみ
しょうゆ …… 小さじ½
みりん …… 小さじ1

B
かたくり粉 …… 小さじ½
水 …… 大さじ1

■作り方

1 大根は3㎝厚さのいちょう切りにする。
2 えびは背わたがあればとる。
3 鍋にだし汁と**1**を入れて強火にかけ、煮立ったら中火にして**A**を加え、落としぶたをしてやわらかくなるまで煮る。
4 **2**を加え、火が通ったら、合わせた**B**をまわし入れ、とろみをつける。
5 器に盛り、上にせん切りにしたしょうがをのせる。

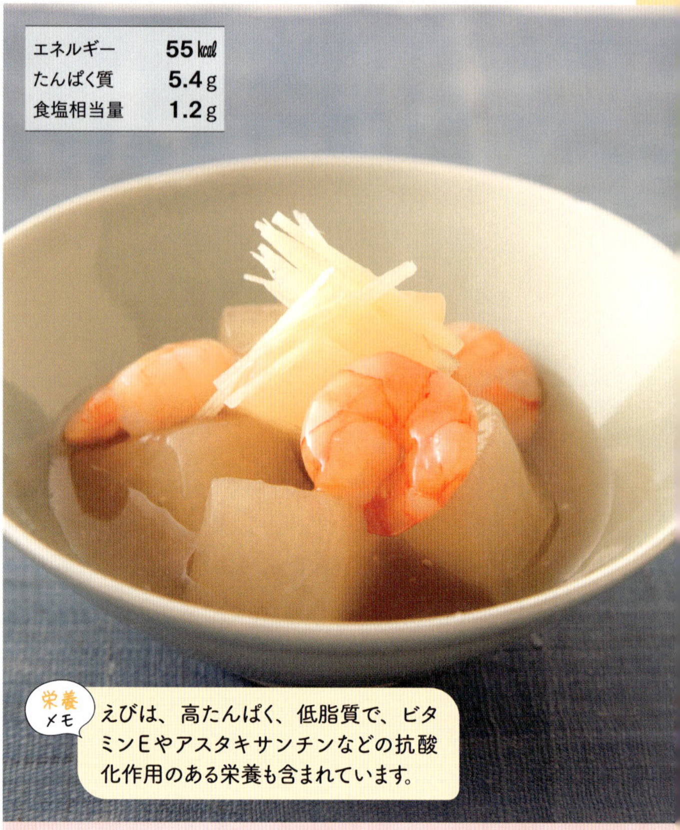

エネルギー	55㎉
たんぱく質	5.4g
食塩相当量	1.2g

栄養メモ えびは、高たんぱく、低脂質で、ビタミンEやアスタキサンチンなどの抗酸化作用のある栄養も含まれています。

副菜 消化のいいヨーグルトと
チーズを入れて

トマトのヨーグルトサラダ

■材料 （1人分）

トマト …… 小1個
きゅうり …… ½本
クリームチーズ …… 20g
ヨーグルト（プレーン）…… 40g
フレンチドレッシング（市販）…… 小さじ1
塩、こしょう …… 各少々

■作り方

1 トマトは湯むきをして、くし形切りにする。きゅうりは皮をむき、乱切りにする。
2 ボウルにクリームチーズを入れてよくねり、ヨーグルトとドレッシングを加えまぜる。
3 **1**を加えてあえ、塩、こしょうで味をととのえる。

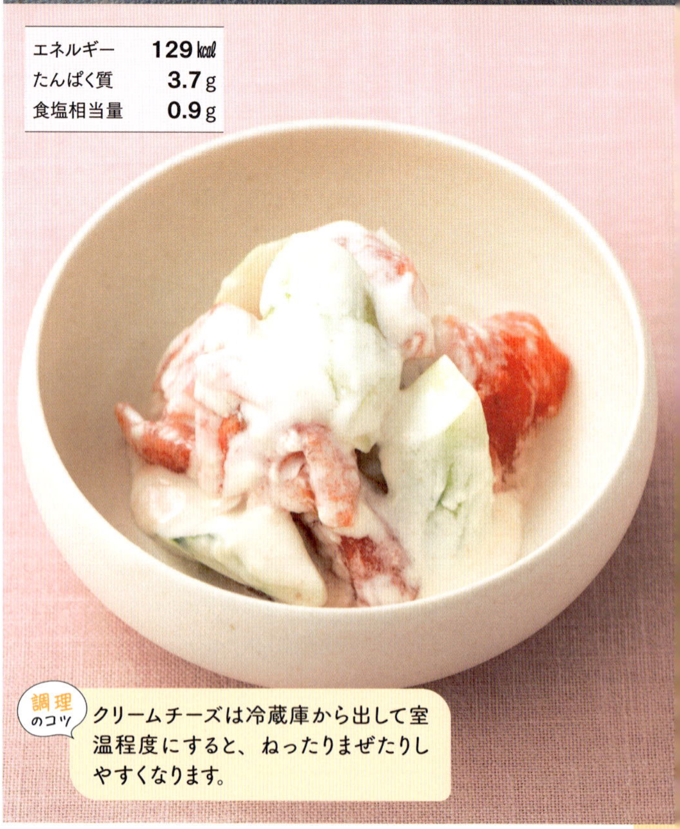

エネルギー	129㎉
たんぱく質	3.7g
食塩相当量	0.9g

調理のコツ クリームチーズは冷蔵庫から出して室温程度にすると、ねったりまぜたりしやすくなります。

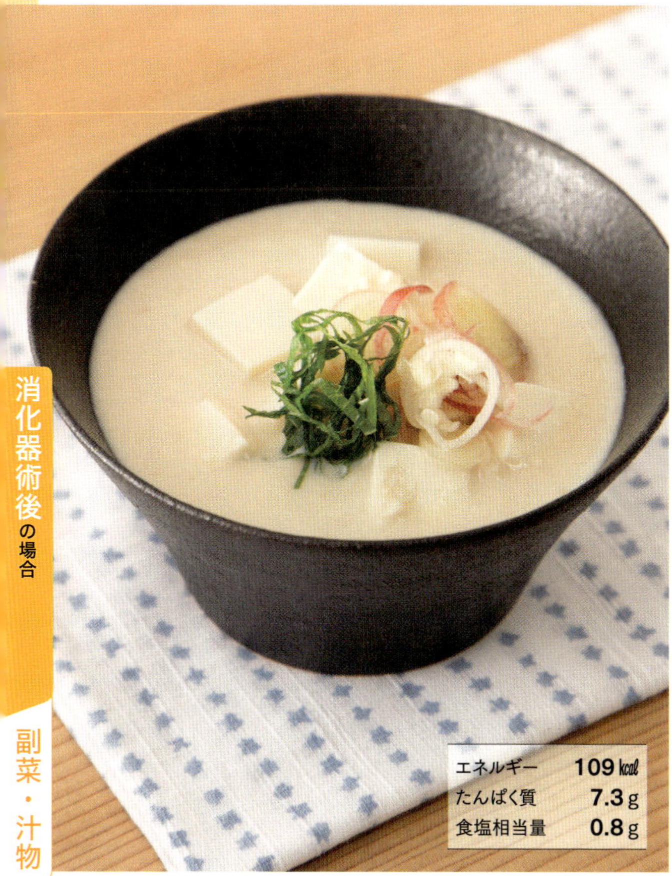

エネルギー	**109** kcal
たんぱく質	**7.3** g
食塩相当量	**0.8** g

汁物　火を使わずにできる、冷たい栄養食

とうふのすりながし汁

■材料　（1人分）

絹ごしどうふ …… 40g

A　みそ …… 小さじ1
　ねり白ごま …… 小さじ1
　絹ごしどうふ（水きりしたもの）…… 60g

みょうが …… ½個

青じそ …… 1枚

だし汁 …… ½カップ

■作り方

1 **A**をよくすり合わせる。

2 とうふは2㎝角に切り、みょうがは小口切り、青じそはせん切りにする。

3 **1**とだし汁をよくまぜ、**2**のとうふを浮かべ、器に盛ってみょうが、青じそを散らす。

食事メモ　たんぱく質豊富なとうふを、するすると食べられるようにして、栄養をとりやすくしたメニューです。

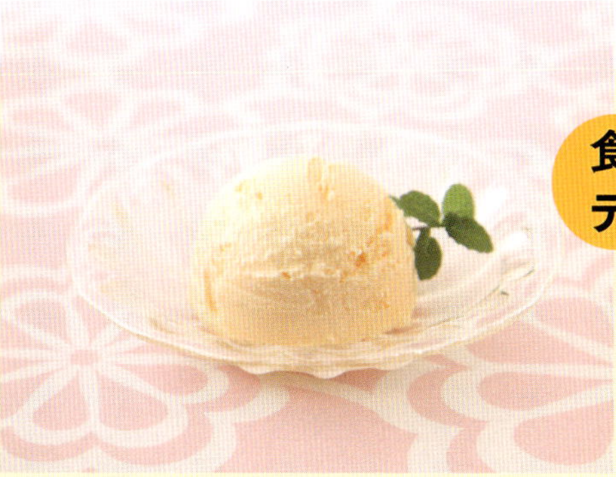

食が進まないときはデザートでエネルギー補給

口当たりがいいデザートなら食べられそうという場合は、好みのデザートでエネルギー補給しましょう。アイスクリームや水ようかん、杏仁豆腐、フルーツゼリーなど、口当たりがよくて食べやすいものがおすすめです。

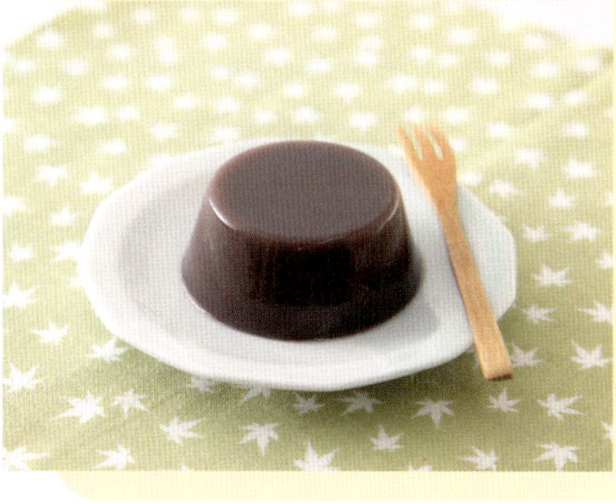

Column

少量の食事を調理するコツ

鍋は小さく、フライパンは大きく

1人分の煮物は作りづらいので、できるだけ小さい鍋を使います。いため物などのフライパンは、逆に大きいほうが便利です。広いところで少量の食材を大きく動かせば少量の油でもまんべんなくなじみ、火の通りが早くなります。

調味料を入れすぎない

味覚に変化がある場合は別ですが、薄味が基本ですから、調味料の入れすぎに注意しましょう。目分量ではなく、しっかり量を確認してから入れるクセをつけて。もし味が足りない場合は、うまみのある食品を使うなど工夫してみましょう。

電子レンジを活用

少量を調理するのに、電子レンジはとても便利です。蒸し鶏を作ったり、野菜をやわらかくしたりするのも、電子レンジを使うほうが簡単。お湯を沸かしたり、鍋を洗ったりする手間を省くことができます。

まとめて下ごしらえをして小分け冷凍

体調がよく、時間があるときにまとめて下ごしらえをして、1回分ずつ小分けにして冷凍保存しておくと、すぐに調理ができて便利でムダがありません(3章のつくりおき参照)。冷凍用保存袋など、必要なものを用意しましょう。

調理の途中でとり分ける

家族と食べるときは、途中までは1つの鍋やフライパンで調理し、味つけの段階で分ければ手間が省けます。また、野菜をゆでるときに、家族分は先にとり出して食感を残し、患者さんの分はやわらかくなるまでゆでると食べやすくなります。

市販品を活用する

レトルト食品や缶詰など、便利な食材や調理ずみ食品が売られています。あと1品ほしいときや調理に時間がかかるものは、そのときの体調やスケジュールに合わせて上手に利用しましょう。また、調理の負担を減らすためには、宅配サービスを利用しても便利です。

ポリ袋に入れて調理

かたくり粉や調味料を食品にまぶすとき、耐熱性の食品用ポリエチレン袋(ポリ袋)に入れると手を汚さずにすみます。浅漬けを作ったり、とき卵を入れて袋ごとゆでてふんわりオムレツを作ることもできます。

3章 家族みんなでおいしく食べられる

つくりおき＆とり分けメニュー

症状によっては、食べるタイミングが大事。
食べたいときにすぐに食べられる、つくりおきを活用しましょう。
つくりおきがあれば、体調がすぐれないときも、調理の負担を減らせます。
また、家族も食べられ、アレンジして料理を作ることもできます。
この章では、つくりおきの常備菜や基本のつくりおきとアレンジ、
家族もおいしく食べられるとり分けメニューをご紹介します。

食べたいときにすぐ食べられる つくりおき

つくりおきがあれば家族みんなで食べられる

「今なら食べられそう」「温かいものが食べたい」など、食欲に応じてすぐに準備できるのがつくりおきのいいところです。それに、つくりおきのものがあれば、家族のおかずにもなります。

ここでは、常備菜のつくりおきや、基本のつくりおきとそのアレンジメニューなどをご紹介します。

また、つくりおきをするときには、注意しなければいけないことがいくつかあります。免疫力が低下している方もいらっしゃいますので、清潔にし、保存状況にはくれぐれも気をつけてください。

1 保存容器をしっかり消毒

保存容器は、消毒してから使いましょう。耐熱容器ならば煮沸消毒を。沸騰した湯に5分以上がおすすめです。

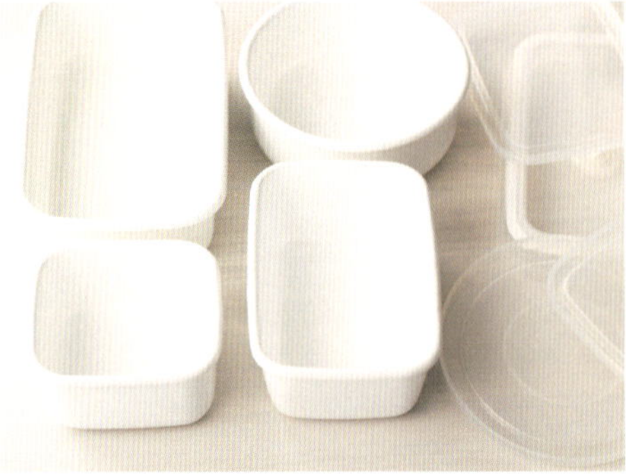

2 できるだけ早く冷まして保存

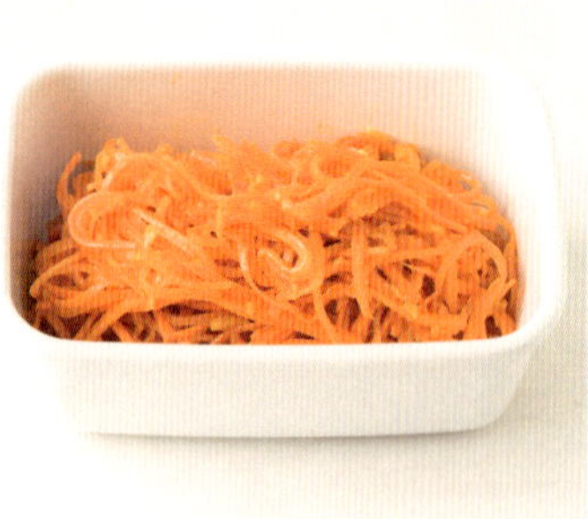

作ったものは、できるだけ早く冷まして冷蔵庫や冷凍庫に保存します。保存容器の下に保冷剤を敷くと早くあら熱をとることができます。

3 冷蔵保存は2～3日、冷凍保存は2週間で使いきる

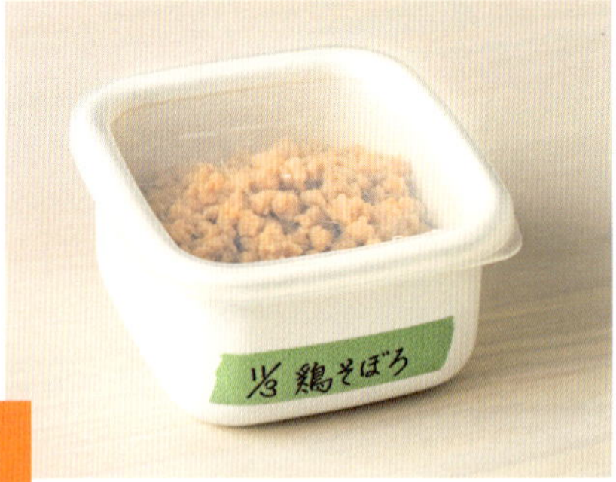

必ず保存したものの名前と日付がわかるようにし、なるべく早く使いきりましょう。冷蔵・冷凍をしてあるからといって、油断は禁物です。

4 便利グッズを活用

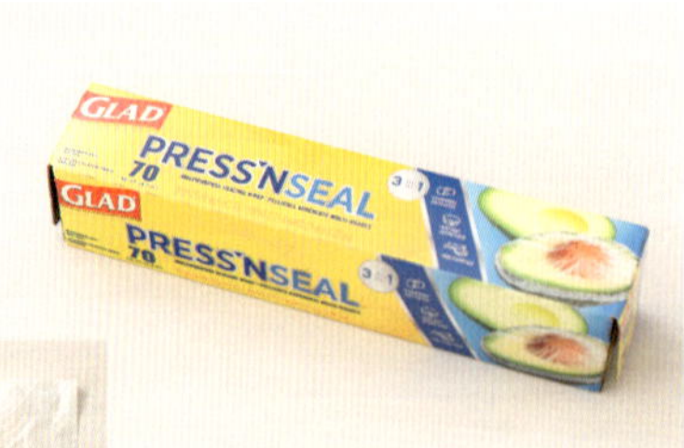

使いやすいジップタイプの冷凍用保存袋のほか、密封ラップもおすすめです。1枚を広げて上に保存するものを置き、もう1枚をかぶせて空気を抜きながら密着させます。最後に四方を少し折りたたんで冷凍庫へ。

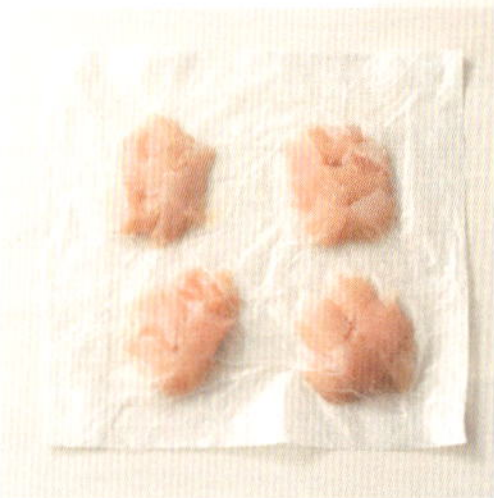

使う分だけはさみで切って、残りはそのまま冷凍庫へ。小分け保存に便利。

つくりおき（常備菜）1

ピリ辛で食が進むつくりおきの定番

根菜きんぴら

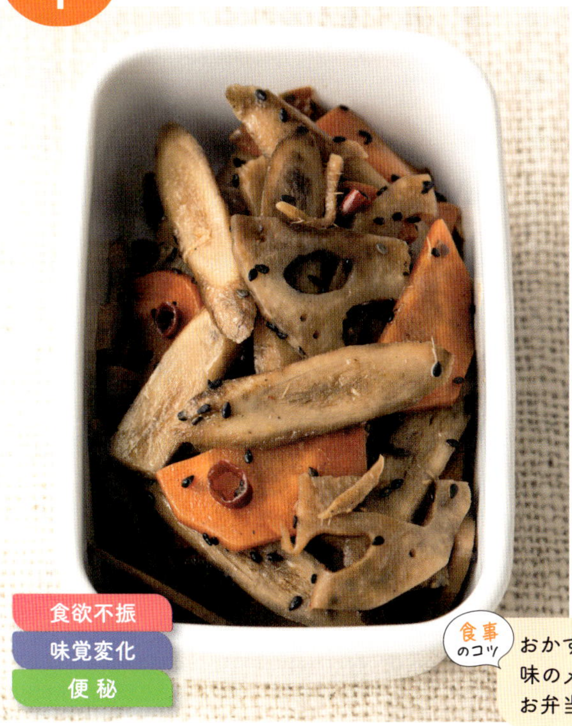

食欲不振
味覚変化
便秘

材料（作りやすい分量・4〜6人分）

れんこん …… 150g
にんじん …… ½本
ごぼう …… 180g
しょうが …… 15g
赤とうがらし(小口切り) …… 1本分

A
- だし汁 …… 160mℓ
- 酒 …… 大さじ1
- 酢 …… 大さじ1
- みりん …… 大さじ2
- しょうゆ …… 大さじ2

黒ごま …… 大さじ1
ごま油 …… 大さじ1

作り方

1 れんこんとにんじんは、半月切りにする。ごぼうは斜め薄切りにする。しょうがはせん切りにする。

2 フライパンにごま油、しょうが、赤とうがらしを入れて弱火にかける。

3 香りが立ってきたら中火にして、**1**の根菜を加えいためる。全体に油がまわったら、**A**を加えまぜながらいため煮にする。

4 汁けがなくなったら、仕上げに黒ごまを加えてあえる。

食事のコツ おかずにピリ辛の味を一品加えると、味のメリハリができて食が進みます。お弁当にもおすすめです。

エネルギー	463 kcal
たんぱく質	8.6 g
食塩相当量	5.6 g

＊全量の栄養データです。

つくりおき（常備菜）2

蛇腹に切ったきゅうりで食べやすい

きゅうりの塩昆布あえ

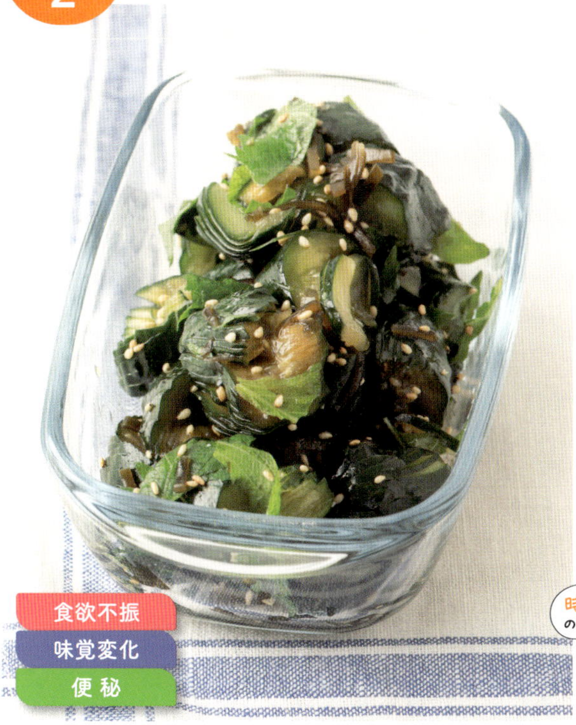

食欲不振
味覚変化
便秘

材料（作りやすい分量・4〜6人分）

きゅうり …… 3本
青じそ …… 8枚
塩昆布 …… 8g

A
- ポン酢しょうゆ …… 大さじ2
- ごま油 …… 大さじ1

いり白ごま …… 大さじ1

作り方

1 きゅうりを横長に置いて、包丁で上から⅔厚さくらいまで切り込みを入れ、3〜5㎜幅で同様に切り込みを入れていき、蛇腹切りにする。2％の塩水（水400mℓの場合、塩8g）に10分ほどつける。

2 キッチンペーパーできゅうりの水けをふいて、一口大に切る。青じそは手で小さくちぎる。

3 ボウルに**2**と塩昆布を入れ全体をまぜ合わせる。**A**といりごまを加え、よくもみまぜる。

時短のコツ 食品保存用袋に入れてもみまぜて、そのまま保存してもOK。

エネルギー	214 kcal
たんぱく質	5.6 g
食塩相当量	5.3 g

＊全量の栄養データです。

つくりおき（常備菜）3

シーフードにマスタードの風味がよく合う

豆とシーフードミックスのマリネサラダ

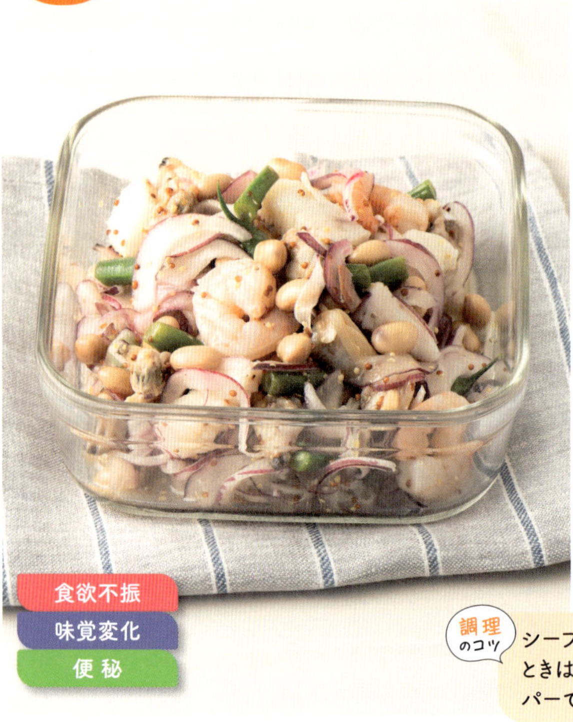

食欲不振
味覚変化
便 秘

材料（作りやすい分量・4～6人分）

- 大豆缶（蒸し大豆）……1缶
- シーフードミックス（冷凍）……200g
- さやいんげん……6本
- 赤玉ねぎ……½個
- A
  - 粒マスタード……大さじ1
  - はちみつ……大さじ1
  - 酢……大さじ1
  - 塩……小さじ½
  - 黒こしょう……少々
  - オリーブ油……大さじ1

作り方

1. シーフードミックスは2～3分下ゆでして水けをきる。いんげんは、ゆでて水けをきり、1cm長さに切る。赤玉ねぎは薄切りにする。
2. ボウルに**A**を入れてよくまぜ合わせる。**1**と大豆を入れてあえる。
3. 保存容器に入れて一晩冷蔵庫におく。

調理のコツ　シーフードミックスのくさみが気になるときは、下ゆでしたあとキッチンペーパーで水けをよくふきとります。

エネルギー	614kcal
たんぱく質	44.3g
食塩相当量	6.4g

＊全量の栄養データです。

つくりおき（常備菜）4

甘ずっぱい味で食欲をそそり、口直しにもなる

切り干し大根の甘酢漬け

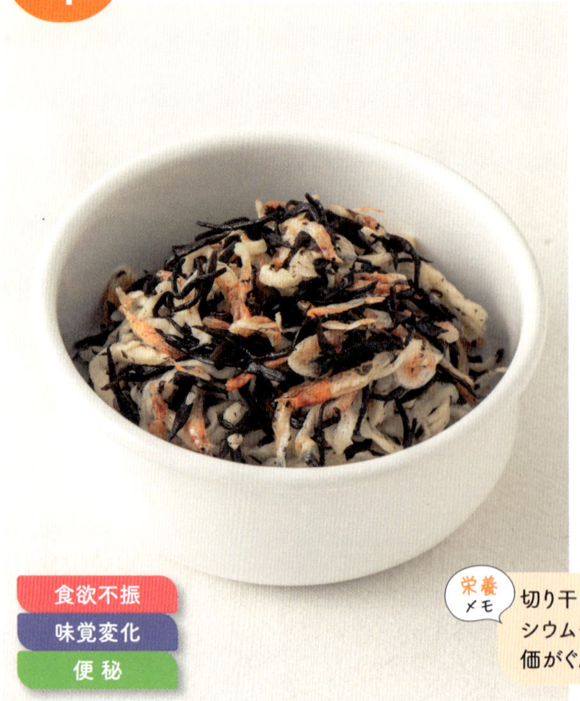

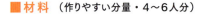

食欲不振
味覚変化
便 秘

材料（作りやすい分量・4～6人分）

- 切り干し大根（乾燥）……20g
- ひじき（乾燥）……10g
- 桜えび……15g
- すし酢……大さじ4

作り方

1. 切り干し大根は、たっぷりの水で表示どおりにもどす。水けをきり、食べやすい長さに切る。ひじきは水で表示どおりにもどし、熱湯で30秒ほどゆでて水けをきる。
2. 桜えびは、耐熱容器に入れ、ふんわりラップをして電子レンジで20秒加熱する。
3. ポリ袋に**1**と**2**を入れ、すし酢を加えてよくもみまぜる。

栄養メモ　切り干し大根は、生の大根よりもカルシウムや葉酸、食物繊維など、栄養価がぐんと高くなります。

エネルギー	207kcal
たんぱく質	9.3g
食塩相当量	4.7g

＊全量の栄養データです。

つくりおき（常備菜）5

はちみつのやさしい甘さが口に広がる

カレー風味のにんじんサラダ

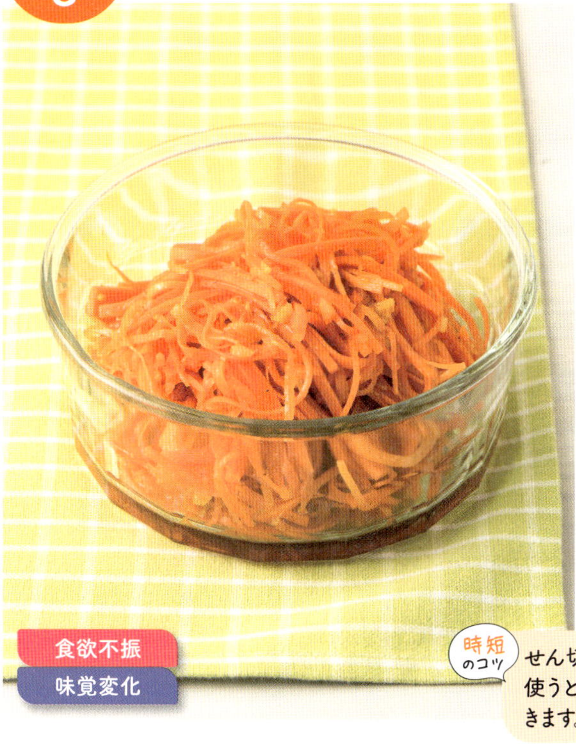

食欲不振
味覚変化

■材料（作りやすい分量・4～6人分）

にんじん …… 大1本
塩 …… 小さじ½
にんにく（みじん切り）…… 1かけ分
カレー粉 …… 大さじ1
A 酢 …… 大さじ2
　はちみつ …… 大さじ1
　しょうゆ …… 小さじ1
オリーブ油 …… 大さじ1

■作り方

1 にんじんは、せん切りにする。ボウルに入れて塩を加えあえて、10分ほどおいておく。
2 小さめのフライパンにオリーブ油、にんにく、カレー粉を入れて弱火で香りが立つまでいためる。
3 ボウルに**2**と**A**を入れてまぜ、水けをきった**1**を加えてあえる。

時短のコツ　せん切り用のスライサーやピーラーを使うと、あっという間にせん切りができます。

エネルギー	275kcal
たんぱく質	2.5g
食塩相当量	4.1g

＊全量の栄養データです。

つくりおき（常備菜）6

あっという間にできて、冷やしてもおいしい

レンジなすのおかかポン酢あえ

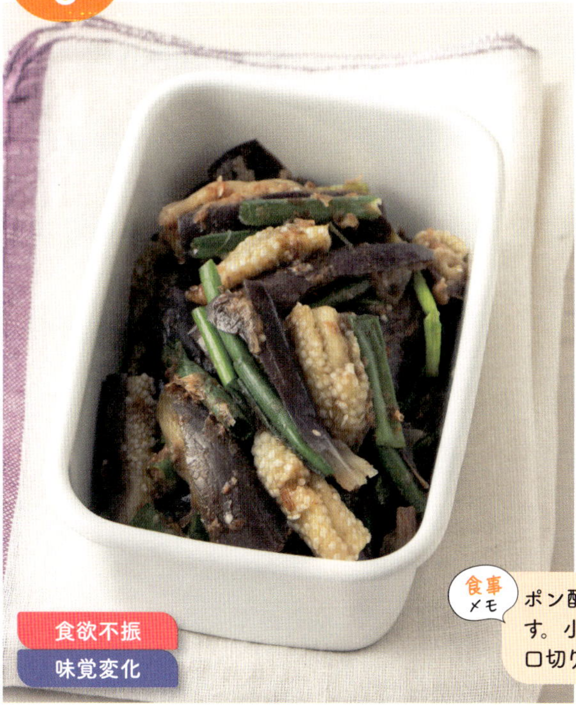

食欲不振
味覚変化

■材料（作りやすい分量・4～6人分）

なす …… 4個
小ねぎ …… 10本
ポン酢しょうゆ …… 大さじ4
削り節 …… 5g

■作り方

1 なすはへたをとり、ラップに包む。電子レンジで3分加熱し、ラップごと氷水に入れて冷ます。小ねぎは3cm長さに切る。
2 なすのラップをとり、長さを半分にして、あらく裂いてボウルに入れる。小ねぎ、ポン酢しょうゆ、削り節を加えてあえる。

食事メモ　ポン酢風味のさっぱり味のおかずです。小ねぎが食べにくいようなら、小口切りに。

エネルギー	129kcal
たんぱく質	8.4g
食塩相当量	5.7g

＊全量の栄養データです。

基本のつくりおき 1

甘辛く煮てそのまま食べてもおいしい

手作りなめたけ

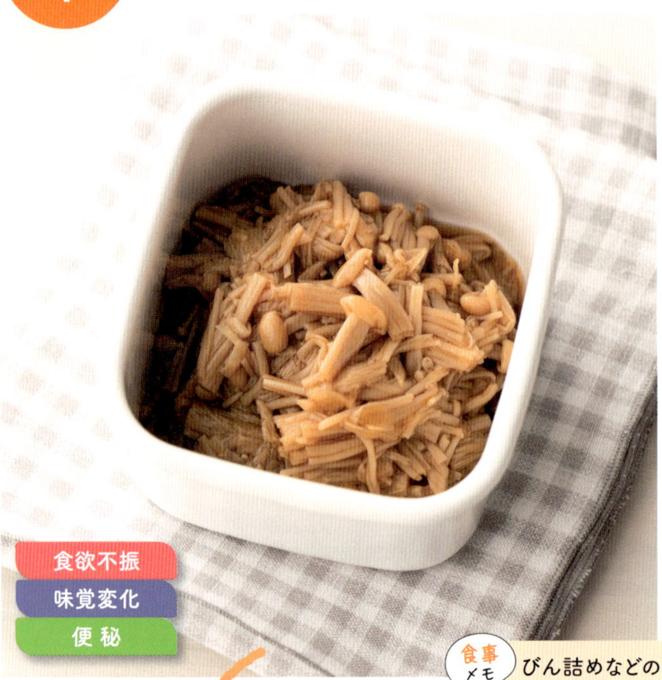

食欲不振
味覚変化
便秘

■材料 （作りやすい分量・4～6人分）

えのきたけ …… 300ｇ
しょうが …… 20ｇ
酒 …… 大さじ3
A | みりん …… 大さじ3
 | しょうゆ …… 大さじ3
 | 酢 …… 小さじ2

■作り方

1 えのきたけは、根元を切り落として2㎝長さに切る。しょうがはせん切りにする。

2 鍋にえのきたけとしょうがを入れて酒を振り入れ、火にかける。

3 えのきたけが少ししんなりしてきたら、Aを加えまぜながら7～8分煮る。

食事メモ びん詰めなどの市販のなめたけもありますが、手作りすると好みの味にできます。

エネルギー	**221** ㎉
たんぱく質	**8.5** g
食塩相当量	**7.8** g

＊全量の栄養データです。

アレンジメニュー

小松菜のなめたけあえ

こんなアレンジも
- まぜごはんに入れて
- チャーハンの具に
- 冷ややっこにのせて

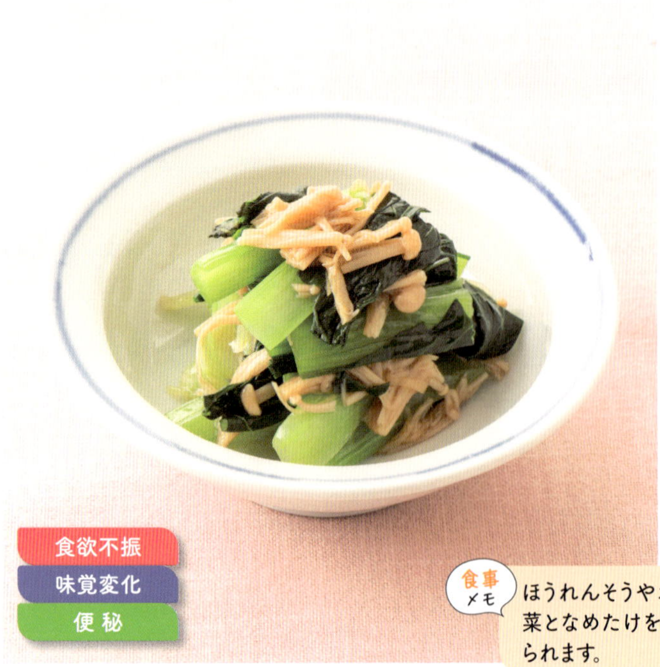

食欲不振
味覚変化
便秘

■材料 （1人分）

手作りなめたけ …… 30ｇ
小松菜 …… 70ｇ

■作り方

小松菜は、ゆでて3㎝長さに切る。水けをしぼり、手作りなめたけとあえる。

食事メモ ほうれんそうやオクラなど、ゆでた野菜となめたけをあえてもおいしく食べられます。

エネルギー	**28** ㎉
たんぱく質	**1.6** g
食塩相当量	**0.7** g

基本のつくりおき 2

やわらかく煮た野菜の甘みたっぷり

キャベツとソーセージのコンソメスープ

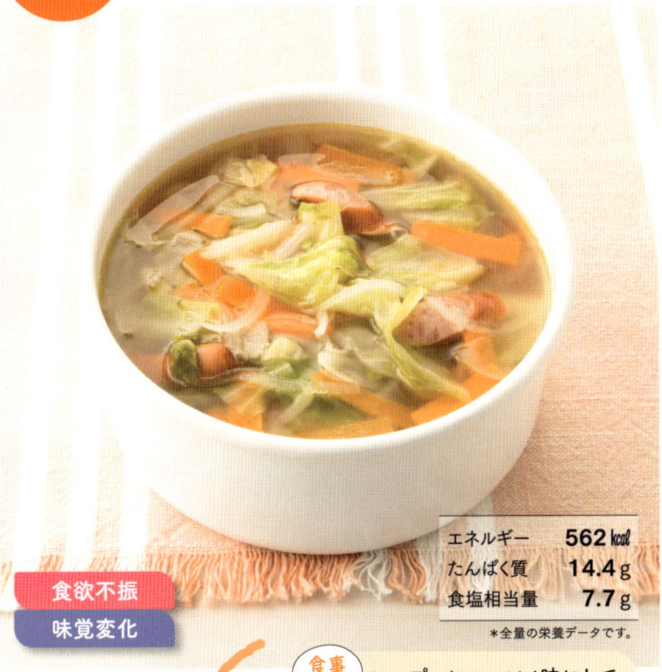

食欲不振
味覚変化

エネルギー	562 kcal
たんぱく質	14.4 g
食塩相当量	7.7 g

＊全量の栄養データです。

■材料（作りやすい分量・4〜6人分）

キャベツ …… 3枚
玉ねぎ …… 1個
にんじん …… ½本
ウインナソーセージ …… 6本
コンソメスープのもと（顆粒）…… 大さじ1
塩 …… 小さじ⅓
黒こしょう …… 少々
オリーブ油 …… 大さじ1

■作り方

1 キャベツは一口大のざく切りにする。玉ねぎは薄切りにする。にんじんは短冊切りにする。ソーセージは斜め切りにする。

2 鍋にオリーブ油を熱し、1の野菜を入れていためる。しんなりしたらソーセージを加えていためる。

3 水4カップ（分量外）とコンソメスープのもとを加え、沸騰したら中火にして15分ほど煮る。仕上げに、塩、黒こしょうで味をととのえる。

食事メモ シンプルにコンソメ味にしておくと、カレーやトマト味などにも味つけできます。

こんなアレンジも
- スープパスタに
- とき卵を入れて
- カレー粉でカレー風味に

アレンジメニュー

チーズ入り雑炊

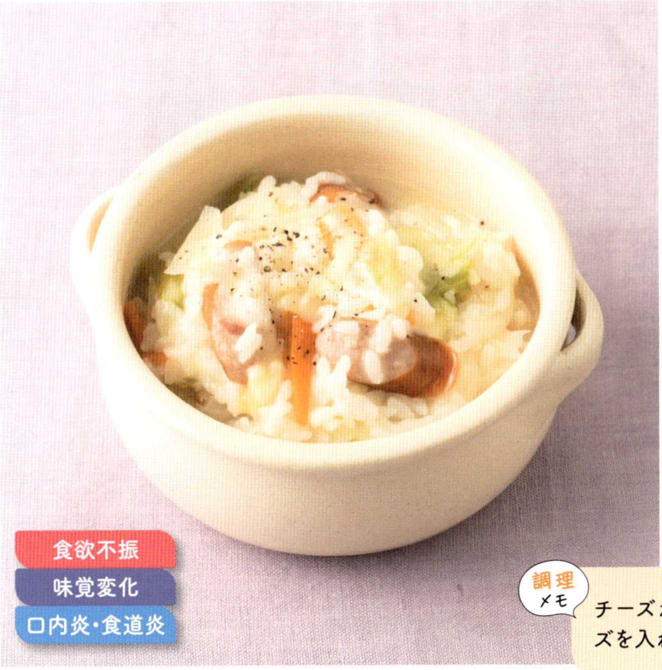

食欲不振
味覚変化
口内炎・食道炎

■材料（1人分）

キャベツとソーセージのコンソメスープ …… ⅕量
ごはん …… 100g
ピザ用チーズ …… 15g
黒こしょう …… 少々

■作り方

1 鍋にコンソメスープを入れて火にかける。温まってきたらごはんを加え2〜3分煮る。

2 チーズを加えまぜる。器に盛り、黒こしょうを振る。

調理メモ チーズが苦手な方は、チーズを入れない雑炊にしても。

エネルギー	327 kcal
たんぱく質	8.7 g
食塩相当量	1.8 g

基本のつくりおき 3

隠し味のカレー粉でコク深い味に

ラタトゥイユ

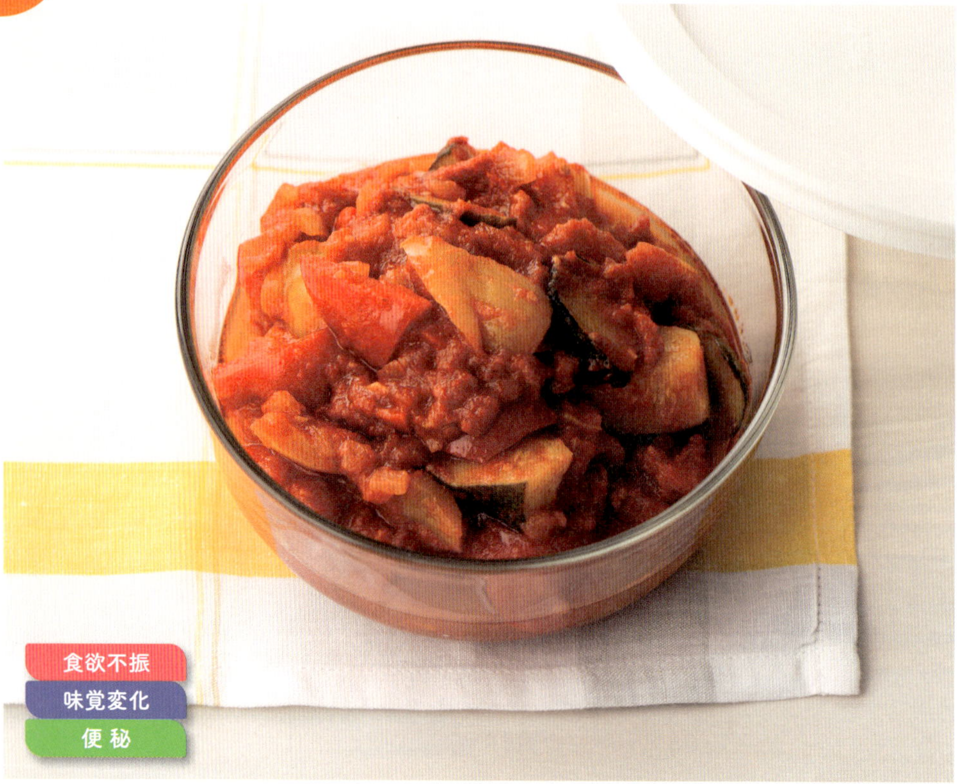

■材料（作りやすい分量・4〜6人分）

玉ねぎ …… ½個
パプリカ(赤、黄) …… 各½個分
ズッキーニ …… 1本
にんにく(みじん切り) …… 1かけ分
A | コンソメスープのもと(顆粒) …… 小さじ2
  | カレー粉 …… 小さじ ½
  | 水 …… 80mℓ
  | カットトマト缶 …… 400g
  | ローリエ …… 1枚
塩 …… 小さじ⅓
黒こしょう …… 少々
オリーブ油 …… 大さじ2

エネルギー	414kcal
たんぱく質	7.3g
食塩相当量	4.6g

＊全量の栄養データです。

■作り方

1 玉ねぎは1cmの角切りにする。パプリカとズッキーニは乱切りにする。

2 鍋にオリーブ油大さじ1とにんにくを入れて弱火にかける。香りがしてきたら、中火にして玉ねぎを加えいため、**A**を加え15分ほど煮る。

3 フライパンにオリーブ油大さじ1を熱し、パプリカとズッキーニをいため、**2**に加える。

4 途中で何度かまぜながら、10〜15分煮たら、塩、黒こしょうで味をととのえる。

こんなアレンジも
- チーズとパンでピザトーストに
- そうめんにのせて
- ごはんとチーズでドリアに

栄養メモ
パプリカはビタミンエースといわれ抗酸化作用のあるビタミンA（βカロテン）・C・Eが豊富に含まれています。

アレンジメニュー　家族に

トマトパスタ

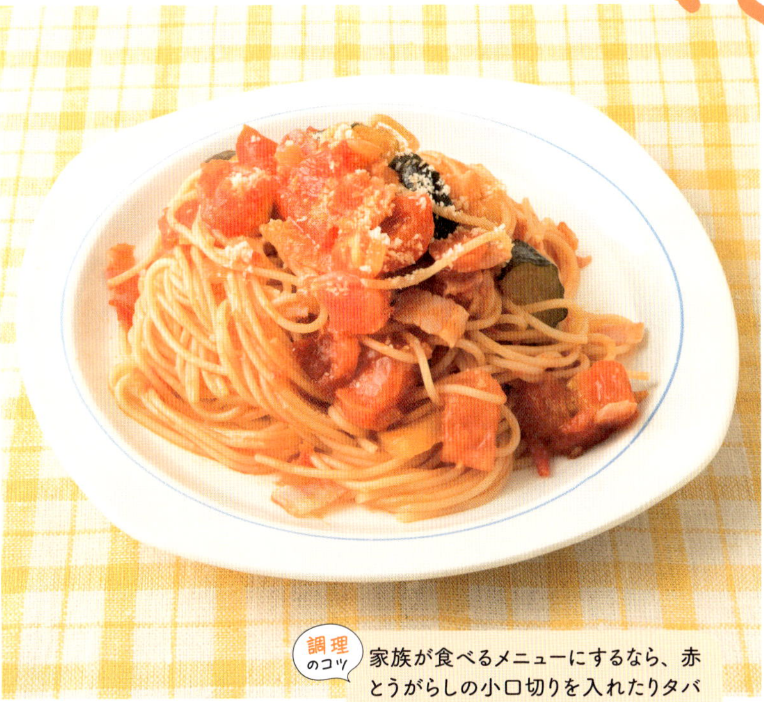

■材料（1人分）

- **ラタトゥイユ** …… ¼量
- スパゲッティ …… 70ｇ
- トマト …… 1個
- ベーコン …… 40ｇ
- オリーブ油 …… 小さじ1
- 粉チーズ、黒こしょう …… 各少々

■作り方

1. スパゲッティは表示どおりにゆでる。トマトは一口大に切る。ベーコンは5㎜幅に切る。
2. フライパンにベーコンを入れて中火でいためる。脂が出てきたら、ラタトゥイユとトマトを加え2〜3分煮る。
3. 火を止めてパスタを加えあえる。オリーブ油と黒こしょうを振り入れてまぜ合わせる。器に盛り、粉チーズを振る。

エネルギー	**504**㎉
たんぱく質	**17.7**g
食塩相当量	**2.1**g

調理のコツ　家族が食べるメニューにするなら、赤とうがらしの小口切りを入れたりタバスコをかけたりしても。

アレンジメニュー　治療中の方に

ポタージュスープ

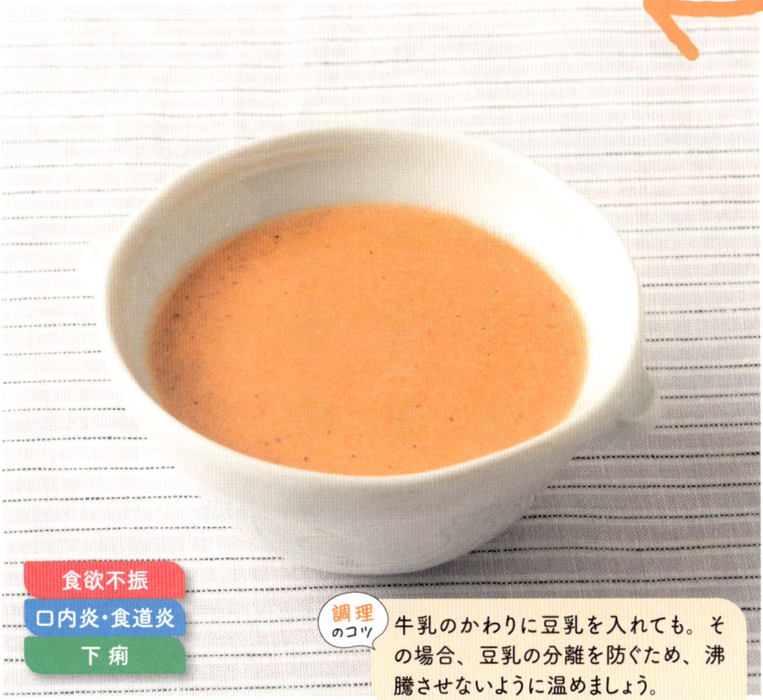

食欲不振
口内炎・食道炎
下痢

■材料（1人分）

- **ラタトゥイユ** …… ⅙量
- A　水 …… 50㎖
- A　コンソメスープのもと（顆粒）…… ひとつまみ
- 牛乳 …… 80㎖

■作り方

1. ミキサーにラタトゥイユとAと牛乳を入れ、攪拌してなめらかにする。
2. 小鍋に入れて温め、器に盛る。

エネルギー	**121**㎉
たんぱく質	**3.7**g
食塩相当量	**1.0**g

調理のコツ　牛乳のかわりに豆乳を入れても。その場合、豆乳の分離を防ぐため、沸騰させないように温めましょう。

基本のつくりおき 4

ちょっと濃いめの味でごはんが進む

牛肉のしぐれ煮

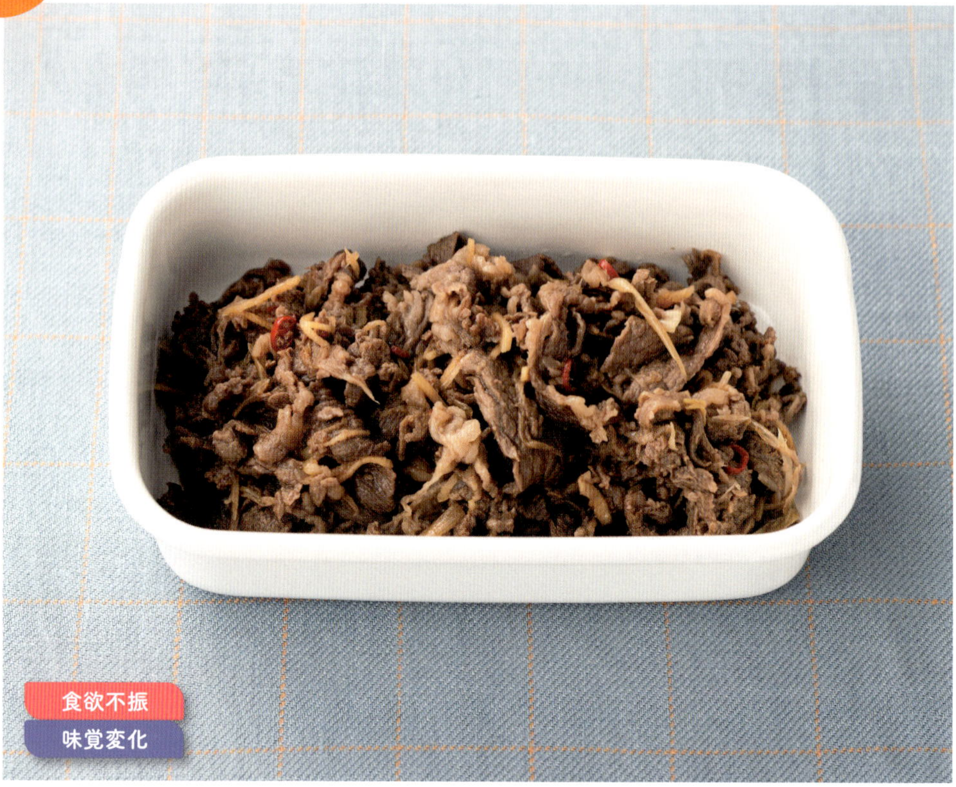

■材料 (作りやすい分量・4〜6人分)

牛こまぎれ肉 …… 300ｇ
長ねぎ …… 1本
しょうが …… 2かけ(20ｇ)
赤とうがらし(小口切り) …… 1本分
A
だし汁 …… ¾カップ
酒 …… 大さじ1
砂糖 …… 大さじ1
みりん …… 大さじ1
しょうゆ …… 大さじ3

■作り方

1 牛肉は一口大に切る。ねぎは斜め薄切りにする。しょうがはせん切りにする。

2 鍋に**A**としょうが、赤とうがらしを入れて火にかける。沸騰したら、ねぎと牛肉を加え、まぜながら汁けがなくなるまで6〜7分いため煮にする。

こんなアレンジも

- **まぜごはんに**
- **トマトといためて**
- **オムレツに入れて**

エネルギー	**1034** kcal
たんぱく質	**46.1** g
食塩相当量	**8.3** g

＊全量の栄養データです。

食事メモ
しっかりめの味なので、丼ごはんにしてもいいし、ゆでたそうめんにのせて食べてもおいしいです。

アレンジメニュー 家族に

チャーハン

■材料　（1人分）

牛肉のしぐれ煮 …… ⅙量
温かいごはん …… 120g
卵 …… 1個
レタス …… 2枚
しょうゆ …… 大さじ½
黒こしょう …… 少々
ごま油 …… 小さじ2

■作り方

1. ボウルに卵を割りほぐし、ごはんを加えてまぜる。レタスは食べやすい大きさにちぎる。
2. フライパンにごま油を熱し、牛肉のしぐれ煮を入れていためる。温まってきたら、**1**のごはんを加えてまぜながらいためる。
3. ごはんがポロポロになってきたら、レタスを加えいためる。仕上げにしょうゆをまわし入れて、黒こしょうを振りまぜる。

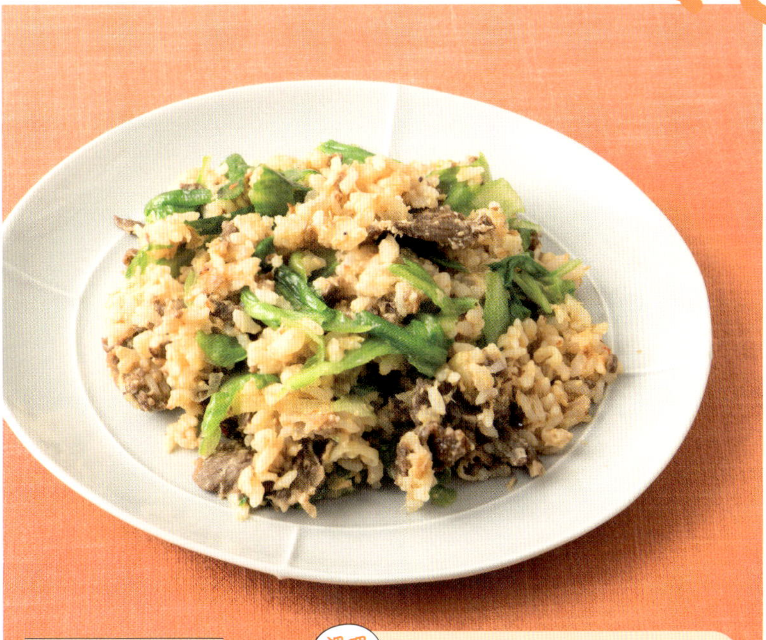

エネルギー	521kcal
たんぱく質	17.1g
食塩相当量	2.9g

調理のコツ　レタスはさっといためてシャキシャキ感を残すと、食感が違っておいしくなります。

アレンジメニュー 治療中の方に

卵とじ

■材料　（1人分）

牛肉のしぐれ煮 …… ⅙量
卵 …… 1個
しいたけ …… 1枚
小ねぎ …… 5本
A　水 …… 60mℓ
　めんつゆ（3倍濃縮タイプ） …… 小さじ1

■作り方

1. 卵はといておく。しいたけは薄切りにする。小ねぎは3cm長さに切る。
2. 浅めのフライパンに**A**と**1**のしいたけを入れて火にかけ、沸騰したら牛肉のしぐれ煮を加える。
3. 2分ほど煮たら小ねぎを加え、沸騰したところに卵をまわし入れる。30秒ほど煮たら火を止めて、ふたをして1分ほど蒸らしてから器に盛る。

調理のコツ　卵は、細く全体にをまわし入れると、見た目もきれいに仕上がります。

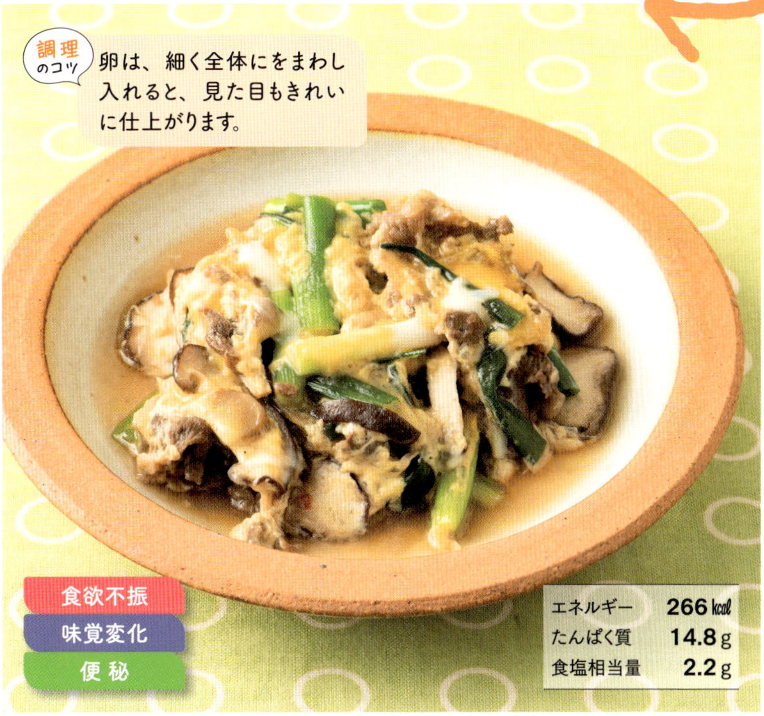

食欲不振
味覚変化
便秘

エネルギー	266kcal
たんぱく質	14.8g
食塩相当量	2.2g

冷凍具材 1

みそ汁やいためものなど使い方いろいろ

きのこミックス

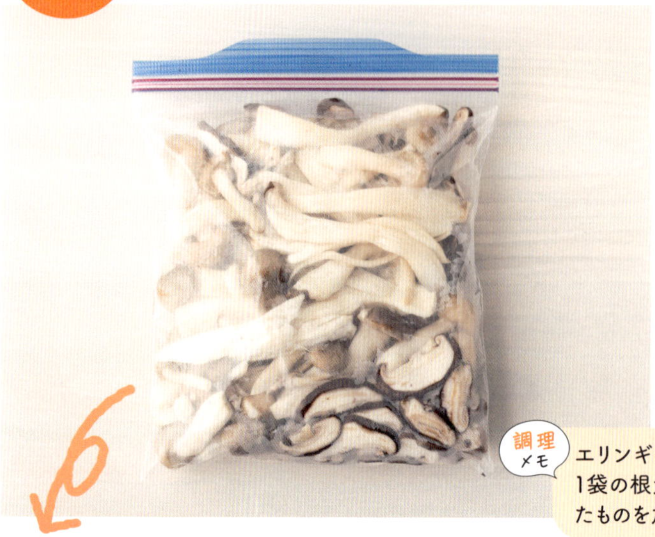

■材料 （作りやすい分量）

しいたけ …… 4枚
しめじ …… 1パック
エリンギ …… 2本

■作り方

1 しいたけは、石づきを除き、薄切りにする。しめじは石づきを除き、ほぐす。エリンギは手で縦に裂く。

2 冷凍用保存袋に**1**を入れて袋の底を持ち上げるようにしてまぜ、冷凍する。

調理メモ エリンギのかわりにえのきたけ1袋の根元を切り、3等分にしたものを加えても。

エネルギー	66 kcal
たんぱく質	4.2 g
食塩相当量	0.0 g

＊全量の栄養データです。

アレンジメニュー

ハンバーグ きのこソースがけ

こんなアレンジも

- みそ汁の具に
- とうふステーキのきのこあんかけ
- 魚のきのこ蒸し

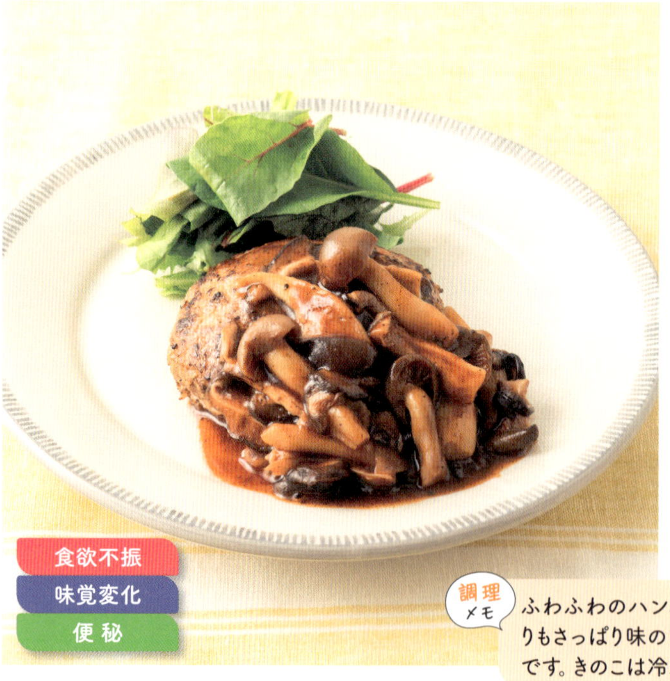

食欲不振
味覚変化
便 秘

■材料 （1人分）

きのこミックス(冷凍) …… ⅙量
合いびき肉 …… 70 g
玉ねぎ …… ⅙個
A パン粉 …… 大さじ1
牛乳 …… 大さじ1
ナツメグ …… 少々
B 赤ワイン …… 大さじ1
トマトケチャップ …… 小さじ2
ウスターソース …… 小さじ2
黒こしょう …… 少々
ベビーリーフ …… 10 g
サラダ油 …… 小さじ1

調理メモ ふわふわのハンバーグに、見た目よりもさっぱり味のソースの組み合わせです。きのこは冷凍のまま入れてOK。

エネルギー	279 kcal
たんぱく質	12.6 g
食塩相当量	1.2 g

■作り方

1 玉ねぎは、みじん切りにして耐熱容器に入れ、電子レンジで2分加熱する。

2 ボウルにひき肉、あら熱のとれた**1**、**A**を入れ、よくねりまぜ丸くして、平らに形をととのえる。

3 フライパンに油を熱し、**2**を入れ、両面を1分30秒ずつこんがり焼く。

4 水大さじ2を入れて、ふたをして4分ほど焼き、器に盛る。

5 フライパンにきのこミックスを凍ったまま入れ、中火にかけていためる。ほぐれてきたら、**B**を加えて2〜3分煮詰めて、ハンバーグの上にかけ、ベビーリーフを添える。

冷凍具材 2

色鮮やかで栄養豊富なパプリカを加えて

野菜ミックス

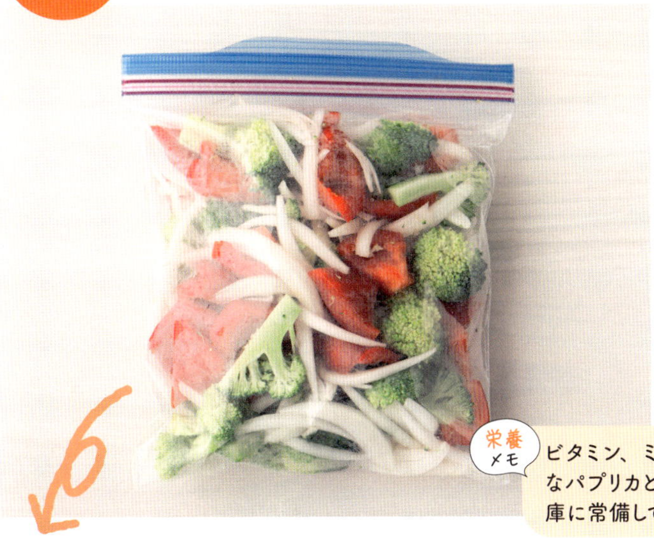

材料 （作りやすい分量）

パプリカ（赤）…… 1個
玉ねぎ …… 1個
ブロッコリー …… ½個分

作り方

1. パプリカは乱切りにする。玉ねぎは薄いくし形切りにする。ブロッコリーは小房に分ける。
2. 冷凍用保存袋に**1**を入れて袋の底を持ち上げるようにしてまぜ、冷凍する。

栄養メモ　ビタミン、ミネラルなど栄養豊富なパプリカとブロッコリーは、冷凍庫に常備しておきたい食材です。

エネルギー	144 kcal
たんぱく質	6.9 g
食塩相当量	0.0 g

＊全量の栄養データです。

アレンジメニュー

コンソメスープ

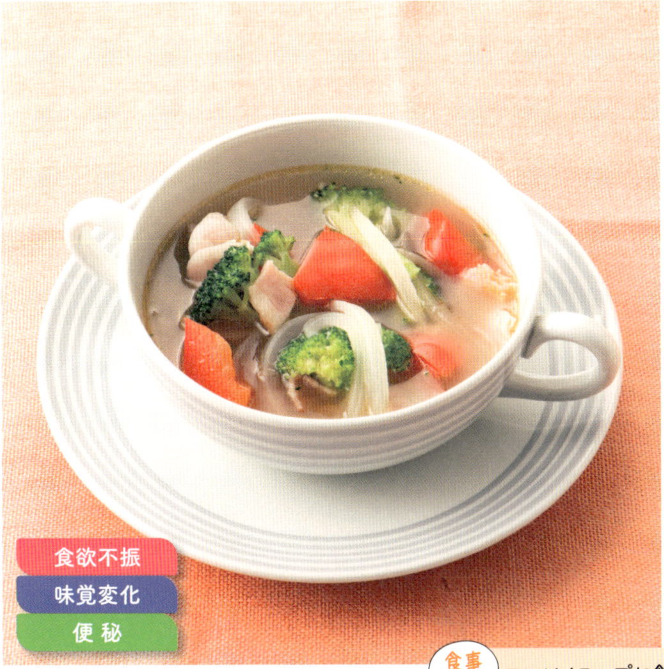

材料 （1人分）

野菜ミックス（冷凍） …… ¼量
ベーコン …… 2枚
コンソメスープのもと（顆粒）…… 小さじ½
塩、こしょう …… 各少々
オリーブ油 …… 小さじ1

作り方

1. ベーコンは5㎜幅に切る。鍋にオリーブ油を熱し、ベーコンをいためる。脂が出てきたら野菜ミックスを凍ったまま加えいためる。
2. 野菜がほぐれてきたら、水1カップ（分量外）とコンソメスープのもとを入れて5〜6分煮る。
3. 塩、こしょうで味をととのえて、器に盛る。

食事メモ　コンソメスープに飽きたら、トマト缶を使ってトマトスープにしてもおいしい。野菜は冷凍のまま入れてOKです。

エネルギー	137 kcal
たんぱく質	6.3 g
食塩相当量	1.7 g

こんなアレンジも

- 肉野菜いために
- ミネストローネに
- スペイン風オムレツに

冷凍・基本のつくりおき 1

みそのうまみで食欲アップ

肉みそ

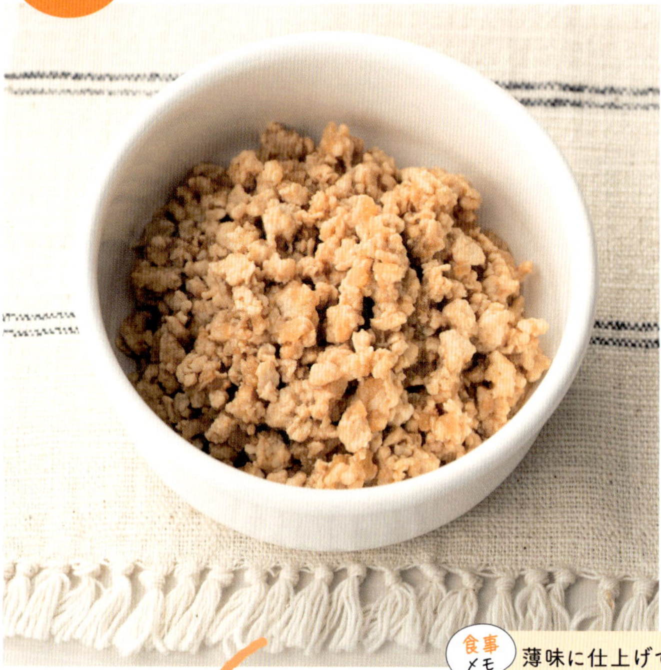

■材料 (作りやすい分量・6人分)

鶏ひき肉 …… 200g
玉ねぎ …… 中¼個(50g)
A 酒、みりん …… 各大さじ2
　水 …… ¼カップ
B みそ …… 30g
　砂糖 …… 小さじ1
サラダ油……小さじ1

■作り方

1 玉ねぎはあらいみじん切りにする。

2 鍋に油を熱し、**1**がしんなりするまでいためる。ひき肉を加え、肉の色が変わったら**A**を加えて10分ほど煮る。

3 肉がやわらかくなったら**B**を入れてなじませる。なるべく早く冷まして冷凍用保存袋に入れ、平らにならして冷凍する。

食事メモ　薄味に仕上げているので、アレンジするときはメニューに合わせた調味料をプラスして。

エネルギー	507kcal
たんぱく質	33.0g
食塩相当量	3.9g

*全量の栄養データです。

アレンジメニュー

ジャージャーめん

こんなアレンジも
- オムレツに入れて
- ゆで野菜にトッピング
- そのままごはんにかけて

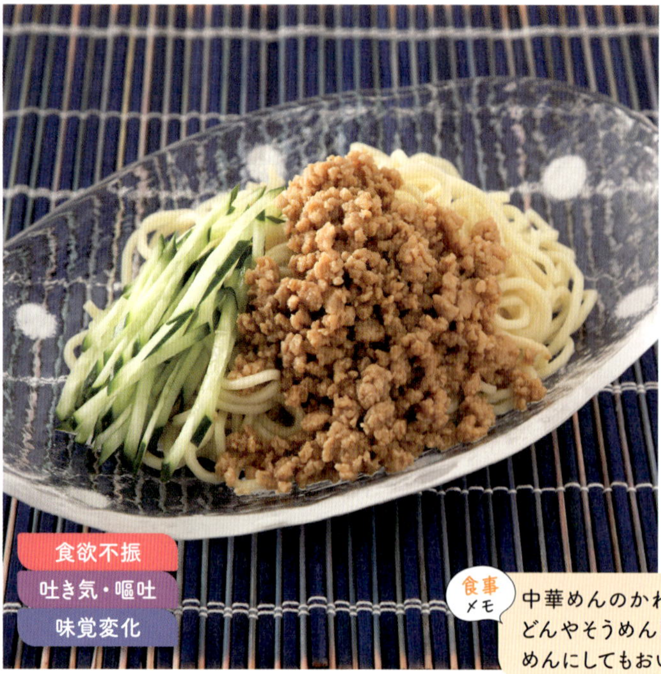

食欲不振
吐き気・嘔吐
味覚変化

■材料 (1人分)

肉みそ(冷凍) …… 大さじ4
中華めん(生) …… 1玉(120g)
きゅうり …… ⅓本(30g)

■作り方

1 中華めんはゆでて、流水でよく洗って水けをきる。

2 きゅうりはせん切りにする。

3 器に**1**を盛り、加熱した肉みそと**2**をのせる。

食事メモ　中華めんのかわりに、消化のいいうどんやそうめんを使ってジャージャーめんにしてもおいしい。

エネルギー	428kcal
たんぱく質	18.7g
食塩相当量	2.2g

冷凍・基本の
つくりおき
2

さっぱりした味わいで使い勝手がいい

甘辛鶏そぼろ

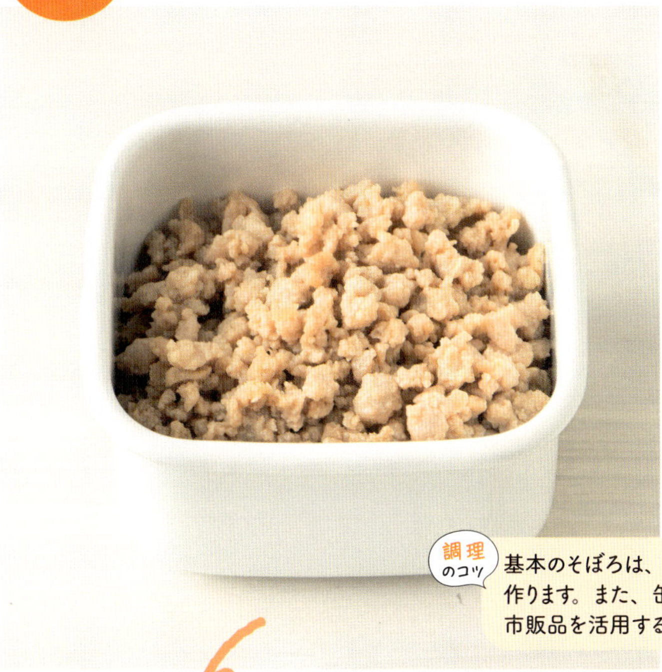

■材料 （作りやすい分量・6人分）

鶏ひき肉 …… 200g
酒 …… 大さじ2
しょうゆ …… 大さじ2
砂糖 …… 大さじ1
みりん …… 大さじ1
しょうが汁 …… 小さじ1

■作り方

1 鍋に材料をすべて入れてまぜ、中火にかける。

2 焦げつかないように菜箸でまぜ、水分がなくなったら火を止める。なるべく早く冷まして冷凍用保存袋に入れ、平らにならして冷凍する。

調理のコツ
基本のそぼろは、ひき肉の脂を使って作ります。また、缶詰、レトルトなどの市販品を活用すると手軽にできます。

エネルギー	431 kcal
たんぱく質	31.5 g
食塩相当量	5.4 g

＊全量の栄養データです。

こんなアレンジも
- 和風とうふあんかけ
- チャーハンに
- かぼちゃの鶏そぼろ煮

アレンジメニュー

三色丼

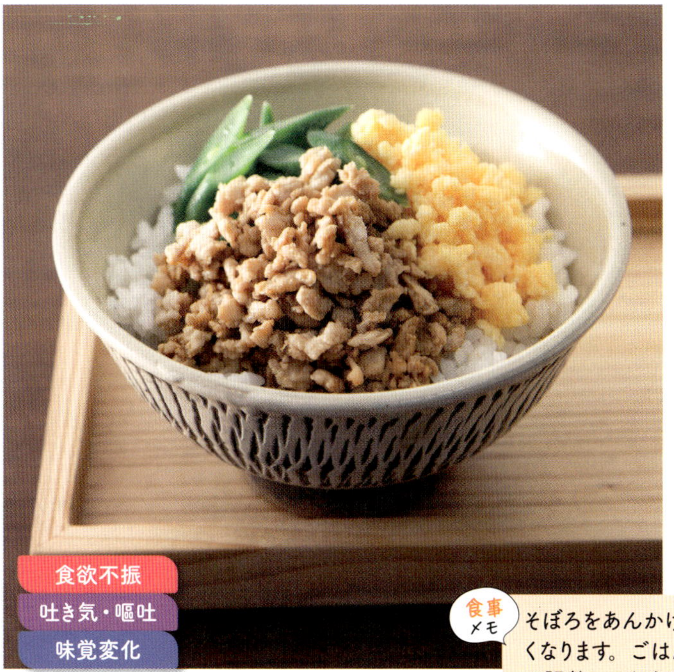

■材料 （1人分）

鶏そぼろ(冷凍) …… 大さじ山盛り1
温かいごはん …… 150g
卵 …… 1個
塩 …… 少々
砂糖 …… 小さじ⅔
さやいんげん …… 3本

■作り方

1 ボウルに卵を割り入れ、塩と砂糖を加えてまぜ、火にかけた鍋に入れ、よくかきまぜていり卵を作る。

2 いんげんはゆでて、斜め薄切りにする(絹さやや青菜を刻んだものでも代用できる)。

3 丼にごはんを盛り、**1**、**2**と加熱したそぼろをのせる。

食事メモ
そぼろをあんかけにすると、食べやすくなります。ごはんは、食べられる量に調整してください。

エネルギー	396 kcal
たんぱく質	14.7 g
食塩相当量	1.5 g

冷凍・基本のつくりおき 3

いろいろとアレンジできる万能ソース

トマトソース

食事メモ　パスタに使ったり、野菜と煮込んだりさまざまな料理に使えます。

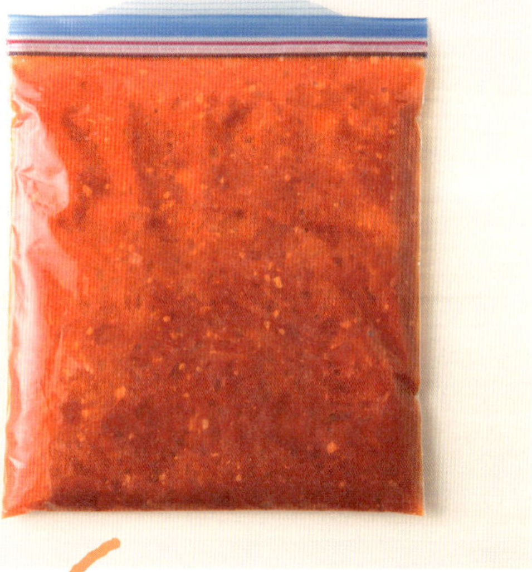

■材料　（作りやすい分量・6人分）

トマト水煮缶（ホール）
　…… 1缶（400g）
玉ねぎ …… 中¼個（50g）
にんにく …… ½かけ
オリーブ油 …… 大さじ1
ローリエ …… 1枚
白ワイン …… 大さじ2

A
砂糖 …… 小さじ1
固形スープのもと
　…… 1個
塩 …… 小さじ½
こしょう …… 少々
粉チーズ
　…… 小さじ2

■作り方

1 玉ねぎ、にんにくはみじん切り、トマトの水煮は皮を除き、こまかくなるようにつぶす。

2 鍋にオリーブ油、ローリエ、にんにくを入れて火にかけ、にんにくの香りがしてきたら玉ねぎを入れて透き通るまでいためる。

3 ワインを加えアルコール分をとばす。

4 **1**のトマトの水煮を加え、**A**を入れてまぜ、すくってポッテリとするまで煮込み、なるべく早く冷まして冷凍用保存袋に入れ、平らにならして冷凍する。

エネルギー	**254** kcal
たんぱく質	**6.1** g
食塩相当量	**4.4** g

＊全量の栄養データです。

こんなアレンジも
- スパゲッティナポリタン
- グラタンのソースに

アレンジメニュー

牛肉のトマト煮込み

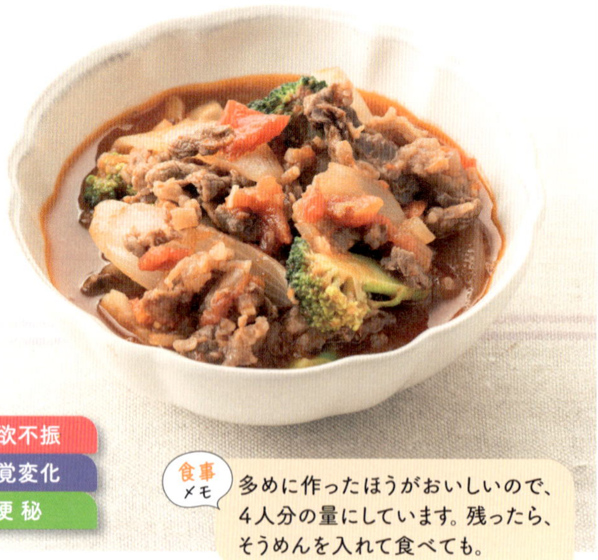

食欲不振
味覚変化
便秘

食事メモ　多めに作ったほうがおいしいので、4人分の量にしています。残ったら、そうめんを入れて食べても。

■材料　（作りやすい分量・4人分）

トマトソース（冷凍）…… ⅔量
牛こまぎれ肉 …… 280g
玉ねぎ …… 1個
マッシュルーム …… 6個
にんにく …… 1個
赤ワイン …… 大さじ3
塩 …… 小さじ⅓
ローリエ …… 1枚
ブロッコリー …… 100g
オリーブ油 …… 大さじ1

■作り方

1 トマトソースは解凍しておく。玉ねぎはくし形切りにする。マッシュルームは4等分に切る。にんにくは薄切りにする。

2 鍋にオリーブ油とにんにくを入れて弱火にかける。香りが立ってきたら、中火にして玉ねぎとマッシュルームを加えいためる。

3 玉ねぎがしんなりしてきたら牛肉を加えいため、塩を振る。

4 牛肉の色が変わってきたら、ワインを加え2～3分煮たら、ローリエと水100㎖（分量外）と、トマトソースを加え、途中まぜながら10～15分煮る。

5 仕上げに、ブロッコリーを加えまぜ、1～2分煮たら、器に盛る。

エネルギー	**327** kcal
たんぱく質	**12.7** g
食塩相当量	**1.7** g

＊1人分の栄養データです。

冷凍・基本のつくりおき 4

肉と玉ねぎのうまみがとけ込んで味わい深い

ミートソース

調理のコツ 野菜ジュースは、トマトベースのものかにんじんベースのものを。トマトジュースでもOKです。

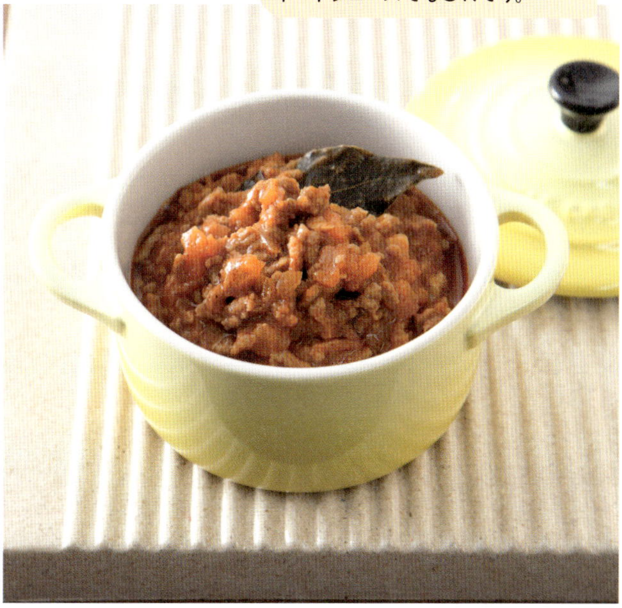

■材料（作りやすい分量・6人分）

合いびき肉……200g
玉ねぎ……中½個
にんにく……½かけ
ローリエ……1枚
オリーブ油……大さじ1
粉チーズ……大さじ2

A
野菜ジュース（食塩無添加）……2カップ
固形スープのもと……1個
トマトケチャップ……大さじ1
砂糖……小さじ1
塩……小さじ½

こしょう……少々

■作り方

1 玉ねぎ、にんにくはみじん切りにする。

2 鍋にオリーブ油、にんにく、ローリエを入れ火にかけ、にんにくの香りがしてきたら玉ねぎを入れて透き通るまでいためる。

3 ひき肉をほぐしながら入れ、火が通るまでいためる。さらに**A**を加えまぜる。

4 中火で煮込み、ときどきかきまぜて、煮詰まってきたら、粉チーズを加えさらにまぜ、最後にこしょうで味をととのえる。なるべく早く冷まして冷凍用保存袋に入れ、平らにならして冷凍する。

こんなアレンジを

- **スパゲッティやペンネにかけて**
- **グラタンに**
- **チーズをかけてトーストに**

エネルギー	787 kcal
たんぱく質	38.0 g
食塩相当量	5.6 g

＊全量の栄養データです。

冷凍・基本のつくりおき 5

手作りだからあっさりとしておいしい

鶏の肉だんご

調理のコツ みそ汁やスープに入れたり、鍋に入れたり使い道はいろいろ。うまみが出ておいしくなります。

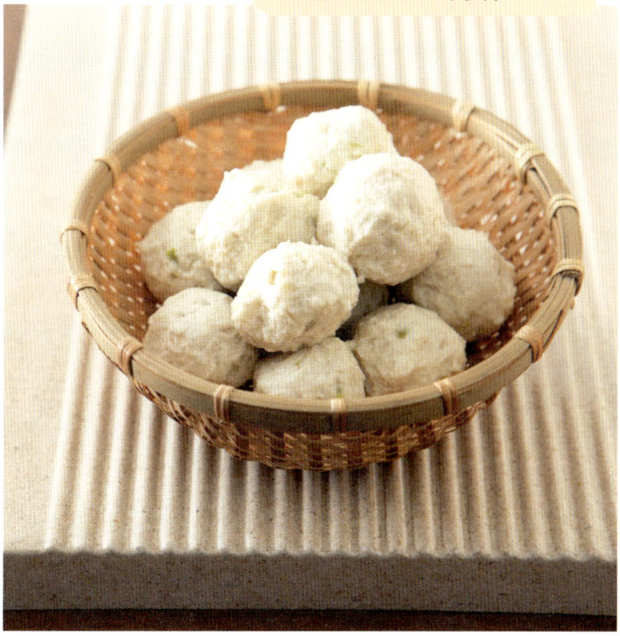

■材料（12個分）

鶏ひき肉……200g
ねぎ……½本(50g)
しょうが汁……1かけ分
とき卵……½個分
かたくり粉……大さじ1
みりん……小さじ1
しょうゆ……小さじ1

■作り方

1 ねぎはみじん切りにする。材料をすべてまぜ、よくこねる。12等分にして丸める。

2 鍋に湯を沸かし、**1**を入れる。ぷかぷかと浮いてきたらさらに2～3分ゆでる。なるべく早く冷まして冷凍用保存袋に入れ、平らにならして冷凍する。

こんなアレンジを

- **スープに入れて**
- **鍋の具に**
- **甘酢でからめて**

エネルギー	37 kcal
たんぱく質	2.8 g
食塩相当量	0.1 g

＊1個分の栄養データです。

家族みんなで食べられるメニュー

家族いっしょに食べる楽しみを

家族といっしょに同じものを食べるときは、調理法を変えたメニューや、食べられる具を入れた鍋を考えてみましょう。

たとえば、ここに紹介するギョーザは、調理法を変えたものです。また、鍋なら、ほどよく煮えた時点で家族分をとり分け、再度加熱して具がもっとやわらかくなってから食べるようにします。水炊きなどあっさりした鍋にして、家族はポン酢やみそだれなど、濃い味のたれをつけて食べるのもいいでしょう。また、鍋の最後にうどんやごはんを入れて煮込み、それだけいっしょにということもできますので、試してみてください。

家族みんなで食べられるメニュー 1 調理法を変えて

一度に家族の分もたくさん作って冷凍するのがおすすめ

ギョーザ

■材料 （24個分）

豚ひき肉 …… 200ｇ
長ねぎ …… ½本
キャベツ …… 150ｇ
にら …… 1束
しょうが …… 1かけ半(15ｇ)
A
- 酒 …… 大さじ1
- 水 …… 大さじ2
- しょうゆ …… 小さじ2
- オイスターソース …… 小さじ2
- かたくり粉 …… 大さじ1
- ごま油 …… 小さじ2

ギョーザの皮 …… 24枚
小麦粉 …… 少々

■作り方

1 ねぎ、キャベツ、にら、しょうがは、みじん切りにする。ボウルにキャベツを入れて、塩小さじ1/3(分量外)を振って10分ほどおき、しっかりと水けをしぼる。

2 別のボウルにひき肉を入れて**A**を加え、よくまぜ合わせる。

3 **1**の野菜をすべて加え、よくねり合わせる。

4 ギョーザの皮に**3**を等分にのせ、縁に少量の水でといた小麦粉をつけて、ひだを寄せながら口を閉じる。

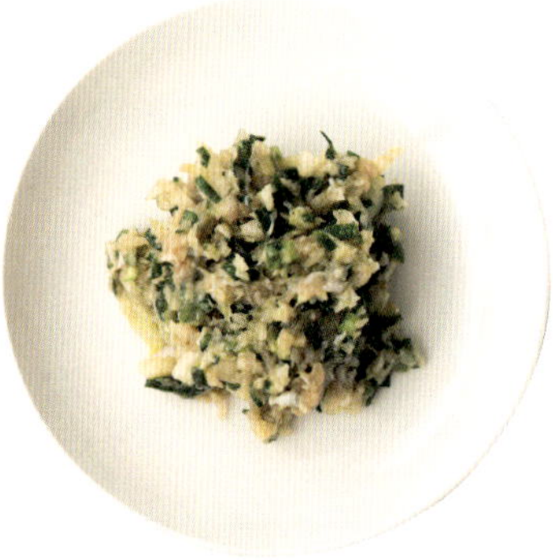

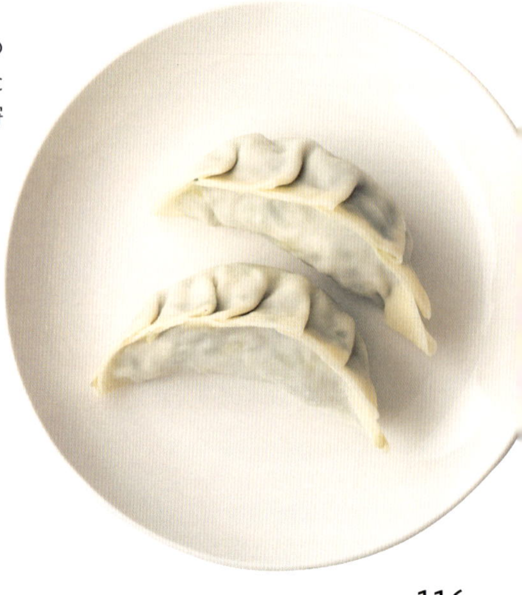

エネルギー	**968**kcal
たんぱく質	**46.9**g
食塩相当量	**3.3**g

＊全量の栄養データです。

食事メモ 同じタネを使って、焼きギョーザと水ギョーザに。一度にたくさん作って冷凍保存するのもおすすめです。

ギョーザを使って　家族に

焼きギョーザ

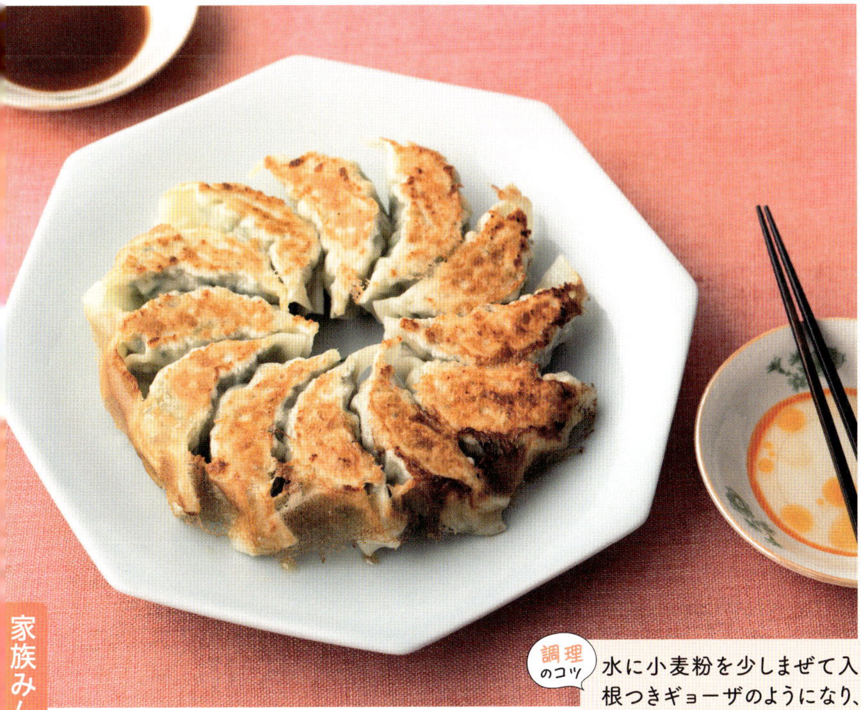

■材料（2人分）

ギョーザ …… 12個分
A｜小麦粉 …… 小さじ2
　｜水 …… 150mℓ
サラダ油 …… 小さじ2
ごま油 …… 小さじ2

■作り方

1. フライパンにサラダ油を引き、弱火にかけてギョーザを並べる。よくまぜたAをまわしかける。
2. ふたをして3分ほど蒸し焼きにする。
3. ギョーザの皮に透明感が出てきたら、ふたをとり、水分をとばすように焼く。仕上げに鍋肌からごま油をまわし入れる。器に盛り、お好みでしょうゆ、酢、ラー油を添える。

調理のコツ　水に小麦粉を少しまぜて入れると羽根つきギョーザのようになり、まとまりがよくなります。

エネルギー	310kcal
たんぱく質	11.7g
食塩相当量	0.8g

＊1人分の栄養データです。

家族みんなで食べられるメニュー

ギョーザを使って　治療中の方に

水ギョーザ

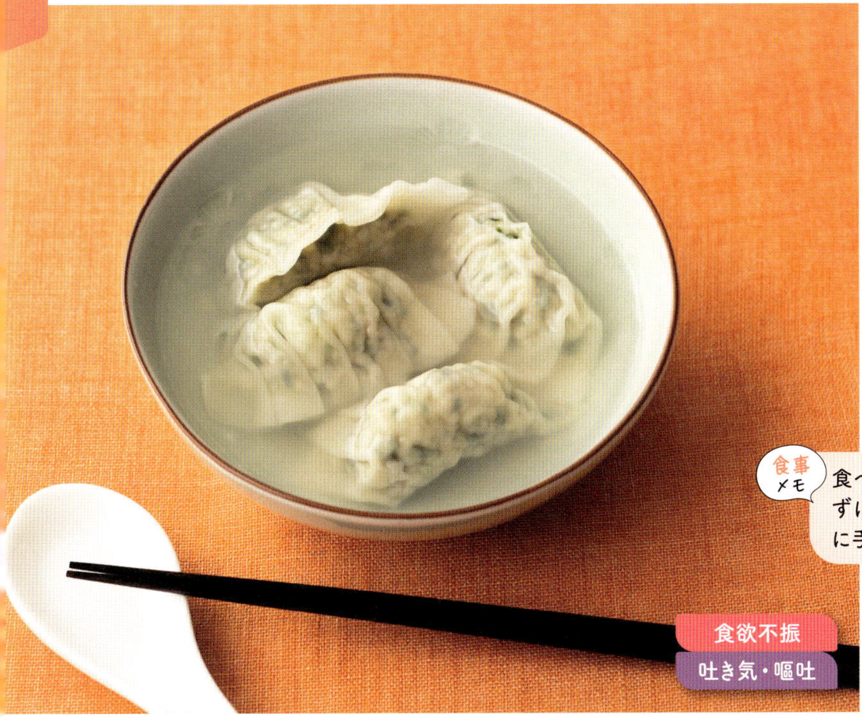

■材料（1人分）

ギョーザ …… 4個分
A｜水 …… 180mℓ
　｜酒 …… 小さじ2
　｜鶏ガラスープのもと
　｜　…… 小さじ½
　｜塩 …… 少々

■作り方

鍋にAを入れて火にかけ、沸騰してきたら、ギョーザを1個ずつ加え、5〜6分煮る。

食事メモ　食べられる分だけとり出して、解凍せずにスープで煮るだけなので、料理に手間どりません。

エネルギー	165kcal
たんぱく質	8.0g
食塩相当量	1.7g

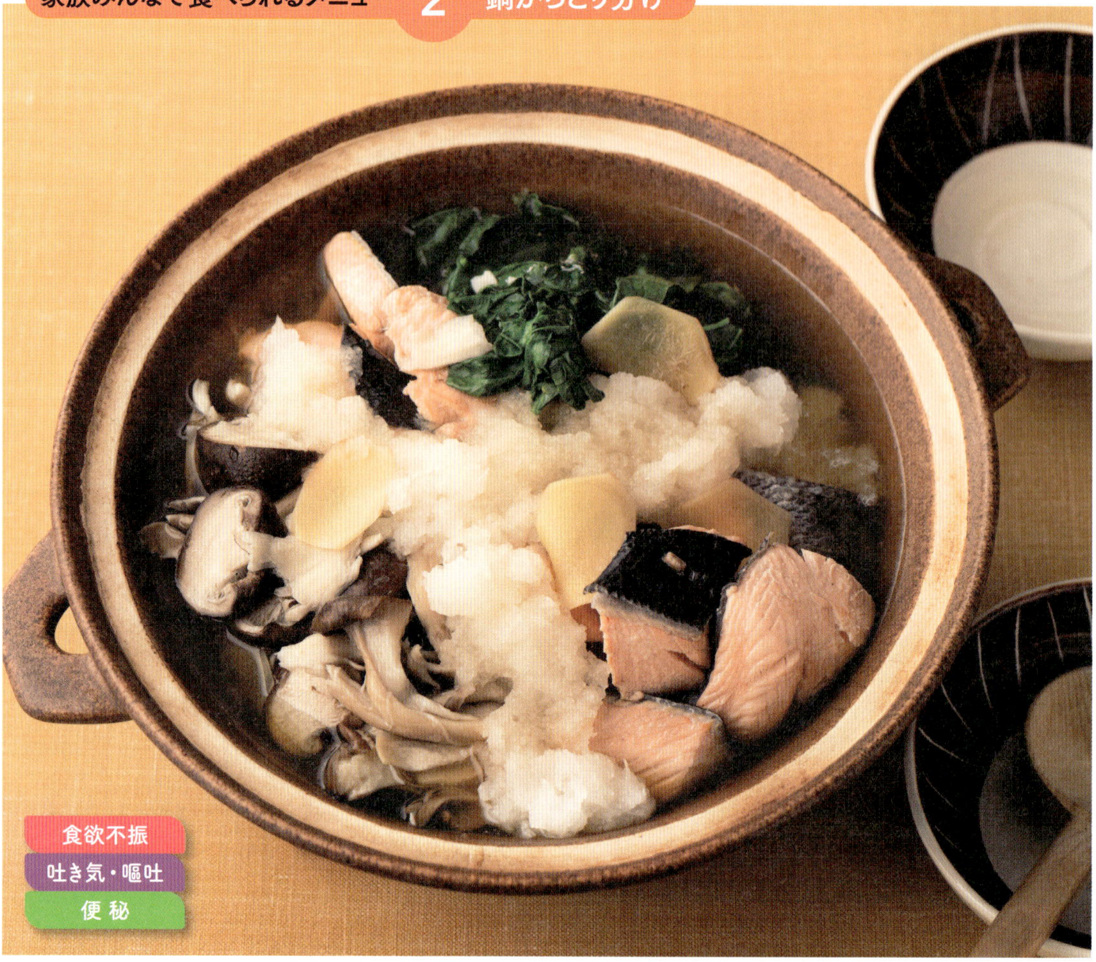

大根おろしをたっぷりのせてさっぱりと

鮭ときのこのみぞれ鍋

■材料 （4人分）

生鮭(切り身) …… 4切れ
しいたけ …… 8枚
エリンギ …… 4本
まいたけ …… 1パック
ほうれんそう …… 200g
しょうが …… 1かけ(10g)
昆布 …… 1枚(5cm角)
A
水 …… 1ℓ
酒 …… 50mℓ
塩 …… 小さじ1
薄口しょうゆ …… 大さじ2～
大根おろし …… 400g

■作り方

1 鮭は一口大に切る。しいたけは石づきを除き、半分に切る。エリンギは手で縦に裂く。まいたけは食べやすい大きさに裂く。ほうれんそうは下ゆでし、4cm長さに切って水けをしぼる。しょうがは薄切りにする。

2 鍋にAと昆布としょうがを入れて、火にかける。きのこ類を入れ、煮立ったら鮭とほうれんそうを加える。

3 仕上げに軽く水けをきった大根おろしを入れてひと煮立ちさせる。

エネルギー	178kcal
たんぱく質	19.0g
食塩相当量	3.7g

＊1人分の栄養データです。

栄養メモ
きのこをたっぷり入れたヘルシーな鍋です。大根おろしは消化酵素が含まれていて、消化促進の働きをします。

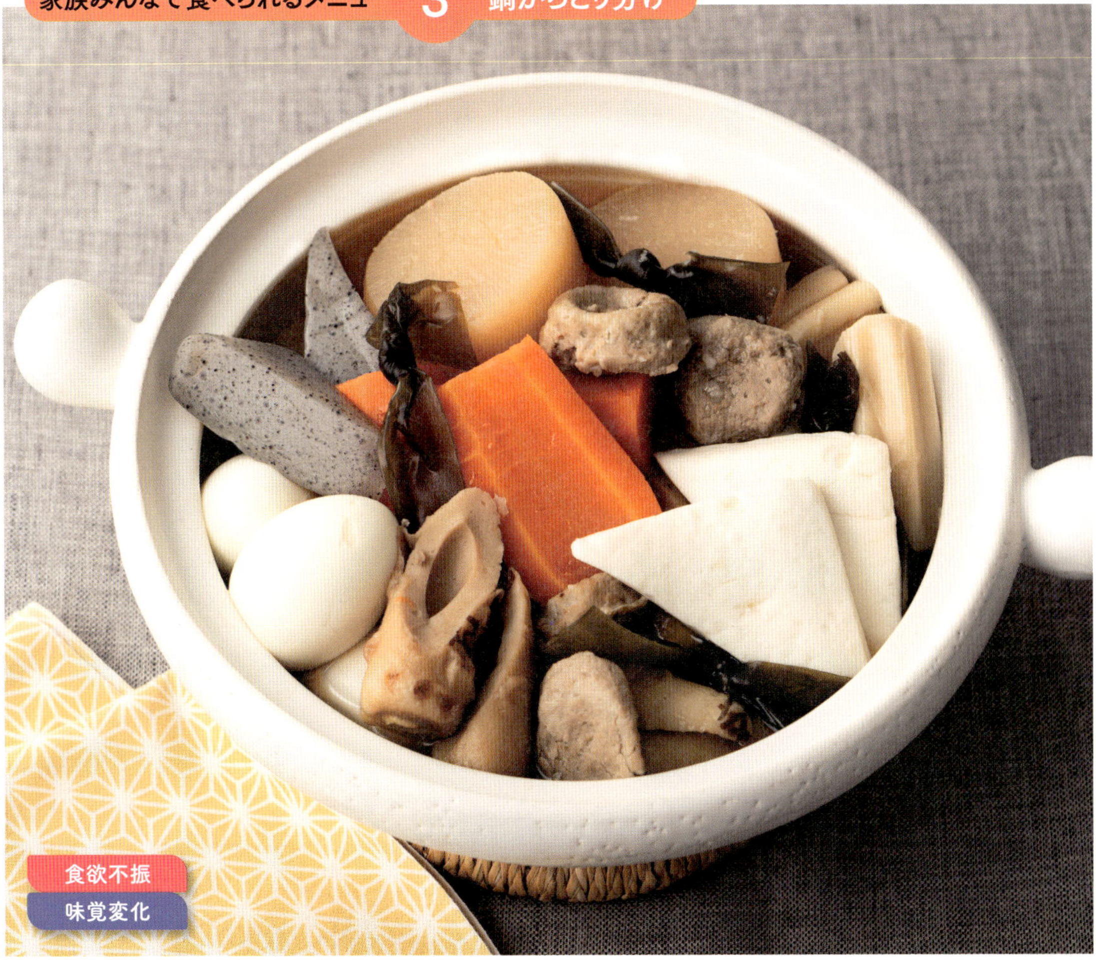

にんじんを加え、栄養と彩りのよさをアップ

おでん

■材料 （4人分）

こんにゃく …… 1枚
大根 …… 8㎝
にんじん …… 1本
はんぺん …… 2枚
ちくわ …… 1本
ちくわぶ …… 1本
結び昆布 …… 4個
ゆで卵 …… 4個
つみれ …… 4個
A だし汁 …… 800㎖〜
　酒 …… 50㎖
　みりん …… 大さじ2
　しょうゆ …… 大さじ3〜

■作り方

1 こんにゃくは4等分に切ってからそれぞれ三角形になるように切り、下ゆでする。

2 大根は2㎝厚さに切る。にんじんは縦半分に切ってから長さを半分に切る。はんぺんは三角形になるように半分に切る。ちくわは食べやすい大きさに斜め切りにする。ちくわぶは縦半分に切って4等分にする。

3 鍋に**A**と**1**、大根、にんじん、結び昆布を入れて火にかけ、沸騰したら中火で20分ほど煮る。

4 そのほかの材料をすべて加え、さらに弱めの中火で30分ほど煮る。

食事メモ おでんは野菜が少ない鍋なので、お好みでじゃがいもやブロッコリー、ねぎなどを入れてもおいしい。

エネルギー	314㎉
たんぱく質	21.0g
食塩相当量	4.3g

＊1人分の栄養データです。

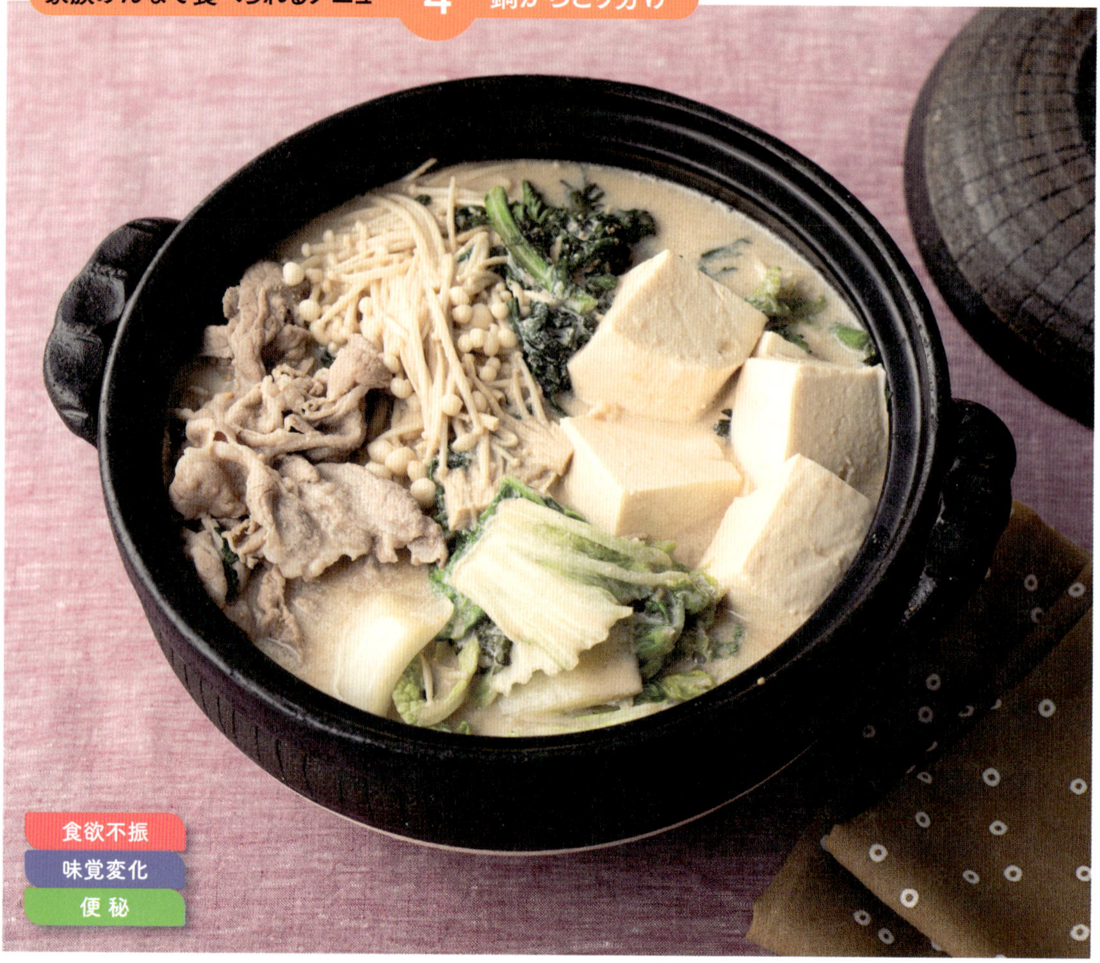

コクのあるやさしい味

豚肉と白菜の豆乳みそ鍋

■材料 (4人分)

豚薄切り肉 …… 300ｇ
木綿どうふ …… 1丁
白菜 …… 4枚
春菊 …… 1束(200ｇ)
えのきたけ …… 2パック
A｜だし汁 …… 600㎖
｜しょうゆ …… 大さじ2
｜酒 …… 大さじ2
｜みそ …… 大さじ2
｜ねり白ごま …… 大さじ2
すり白ごま …… 大さじ2
豆乳(無調整) …… 300㎖～

■作り方

1 豚肉は半分の長さに切る。とうふは8等分に切る。白菜は食べやすい大きさのそぎ切りにする。春菊は4㎝長さに切る。えのきたけは根元を切り落としてほぐす。

2 鍋に**A**を入れてまぜ、すり白ごまを加えて火にかける。温まったら具材を加え、好みのかたさまで煮込む。

3 最後に豆乳を加え全体を温める。

エネルギー	409 kcal
たんぱく質	25.1 g
食塩相当量	2.7 g

＊1人分の栄養データです。

調理のコツ
豆乳とごまとみそでコクを出して、食べごたえをプラス。スープの量が足りなくなったら豆乳で調節してください。

4章 症状や好みに合わせて選びたいときに

主食・主菜・
副菜・汁物・デザート
役立つレシピ73

さまざまな料理の中からお好みのものを選べるように
主食、主菜、副菜、汁物、デザートを
合計 73 品、用意しました。
巻末の「悩み別早見表」も合わせて利用すると
献立づくりに便利です。

食事メモ　刺し身は1尾をその場でおろしてもらうか、さくで買って自分で切ったほうが、衛生面で安心です。

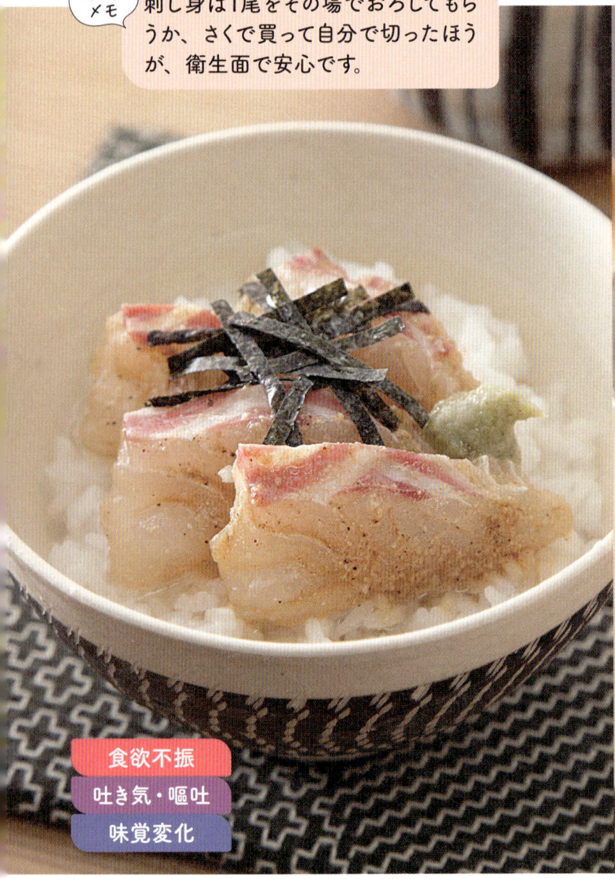

調理の手間いらずで、においが少ない

たい茶漬け

■材料（1人分）

ごはん …… 120g
たい(刺し身) …… 50g
だし汁 …… ¾カップ
刻みのり …… 少々
わさび …… 適宜
<つけだれ>
いり白ごま、しょうゆ、酒 …… 各小さじ1

■作り方

1 たいは薄く切る。
2 つけだれを作る。ごまはあらくすり、しょうゆ、酒とまぜる。**1**を2～3分つけ込む。
3 ごはんを器に盛り**2**をのせる。温めただし汁を注ぎ、のりを散らす。好みでわさびをのせる。

エネルギー	**284**kcal
たんぱく質	**12.9**g
食塩相当量	**1.2**g

食事メモ　梅干しは、やわらかいタイプのものやはちみつ漬けなど、お好みのもので。

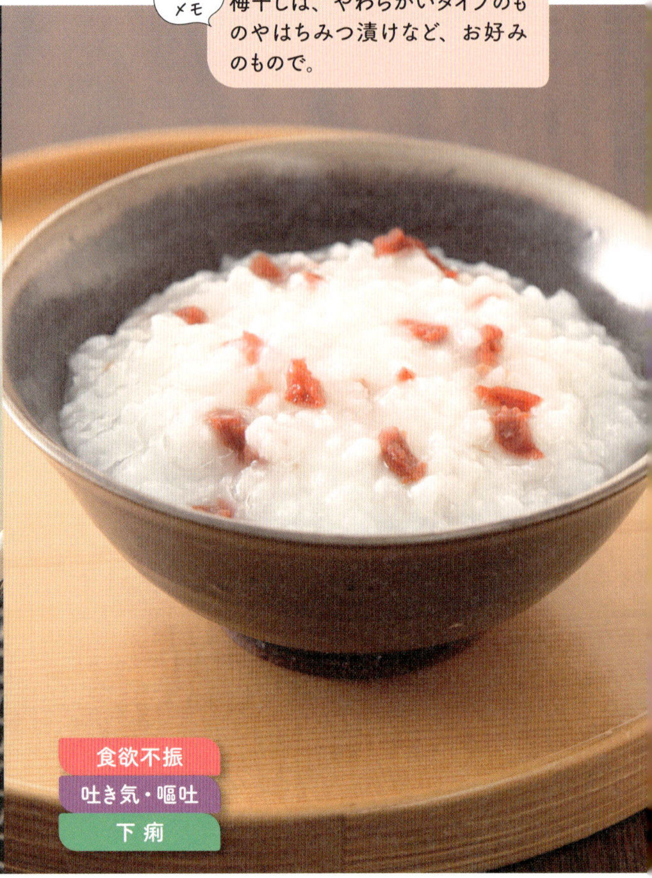

梅干しの酸味で食欲を増進

梅がゆ

■材料（1人分）

米 …… 約⅓合(50g)
水 …… 1カップ
梅干し …… 1個

■作り方

1 米は洗って分量の水を加え、炊く前に30分～1時間ひたしておく。
2 最初は強火で、煮立ったら弱火にし、ふつふつ煮立つ状態になったらふたをして 20 ～ 40 分煮る。吹きこぼれそうなときはふたをずらす。
3 炊き上がったおかゆに刻んだ梅干しを入れ、まぜる。

エネルギー	**132**kcal
たんぱく質	**1.8**g
食塩相当量	**1.5**g

時短のコツ
市販のいなり揚げを使えば手軽にできます。お好きな具を加えて、五目いなりにしても。

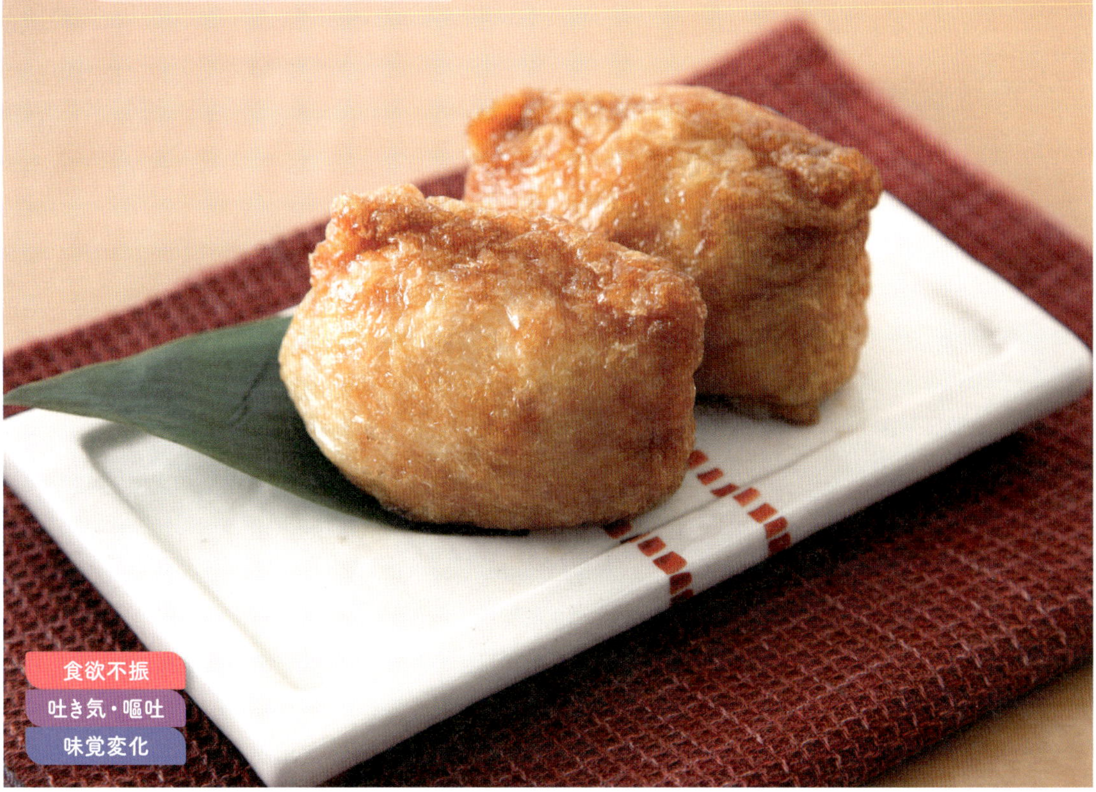

食欲不振
吐き気・嘔吐
味覚変化

主食

甘辛い味で食が進む

いなりずし

■材料 (6個分・1人分は2個)

米 …… 1合(150g)
A 酢 …… 大さじ1½
砂糖 …… 大さじ1
塩 …… 小さじ½
いり白ごま …… 大さじ1
油揚げ …… 3枚
だし汁 …… 1カップ
みりん …… 大さじ1⅓
砂糖 …… 大さじ2
しょうゆ …… 大さじ1⅓

■作り方

1 すしめしを作る。洗った米を「すし」の目盛りの水かげんで炊く。ごはんが炊けたらボウルにあける。

2 **A**をまぜ合わせて**1**にまわし入れ、うちわなどであおぎながらしゃもじで切るように手早くまぜる。ごまを加えて全体をまぜる。

3 油揚げは1枚を2等分に切り、破れないように開き袋状にする。熱湯でさっとゆでて油抜きをし、ざるに上げて水けをきっておく。

4 鍋にだし汁、みりん、砂糖と油揚げを入れ、落としぶたをして弱火で5分ほど煮る。しょうゆを加え、汁けがなくなるまでさらに煮る。

5 **2**のすしめしを1個50g程度にとり分け、軽くにぎって俵形にする。

6 **4**のあら熱がとれたら、汁けを軽くしぼり、油揚げの袋を開いて、**5**を詰める。油揚げの上を折りたたんで形をととのえる。

エネルギー	**286** kcal
たんぱく質	**7.4** g
食塩相当量	**2.1** g

＊1人分の栄養データです。

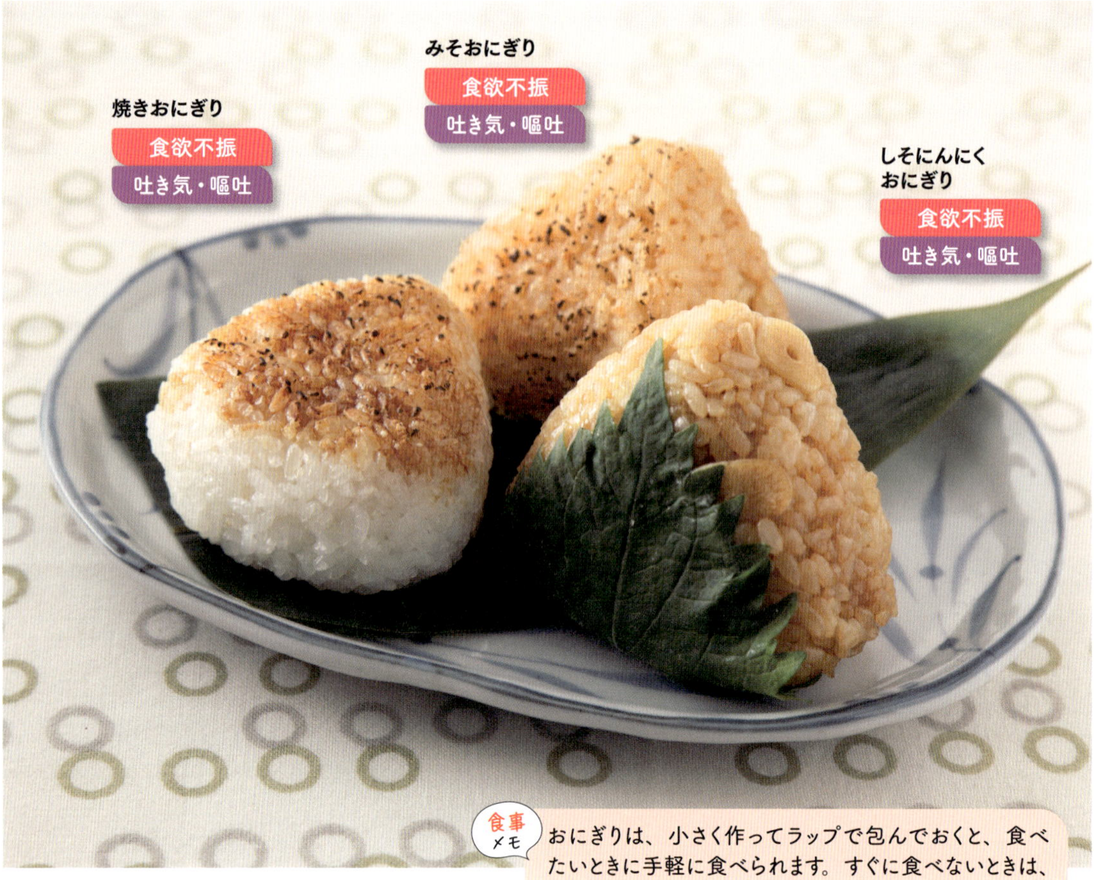

食事メモ おにぎりは、小さく作ってラップで包んでおくと、食べたいときに手軽に食べられます。すぐに食べないときは、食中毒の予防のために冷ましてからラップで包みましょう。焼きおにぎりやみそおにぎりは、フッ素樹脂加工のフライパンでも調理できます。焼きすぎないのがコツ。

選んで食べる楽しさをプラス

おにぎり3種

焼きおにぎり

■材料（1人分）

温かいごはん …… 50g
しょうゆ …… 小さじ½
塩水 …… 適量

■作り方

1 塩水を手につけ、ごはんを手にとってかためのおにぎりをにぎる。

2 **1**を皿やバットにおき、表面を少し乾かす。

3 **2**をオーブントースターで5分ほど、焼き色がつくまで焼く。焼き色がついたらしょうゆをぬる。乾いたら裏返し、しょうゆをぬって乾かす。

エネルギー	80 kcal
たんぱく質	1.2 g
食塩相当量	0.5 g

みそおにぎり

■材料（1人分）

温かいごはん …… 50g
A　みそ …… 小さじ¼
　みりん …… 小さじ¼
　しょうゆ …… 小さじ¼

■作り方

1 ごはんに**A**をまぜ、かためのおにぎりをにぎる。

2 **1**をオーブントースターで焼き、焦げ目がついたら裏返しにして焼く。

エネルギー	84 kcal
たんぱく質	1.3 g
食塩相当量	0.4 g

しそにんにくおにぎり

■材料（1人分）

温かいごはん …… 50g
にんにく …… ¼かけ
青じそ …… 1枚
しょうゆ …… 小さじ1

■作り方

1 にんにくは薄切りにし、しょうゆに一晩漬け込む。

2 **1**をごはんに加えまぜ、かためのおにぎりをにぎる。

3 青じそを**2**の表面に巻きつける。

エネルギー	85 kcal
たんぱく質	1.4 g
食塩相当量	0.9 g

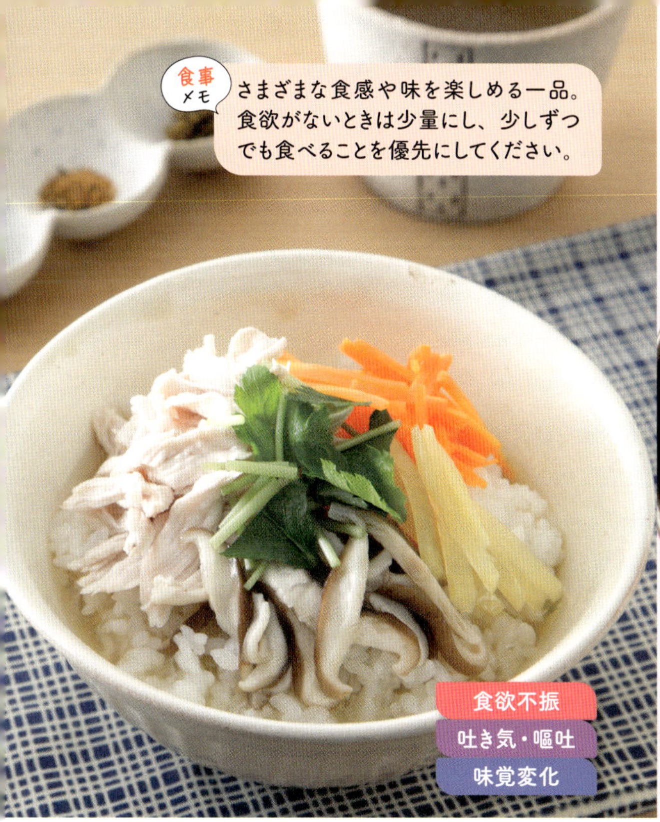
食事メモ
さまざまな食感や味を楽しめる一品。食欲がないときは少量にし、少しずつでも食べることを優先にしてください。
食欲不振
吐き気・嘔吐
味覚変化

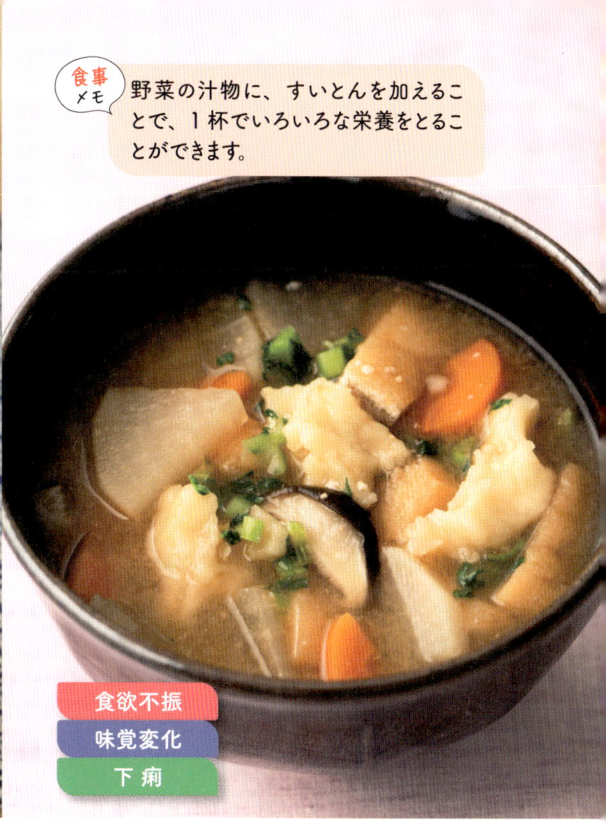
食事メモ
野菜の汁物に、すいとんを加えることで、1杯でいろいろな栄養をとることができます。
食欲不振
味覚変化
下 痢

食欲のないときに。お茶漬けのように食べる

鶏飯《けいはん》

■材料（1人分）

ごはん …… 120g
鶏ささ身 …… 1本(60g)
水 …… 1カップ
塩 …… ひとつまみ
A 固形スープのもと …… ½個
　酒 …… 大さじ1
薄口しょうゆ …… 小さじ1
しいたけ …… 2枚
にんじん …… 20g
三つ葉 …… 少々
たくあん漬け …… 1枚
わさび、七味とうがらし、ゆずこしょう …… 各適宜

■作り方

1 ささ身は火が通りやすいように3等分に切る。

2 鍋に分量の水を入れ、**A**を加えて強火で煮る。煮立ったら**1**を入れて5分くらいゆでる。火が通ったら火を止め、ささ身を鍋に入れたままで冷ます。

3 **2**が冷めたらささ身をとり出し(ゆで汁はとっておく)、こまかく裂く。

4 しいたけは薄切り、にんじんはせん切りにする。耐熱皿にのせて**2**のゆで汁大さじ2をかけ、ラップをして電子レンジで2分加熱する。たくあんはせん切り、三つ葉はざく切りにする。

5 **2**のゆで汁に塩、薄口しょうゆを加えて味をととのえ、スープを作る。

6 ごはんを器に盛り、**3**と**4**を彩りよく並べ、**5**をかける。

7 お好みでわさび、七味とうがらし、ゆずこしょうを加える。

鶏飯

エネルギー	271 kcal
たんぱく質	15.6 g
食塩相当量	2.4 g

つるんと食べやすく栄養がとれる

すいとん汁

■材料（1人分）

A 小麦粉 …… 30g
　水 …… 20mℓ
大根 …… 40g
大根の葉 …… 2～3枚
にんじん …… 25g
しいたけ …… 1枚
油揚げ …… ½枚
だし汁 …… 1カップ
B 酒 …… 小さじ2
　しょうゆ …… 小さじ1
みそ …… 小さじ1

■作り方

1 大根は3㎜厚さのいちょう切りにする。大根の葉はゆでてこまかく刻む。にんじんは3㎜厚さの半月切りにする。しいたけは、薄切りにする。油揚げは湯通しして短冊切りにする。

2 ボウルに**A**を入れてよくねり合わせる。

3 鍋にだし汁と大根、にんじん、しいたけ、**B**を入れ火にかける。沸騰したら中火にして5～6分煮て、油揚げを加える。

4 沸騰した中に**2**を適当な大きさに丸めながら、落とし入れる。

5 4～5分煮たら、みそをとき入れる。器に盛り、大根の葉を散らす。

エネルギー	201 kcal
たんぱく質	8.0 g
食塩相当量	1.8 g

食事メモ　すぐに食べないときは、小さめのおにぎりにして、いつでも食べられるようにしておくといいですよ。

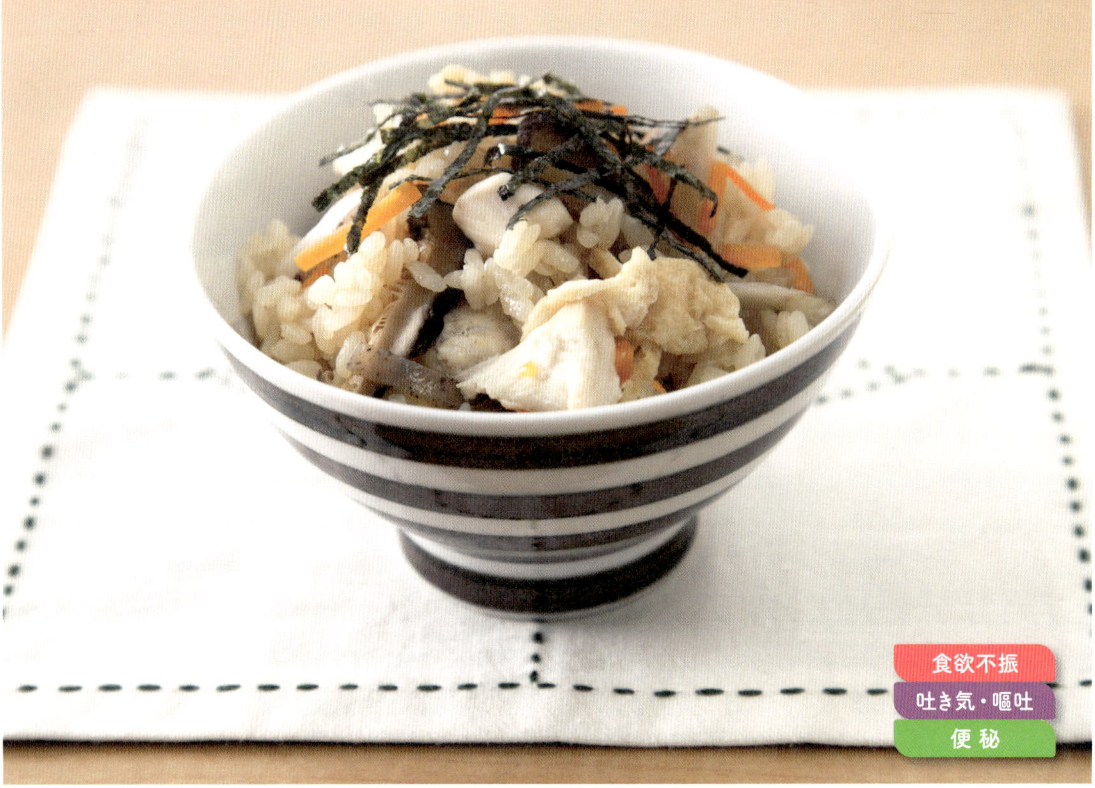

冷めてもおいしく、塩味で食が進む

炊き込みごはん

材料（米2合分・4人分）

米 …… 2合(300g)
だし汁 …… 360㎖
鶏胸肉 …… 50g
干ししいたけ …… 2枚
にんじん …… ⅓本(60g)
ごぼう …… 中½本(70g)
油揚げ …… ½枚
こんにゃく …… ¼枚(70g)
A｜酒、みりん、しょうゆ …… 各大さじ1
塩 …… ひとつまみ
刻みのり …… 適量

作り方

1 干ししいたけは水でもどす。米は洗ってざるに上げ水けをきる。炊飯器の内がまにだし汁を入れ、米を30分ほどひたす。

2 鶏肉は1㎝角、しいたけは水けをしぼって軸をとり、薄切りにする。にんじんは細切りにする。ごぼうは洗ってささがきにし、水に10分ほどつけてアクを抜く。油揚げは熱湯をかけて油抜きし、縦に2等分して細切りにする。

3 こんにゃくは細切りにして1～2分ゆでて水けをきる。

4 ボウルに**2**と**3**を入れ、**A**を加えまぜ、10分ほどおいて下味をつける。

5 **1**の米に**4**を入れて軽くまぜ、普通の水かげんで炊く。炊き上がったら塩を入れてまぜる。器に盛って刻みのりをかける。

エネルギー	**317** kcal
たんぱく質	**8.1** g
食塩相当量	**0.9** g

＊1人分の栄養データです。

人気のめん類の中で、最も栄養価が高い

冷たいそば3種

食事メモ　そばは、体調によって気をつけたい食物です。やわらかめにゆで、ゆっくりよくかんで。めん類の汁は、うまみにひかれてつい飲み干してしまいがちですが、塩分のとりすぎになるので、汁は残しましょう。

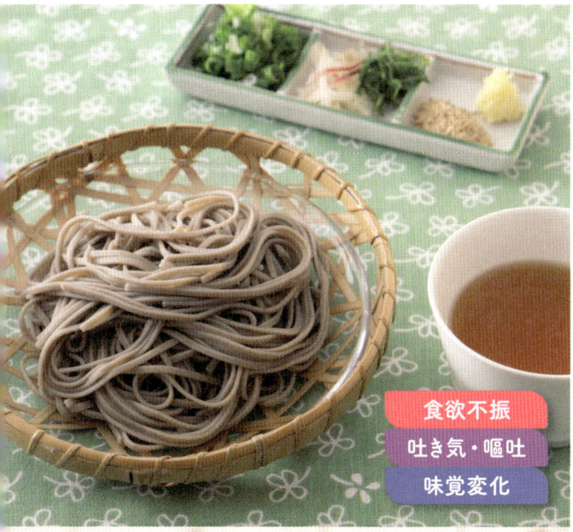

冷たいもりそば

■材料　(1人分)

そば(乾燥) …… 80g
＜つけ汁＞
めんつゆ(3倍濃縮タイプ) …… 大さじ2
水 …… 大さじ4
＜薬味＞
みょうが …… 5g
青じそ …… 1枚
万能ねぎ …… 10g
しょうが …… 5g
いり白ごま …… 少々

■作り方

1 つけ汁の材料を合わせる。
2 みょうがは斜め薄切りにし、青じそはせん切りにする。万能ねぎは小口切り、しょうがはすりおろす。
3 そばをやわらかめにゆで、冷水にとって水けをきる。器に盛り、つけ汁と薬味を添える。

エネルギー	327 kcal
たんぱく質	11.5 g
食塩相当量	3.8 g

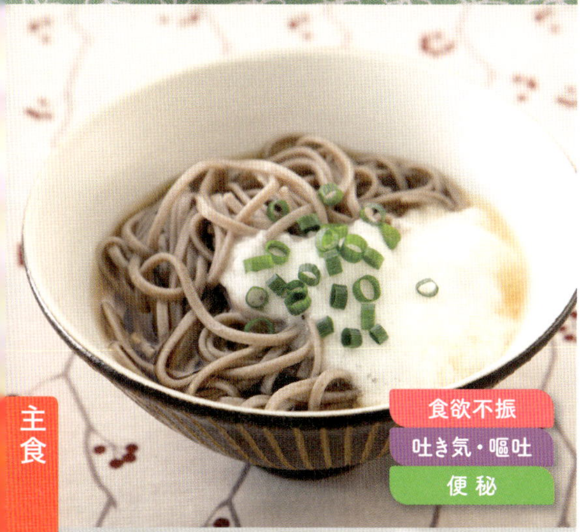

とろろそば

■材料　(1人分)

そば(乾燥) …… 80g
＜つけ汁＞
めんつゆ(3倍濃縮タイプ) …… 大さじ2
水 …… 大さじ4
＜薬味＞
長いも …… 70g
万能ねぎ …… 10g

■作り方

1 つけ汁の材料を合わせる。
2 長いもはすりおろす。万能ねぎは小口切りにする。
3 そばをやわらかめにゆで、冷水にとって水けをきり、器に盛る。
4 **3**に**1**をかけ、**2**のとろろをのせ、万能ねぎを散らす。

エネルギー	358 kcal
たんぱく質	12.0 g
食塩相当量	3.8 g

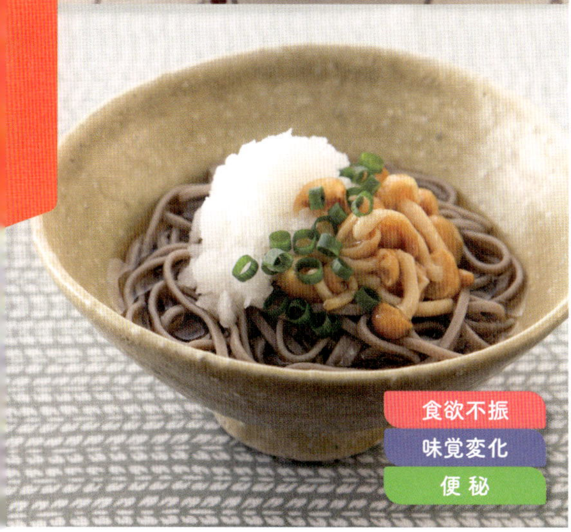

おろしそば

■材料　(1人分)

そば(乾燥) …… 80g
＜つけ汁＞
めんつゆ(3倍濃縮タイプ) …… 大さじ2
水 …… 大さじ4
＜薬味＞
大根 …… 100g
なめこ …… 20g
万能ねぎ …… 10g

■作り方

1 つけ汁の材料を合わせる。
2 大根はすりおろして軽く水けをしぼる。なめこはさっとゆがく。万能ねぎは小口切りにする。
3 そばをやわらかめにゆで、冷水にとって水けをきる。
4 器に盛り、**2**の大根おろし、なめこをのせ、**1**をかける。万能ねぎを散らす。

エネルギー	331 kcal
たんぱく質	11.4 g
食塩相当量	3.8 g

食事メモ　うーめんは、油を使わずに作られた、体にやさしい乾燥めんです。そうめんよりも太く、短いのが特徴。

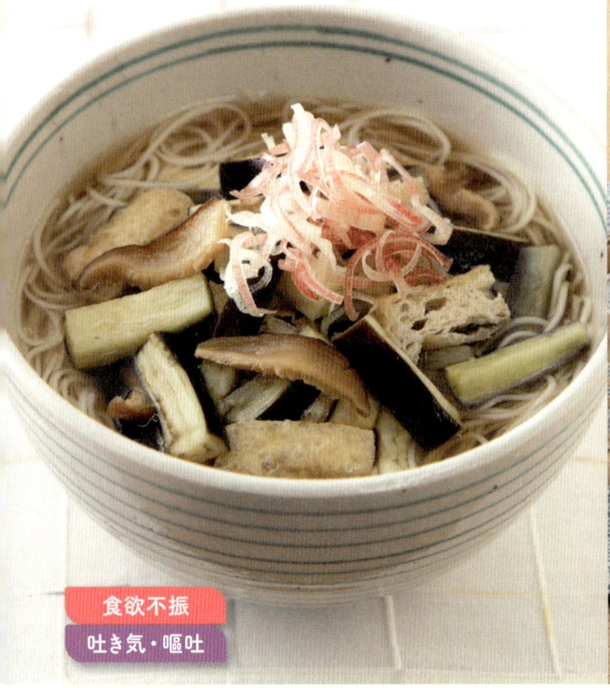

薬味が食欲をそそる一品

うーめん汁

■材料　（1人分）

うーめん（そうめんの一種・乾燥）…… 80g
なす …… 小1個
油揚げ …… ½枚
干ししいたけ …… 2g
みょうがが …… 4g
A｜めんつゆ（3倍濃縮タイプ）…… 50mℓ
　｜水 …… 1¾カップ

■作り方

1 うーめんはややかためにゆで、水で洗っておく。

2 なすは3～4㎝長さの拍子木切り、油揚げは短冊切り、干ししいたけはもどして薄切り、みょうがは小口切りにする。

3 鍋に**A**を入れて火にかけ、なす、油揚げ、しいたけを入れ、なすがやわらかくなったら**1**を入れる。

4 器に盛って、刻んだみょうがをのせる。

エネルギー	**376** kcal
たんぱく質	**12.4** g
食塩相当量	**6.6** g

時短のコツ　乾めんではなく、市販のゆでうどんを使っても。市販のゆでうどんは包装したまま冷凍できます。

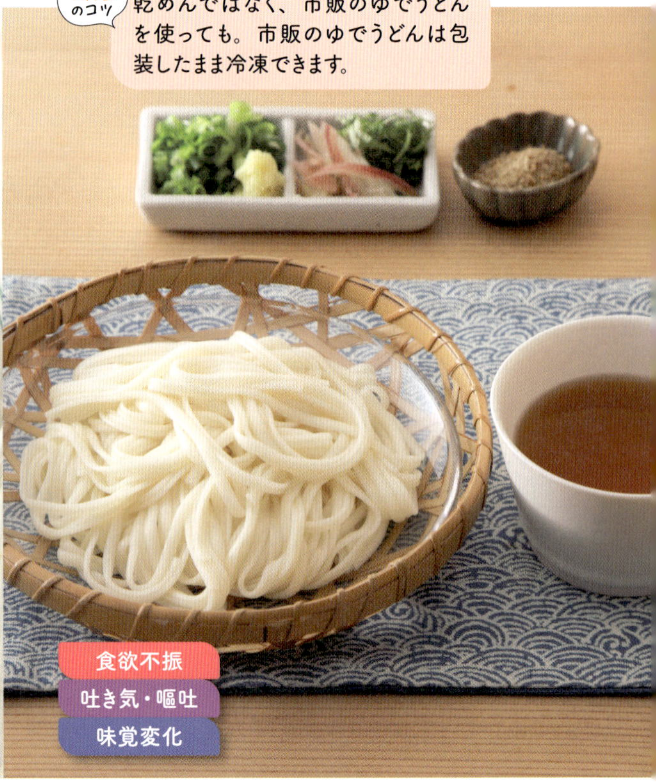

のどごしがよく、さっぱりと食べられる

冷たいもりうどん

■材料　（1人分）

ゆでうどん …… 200g（乾めんの場合65g）
<つけ汁>
めんつゆ（3倍濃縮タイプ）…… 大さじ2
水 …… 大さじ4
<薬味>
みょうが …… 5g
青じそ …… 1枚
万能ねぎ …… 10g
しょうが …… 5g
いり白ごま …… 適量

■作り方

1 つけ汁の材料を合わせる。

2 みょうがは斜め薄切りにし、青じそはせん切りにする。万能ねぎは小口切り、しょうがはすりおろす。

3 うどんをやわらかめにゆで、冷水にとって水けをきる。器に盛り、**1**と**2**、ごまを添える。

エネルギー	**242** kcal
たんぱく質	**6.7** g
食塩相当量	**4.2** g

食事メモ　ラーメンは、体調によっては気をつけたい食べ物です。不快感が出るときは、うどんやそうめんにかえても◎。

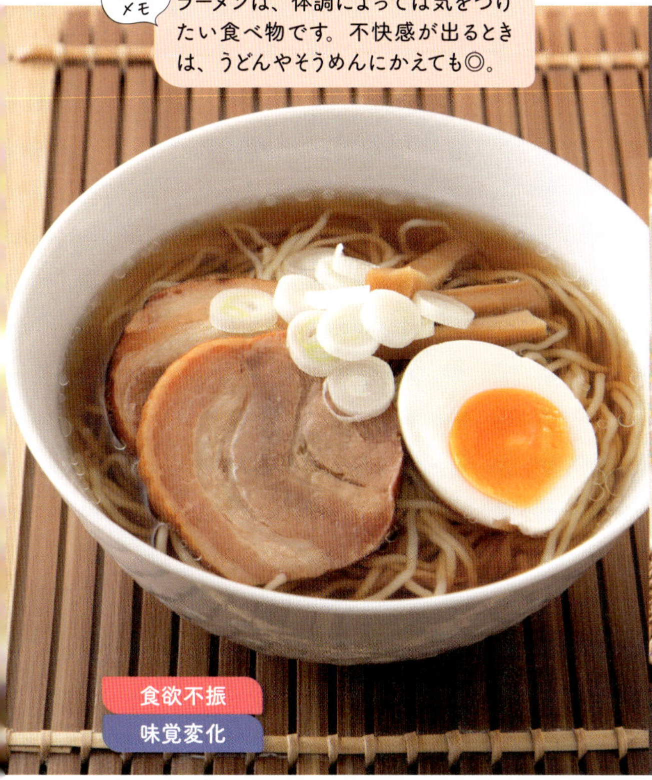

これならば食べられそうと思ったときに

ラーメン

■材料（1人分）

中華めん(生)…… 1玉(120g)
焼き豚(市販)…… 2枚(20g)
ゆで卵 …… ½個分
ねぎ …… 10g
メンマ(市販)…… 10g
<スープ>
中華だしのもと …… 小さじ1
しょうゆ …… 大さじ1
水 …… 1½カップ
ごま油 …… 小さじ1
※市販のラーメンセット(めん、スープ付)でもよい。

■作り方

1 焼き豚は薄くスライスする。ゆで卵は殻をむいて縦半分に切り、ねぎは小口切りにする。
2 鍋にスープの材料を入れて煮立てる。
3 めんをゆで、湯をきって器に盛る。**2**を注ぎ、**1**の具とメンマをのせる。

エネルギー	**429** kcal
たんぱく質	**18.1** g
食塩相当量	**5.2** g

時短のコツ　市販の冷やし中華セット（中華めんとたれのセット）でもかまいません。

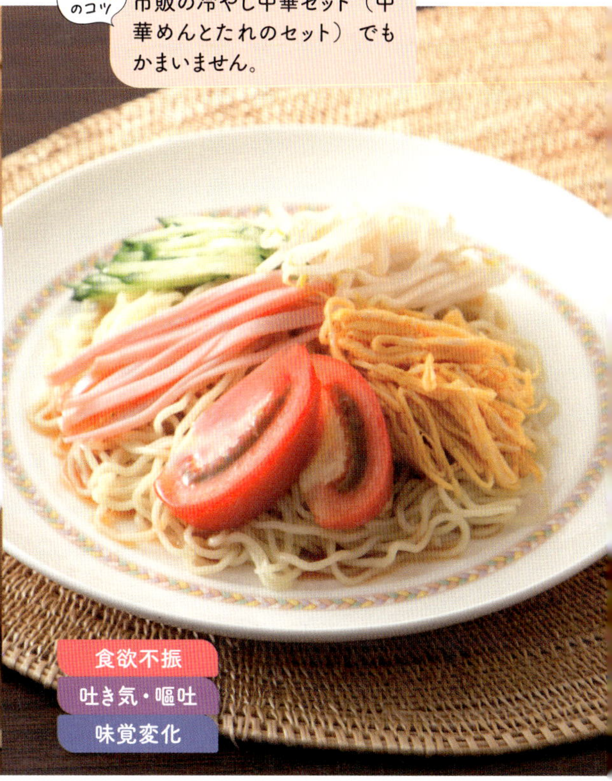

たれの酸味と具のさまざまな食感で食欲増進

冷やし中華

■材料（1人分）

中華めん(生)
…… 1玉(120g)
ハム …… 1枚
きゅうり …… ⅓本(30g)
もやし …… 30g
トマト …… 中⅙個(30g)
卵 …… ½個
塩 …… ひとつまみ
サラダ油 …… 小さじ½

<たれ>
A 水 …… ¼カップ
中華だしのもと
…… 小さじ¼
しょうゆ
…… 大さじ1
酢 …… 大さじ1
砂糖 …… 小さじ1
ごま油 …… 小さじ½

■作り方

1 ハムはせん切りにする。きゅうりは斜め薄切りにしてから、重ねてせん切りにする。もやしはひげ根をとりさっとゆでる。トマトはくし形に切る。
2 卵は塩を加えてとく。フライパンに油を引いて熱し、薄焼き卵を作る。冷まして細切りにする。
3 めんをゆで、冷水にとって洗い、水けをきる。
4 **A**をまぜ、たれを作る。
5 器に**3**を盛り、**1**と**2**をのせて**4**をかける。

エネルギー	**450** kcal
たんぱく質	**17.6** g
食塩相当量	**4.3** g

栄養メモ　スパゲッティやマカロニなどのパスタは、食物繊維が豊富。油をオリーブ油にすると、便秘解消の一品に。

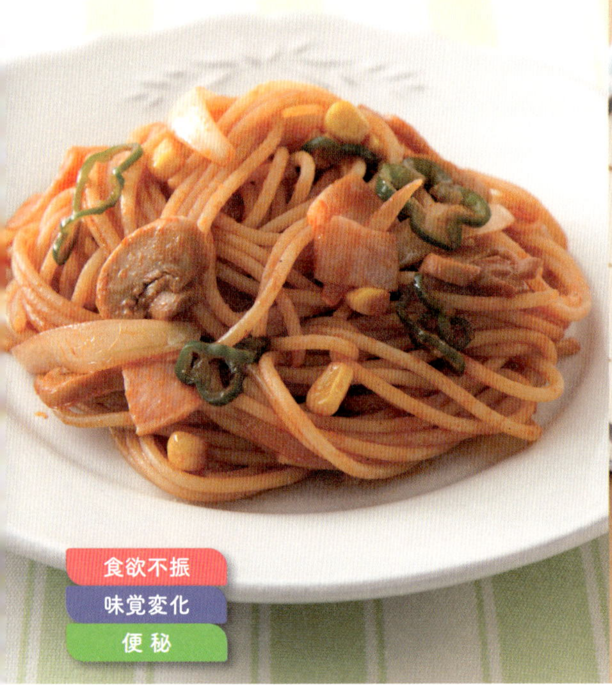

食欲不振
味覚変化
便秘

トマトケチャップの甘ずっぱさで食が進む
ナポリタン

■材料（1人分）

スパゲッティ（乾燥）……80g
ハム……1枚
ピーマン……½個（20g）
マッシュルーム水煮（缶詰）……30g
玉ねぎ……中⅕個（40g）
ホールコーン缶……大さじ1
サラダ油……大さじ1
A トマトケチャップ……大さじ3
A ウスターソース……小さじ1
塩、こしょう……各少々

■作り方

1 スパゲッティを表示どおりにゆでる。
2 ハムは大きめの短冊切り、ピーマンは輪切り、マッシュルームは薄切り、玉ねぎは薄いくし形に切る。
3 フライパンに油を引き、**2**を入れていためる。玉ねぎが透き通ってきたら**1**とコーンを加え、全体をまぜる。
4 **A**を加えてまぜ、塩、こしょうで味をととのえる。

エネルギー	508kcal
たんぱく質	13.8g
食塩相当量	3.0g

調理のコツ　中華めんは電子レンジで少し温めると、ほぐれやすくなります。

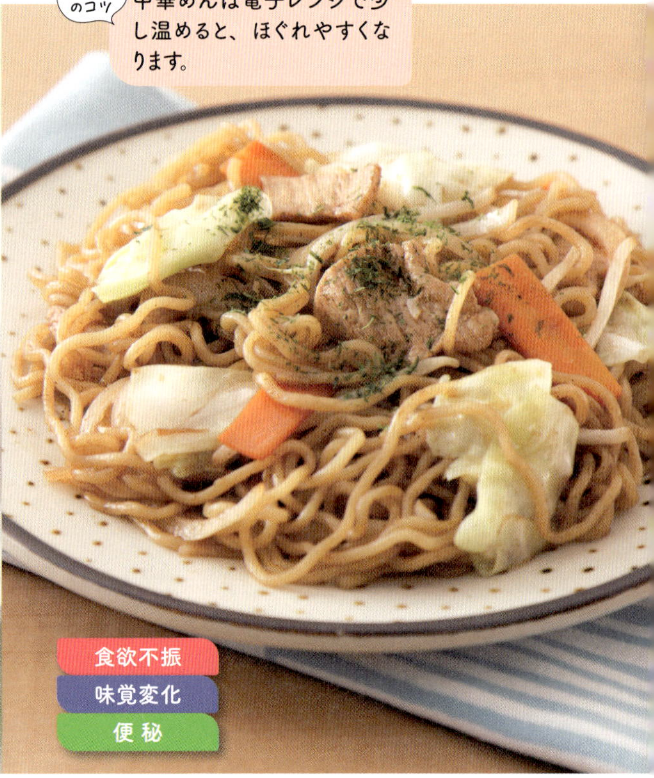

食欲不振
味覚変化
便秘

濃いめの味とソースの香ばしさで食欲増進
焼きそば

■材料（1人分）

中華めん（蒸し）……1玉（160g）
豚もも薄切り肉……40g
キャベツ……40g
にんじん……10g
玉ねぎ……中⅛個（25g）
もやし……20g
サラダ油……大さじ1
水……大さじ1
青のり……少々
A しょうゆ……小さじ1
A ウスターソース……大さじ1

■作り方

1 豚肉は一口大に切る。キャベツはざく切り、にんじんは短冊切り、玉ねぎは薄切りにする。もやしはひげ根をとる。
2 フライパンに油を引き、豚肉をいためる。色が変わったら**1**の残りの材料を入れて、火が通るまでいためる。
3 めんをほぐしながら入れ、分量の水を加えさらにいためる。
4 **A**を加え、全体をまぜる。
5 器に盛り、青のりをかける。

エネルギー	485kcal
たんぱく質	15.8g
食塩相当量	3.0g

調理のコツ
パンの耳がかたくて気になるようなら、カットすると口内炎がある人も食べやすくなります。

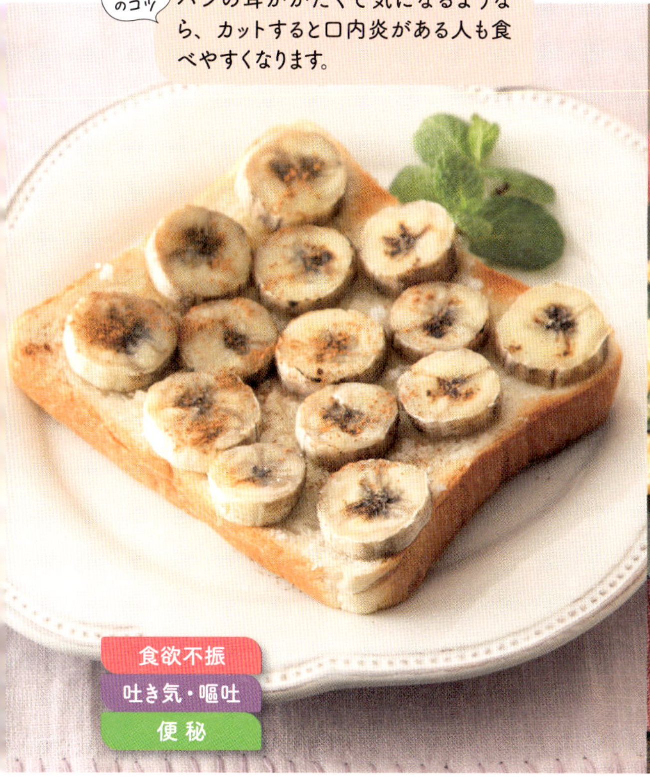

食欲不振
吐き気・嘔吐
便秘

間食にもおすすめ
バナナトースト

■材料（1人分）

食パン（6枚切り）…… 1枚
バナナ …… 1本
バター …… 小さじ1
砂糖 …… 小さじ1
シナモンパウダー …… 適宜
ミントの葉 …… 1枚

■作り方

1 バナナは皮をむいて輪切りにする。パンにバターをぬり、砂糖の半量をかける。

2 パンに**1**のバナナをのせ、その上から残りの砂糖をかける。

3 オーブントースターで**2**を焼き、好みでシナモンパウダーをかける。器に盛り、ミントの葉を飾る。

エネルギー	**284** kcal
たんぱく質	**5.2** g
食塩相当量	**0.8** g

栄養メモ
にらは、βカロテンやビタミンE、食物繊維などさまざまな栄養を含むスタミナ食材です。

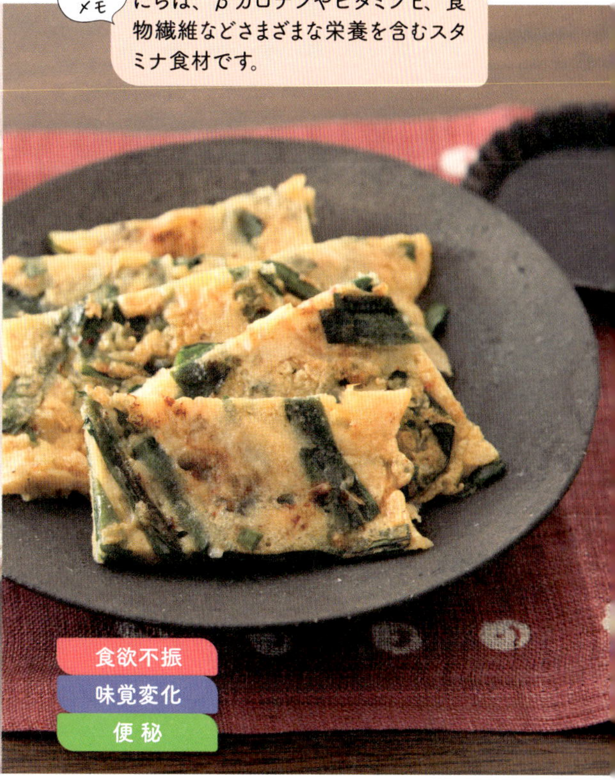

食欲不振
味覚変化
便秘

スタミナを補給する
チヂミ

■材料（1人分）

白菜キムチ（市販）…… 30g
にら …… 25g
あさり（水煮）…… 25g
A 小麦粉 …… ¼カップ
　水 …… 大さじ2
　卵 …… ¼個分
ごま油 …… 大さじ1
B しょうゆ …… 小さじ1
　酢 …… 小さじ½
　ごま油 …… 小さじ½

■作り方

1 キムチは細切りにし、にらは3～4㎝長さに切る。あさりは水けをきっておく。

2 **A**をまぜ合わせ、**1**を加えてさらにまぜる。

3 フライパンにごま油を入れて熱し、**2**の半量を流し入れ、広げる。端が固まってきたら裏返して、両面を焼く。同様にもう1枚焼く。

4 食べやすい大きさに切って器に盛る。**B**を合わせたたれを添える。お好みでコチュジャンを添えても。

エネルギー	**283** kcal
たんぱく質	**9.0** g
食塩相当量	**2.0** g

主食

さわやかな香りが食欲をそそる

豚肉のレモン風味しょうが焼き

■材料 (1人分) ＊レモン汁を含む

豚肉(しゃぶしゃぶ用) …… 70g
玉ねぎ …… ¼個
レモン …… ½個
A
- 酒 …… 小さじ2
- みりん …… 小さじ2
- しょうゆ …… 小さじ2
- おろししょうが …… 小さじ2
- レモン汁 …… 大さじ1

サラダ油 …… 小さじ1
パセリ …… 少々

■作り方

1 玉ねぎは薄切りにする。レモンは半分を薄い半月切りにして、残りの半分は果汁をしぼる(**A**のレモン汁)。

2 **A**をまぜ合わせてバットに入れ、豚肉とレモンを加え10分ほどつけ込む。

3 フライパンに油を熱し、玉ねぎを加えいためる。しんなりしてきたら、軽く汁けをきった**2**の豚肉を入れて両面返しながら焼く。

4 つけ汁を加え1～2分焼きからめる。器に盛り、パセリを添える。

エネルギー	**262**kcal
たんぱく質	**11.7**g
食塩相当量	**1.8**g

食事メモ しゃぶしゃぶ用肉を使っているので食べやすく、レモン風味でさっぱりとしたおいしさです。

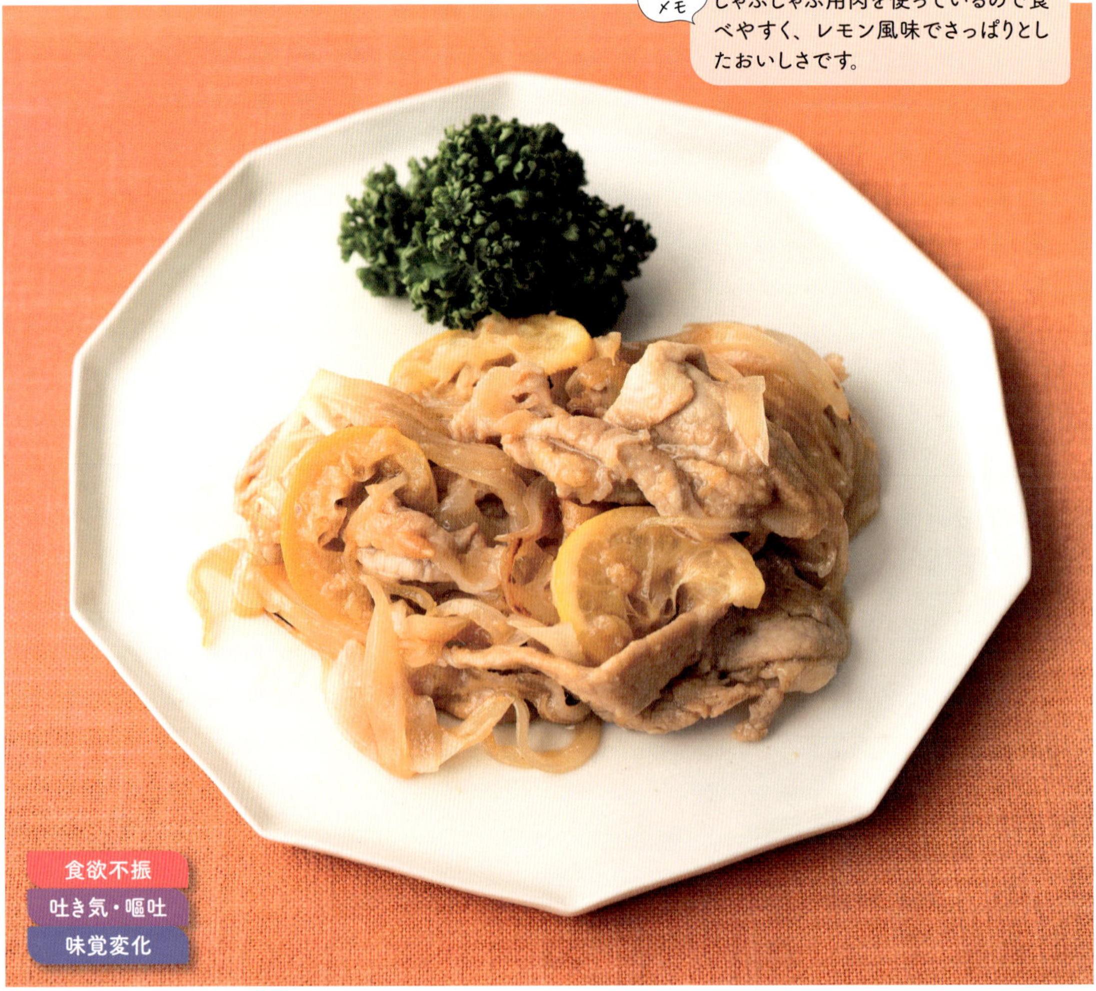

食欲不振
吐き気・嘔吐
味覚変化

青のり風味のやわらかい肉で食欲アップ

豚ヒレ肉の青のりまぶし焼き

■材料 （1人分）

豚ヒレかたまり肉 …… 70ｇ

A
- 酒 …… 小さじ1
- ポン酢しょうゆ …… 大さじ1
- かたくり粉 …… 小さじ½

青のり …… 適量

ミニトマト …… 2個

サラダ油 …… 小さじ2

■作り方

1 豚肉は3枚に切って、厚みを均等にするように包丁の背などでたたく。

2 バットに**A**をまぜ合わせ、豚肉を入れて両面まんべんなく20分ほどつけ込む。青のりを全体にまぶす。

3 フライパンに油を熱し、**2**を入れて中火で片面2分ほど焼く。返して1分ほど焼いてふたをして1分ほど蒸し焼きにする。器に盛り、半分に切ったミニトマトを添える。

エネルギー	181 kcal
たんぱく質	14.0 g
食塩相当量	1.6 g

食事メモ　青のりをまぶすことで、風味よく、塩分を控えめにすることができます。

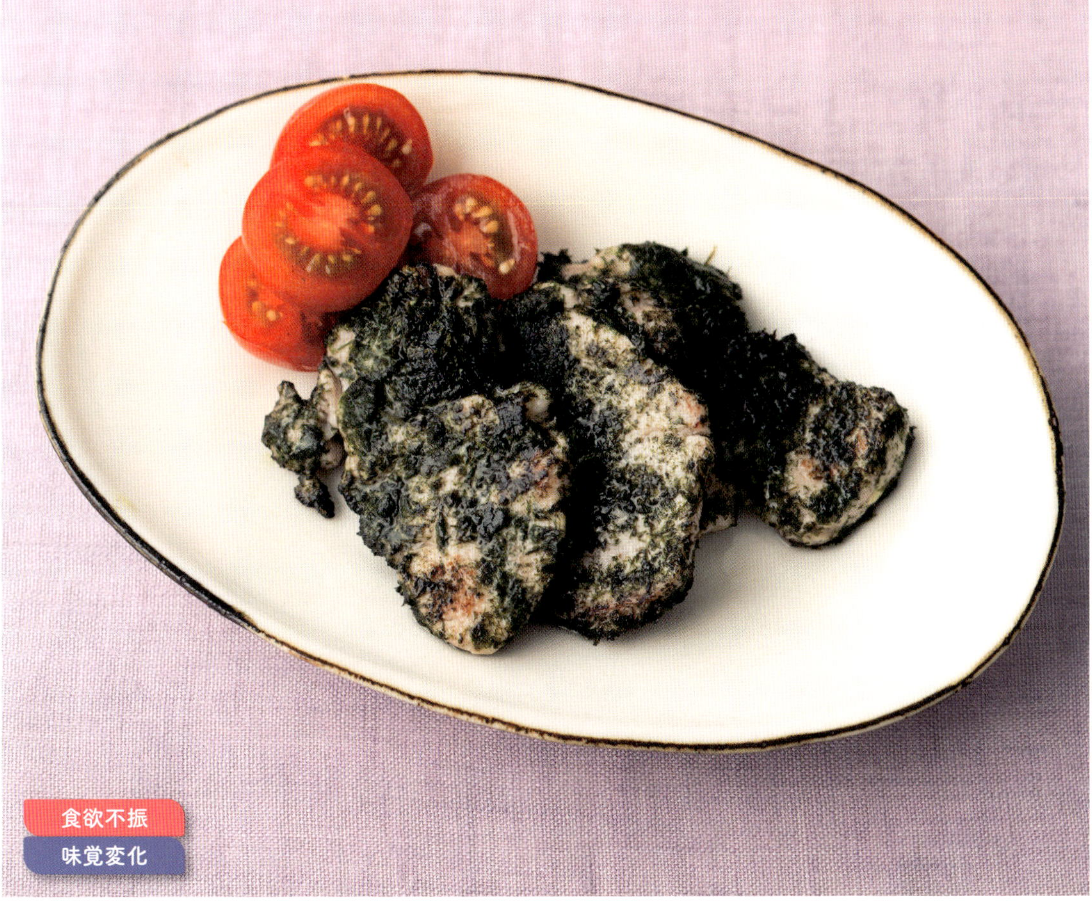

食欲不振

味覚変化

トースターで簡単にできる

のし鶏

■材料（作りやすい分量・2人分）

鶏ひき肉 …… 140ｇ
プロセスチーズ …… 40ｇ
エリンギ …… 1本
A
みそ …… 小さじ2
砂糖 …… ひとつまみ
かたくり粉 …… 小さじ2

■作り方

1. チーズとエリンギは5㎜角に切る。
2. ボウルでひき肉と**1**、**A**をまぜ合わせる。
3. 天板にアルミホイルを敷き、薄く油（分量外）をぬる。**2**を1.5～2㎝の厚さにのばし、表面を平らにする。
4. トースターで20分ほど焼く（途中、表面が焦げないようにアルミホイルをかぶせる）。
5. 焼けたら、食べやすい大きさに切り分ける。

エネルギー	**210** ㎉
たんぱく質	**15.5** g
食塩相当量	**1.4** g

＊1人分の栄養データです。

素材のうまみを生かしたやさしい味

鶏ささ身の野菜巻きレンジ蒸し

■材料（1人分）

鶏ささ身 …… 1枚
さやいんげん …… 2本
にんじん …… 15ｇ
チンゲンサイ …… 1株
小麦粉 …… 少々
A
水 …… 大さじ1
酒 …… 小さじ2
鶏ガラスープのもと …… 小さじ⅓
B
ごま油 …… 小さじ1
めんつゆ（3倍濃縮タイプ） …… 小さじ1

■作り方

1. ささ身は筋をとり包丁の背などでたたいて薄くのばす。いんげんは長さを3等分に切り、さらに縦半分に切る。にんじんは4㎝長さのせん切りにする。チンゲンサイは縦に4等分にして長さを半分に切る。
2. にんじんといんげんをラップで包み、電子レンジで1分加熱する。
3. ささ身に小麦粉を薄く振り、あら熱のとれた**2**をのせて、巻く。
4. 耐熱皿にチンゲンサイを敷いて**3**をのせ、まぜた**A**をまわしかけて、ラップをし、2分加熱する。上下を返し、さらに2分加熱する。
5. **4**のささ身巻きを3等分に切って器に盛り、チンゲンサイを添える。蒸し汁と**B**をまぜ合わせたたれをかける。

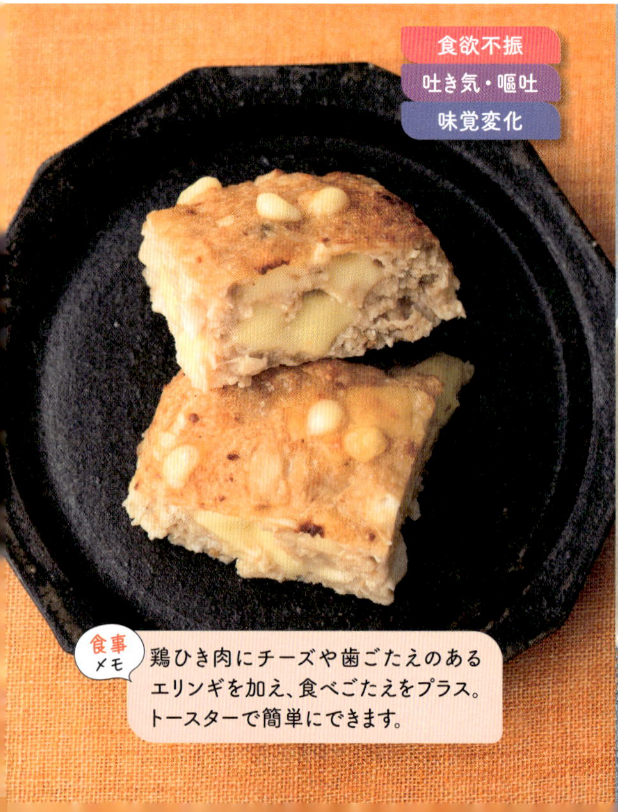

食欲不振
吐き気・嘔吐
味覚変化

食事メモ
鶏ひき肉にチーズや歯ごたえのあるエリンギを加え、食べごたえをプラス。トースターで簡単にできます。

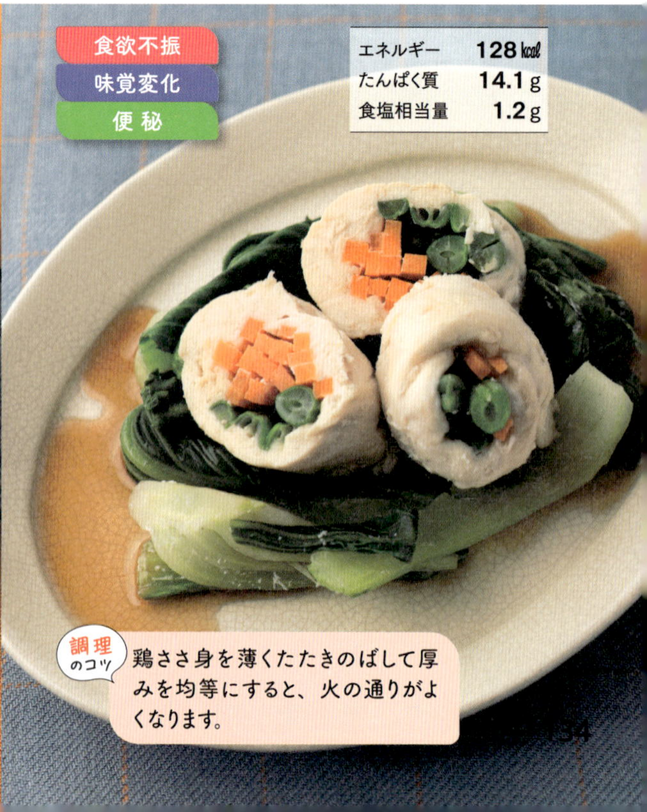

食欲不振
味覚変化
便 秘

エネルギー	**128** ㎉
たんぱく質	**14.1** g
食塩相当量	**1.2** g

調理のコツ
鶏ささ身を薄くたたきのばして厚みを均等にすると、火の通りがよくなります。

主菜と副菜を兼ねた一品

和風ポトフ

■材料　（1人分）

里いも …… 大1個(40g)
にんじん …… 20g
ねぎ …… 10g
白菜 …… ½枚(30g)
鶏もも肉 …… 40g
水 …… ¾カップ
固形スープのもと …… ½個
塩、こしょう …… 各少々

■作り方

1 里いもは皮をむき一口大に切る。ゆでて、水洗いしてぬめりをとる。にんじんは一口大、ねぎは3㎝長さに切る。白菜は3〜4㎝幅に切る。

2 鶏肉は一口大に切る。

3 鍋に分量の水を沸かし、**1**と**2**を入れ、火が通ったら固形スープのもとを加えてさらに煮る。塩、こしょうで味をととのえる。

エネルギー	**117** ㎉
たんぱく質	**7.9** g
食塩相当量	**1.4** g

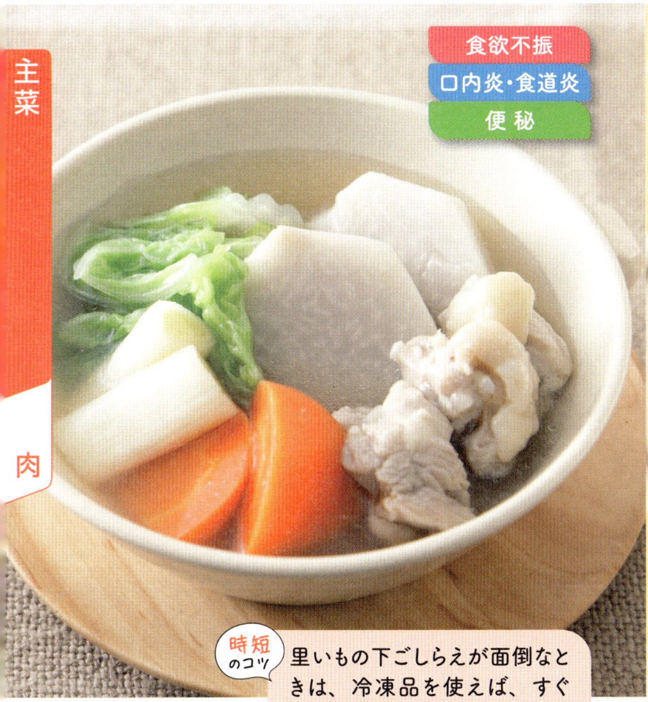

主菜

肉

時短のコツ　里いもの下ごしらえが面倒なときは、冷凍品を使えば、すぐに調理できます。

甘めのドレッシングで食べやすい

牛しゃぶ入りおかずサラダ

■材料　（1人分）

牛肉(しゃぶしゃぶ用) …… 70ｇ
スナップえんどう …… 3本
サニーレタス ……1枚
水菜 …… 20ｇ
トマト …… ½個
A りんご酢 …… 大さじ1
はちみつ …… 小さじ1
塩、こしょう …… 各少々
オリーブ油 …… 小さじ2

■作り方

1 スナップえんどうは筋をとり、ゆでて斜め切りにする。サニーレタスは食べやすい大きさに手でちぎる。水菜は3㎝長さに切る。トマトは乱切りにする。

2 沸騰した湯で牛肉をゆでて氷水にとり、水けをきる。

3 ボウルに**A**をまぜ合わせる。

4 器に**1**と**2**を盛り、**3**をまわしかける。

エネルギー	**295** ㎉
たんぱく質	**10.9** g
食塩相当量	**0.9** g

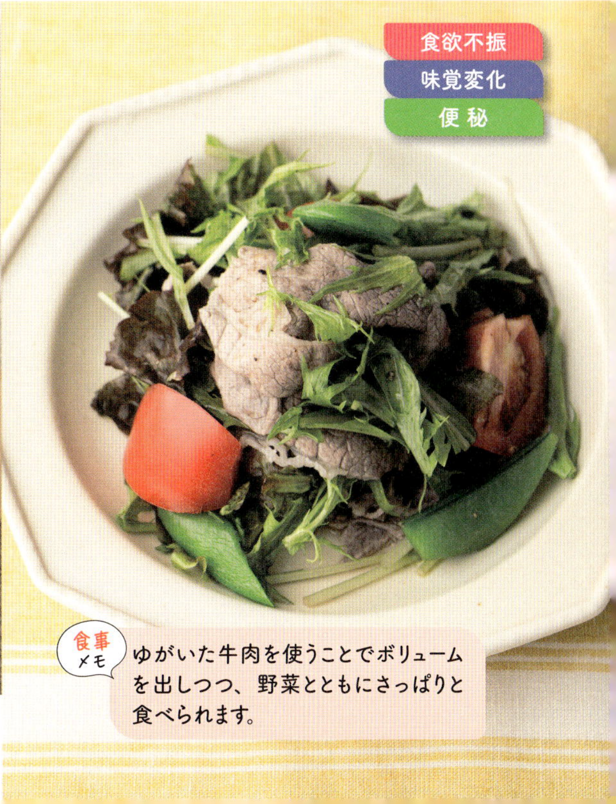

食事メモ　ゆがいた牛肉を使うことでボリュームを出しつつ、野菜とともにさっぱりと食べられます。

かじきがしっとりして食べやすい

かじきとキャベツのレンジ蒸し

■材料 (1人分)

かじき(切り身)
……小1切れ(70g)
かたくり粉 …… 少々
キャベツ …… 80g
にんじん …… 30g

A
酒 …… 小さじ1
みりん …… 小さじ1
しょうゆ …… 大さじ½
おろししょうが
…… 小さじ½

白こしょう …… 少々

■作り方

1 かじきは一口大に切り、薄くかたくり粉をまぶす。キャベツは一口大に切る。にんじんは短冊切りにする。

2 耐熱皿に**1**のキャベツを敷き詰め、にんじんとかじきをのせる。水大さじ1(分量外)をまわしかけて、ふんわりラップをして電子レンジで3分加熱する。

3 皿をとり出して全体をまぜ合わせる。**A**をまわしかけて、ふんわりラップをして、再度1分30秒加熱する。

4 そのまま2分ほどおいて、仕上げに白こしょうを加えまぜる。

エネルギー	**146** kcal
たんぱく質	**12.2** g
食塩相当量	**1.5** g

良質なたんぱく質がとれる

ぶりの照り焼き

■材料 (1人分)

ぶり …… 1切れ(80g)

A
しょうゆ
…… 大さじ½
砂糖 …… 大さじ½
酒 …… 大さじ½
みりん …… 小さじ1

サラダ油 …… 小さじ1

<つけ合わせのなます>

大根 …… 30g
にんじん …… 5g

B
酢 …… 大さじ½
砂糖 …… 小さじ½

■作り方

1 **A**をまぜ、ぶりを10分ほどつける。

2 なますを作る。大根とにんじんは薄い輪切りにしてからせん切りにし、塩少々(分量外)を振り、水けをしぼり**B**であえる。

3 フライパンに油を熱し、**1**のぶりを焼く。両面を焼いたら一度とり出す。

4 フライパンの油をふき、**1**のたれを入れて煮詰める。

5 **3**のぶりを**4**に戻し入れ、たれをからめる。器に盛り、**2**を添える。

エネルギー	**259** kcal
たんぱく質	**15.6** g
食塩相当量	**1.6** g

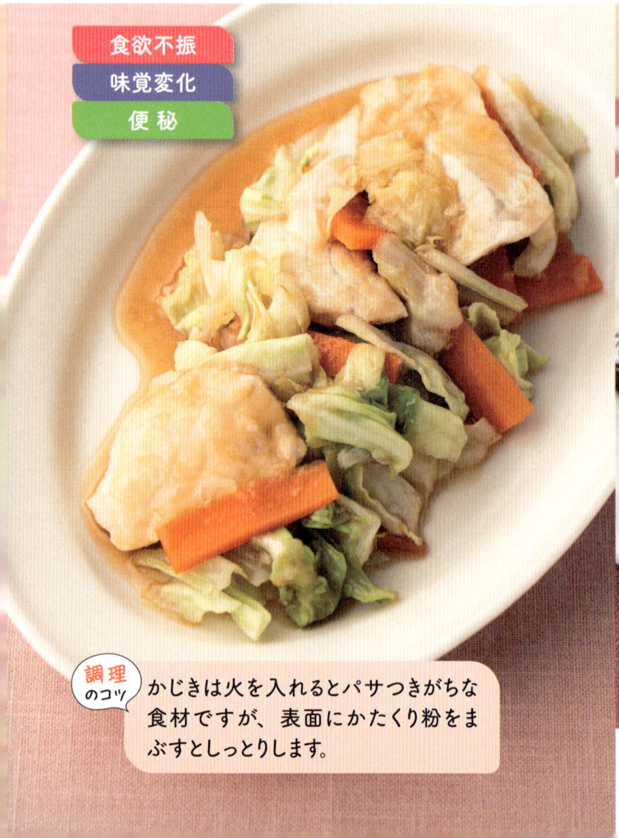

調理のコツ　かじきは火を入れるとパサつきがちな食材ですが、表面にかたくり粉をまぶすとしっとりします。

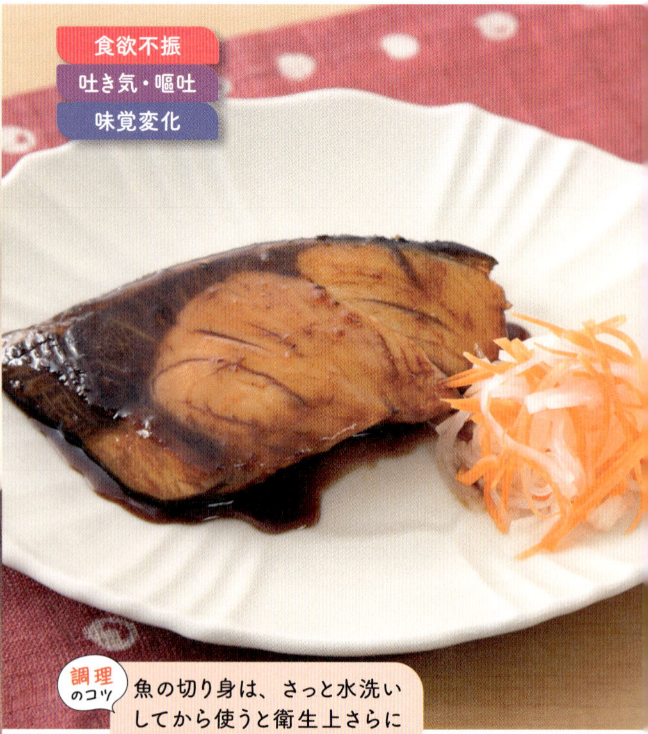

調理のコツ　魚の切り身は、さっと水洗いしてから使うと衛生上さらに安心です。

ふんわり香るカレーの風味が食欲をそそる

鮭とパプリカのカレーマヨいため

材料 （1人分）

生鮭(切り身) …… 小1切れ(70ｇ)
小麦粉 …… 少々
玉ねぎ …… ¼個
パプリカ(赤、黄) …… 各¼個
カレー粉 …… 小さじ1
A | 酒 …… 小さじ2
　| 水 …… 小さじ2
B | マヨネーズ …… 小さじ2
　| しょうゆ …… 小さじ1
サラダ油 …… 小さじ1

作り方

1 鮭は3等分のそぎ切りにし、薄く小麦粉をまぶす。玉ねぎは薄切りにする。パプリカはくし形切りにする。

2 フライパンに油を熱し、玉ねぎとパプリカをいためる。玉ねぎが少ししんなりしてきたら、鮭を加えていためる。

3 **A**を加えてさらにいため、水分がなくなってきたらカレー粉を振り入れる。粉っぽさがなくなったら、**B**を加えいため合わせる。

エネルギー	227 kcal
たんぱく質	14.9 g
食塩相当量	1.2 g

調理のコツ
カレー粉を入れると、マヨネーズをいため合わせたときに、香りもよく油っぽさを軽減できます。

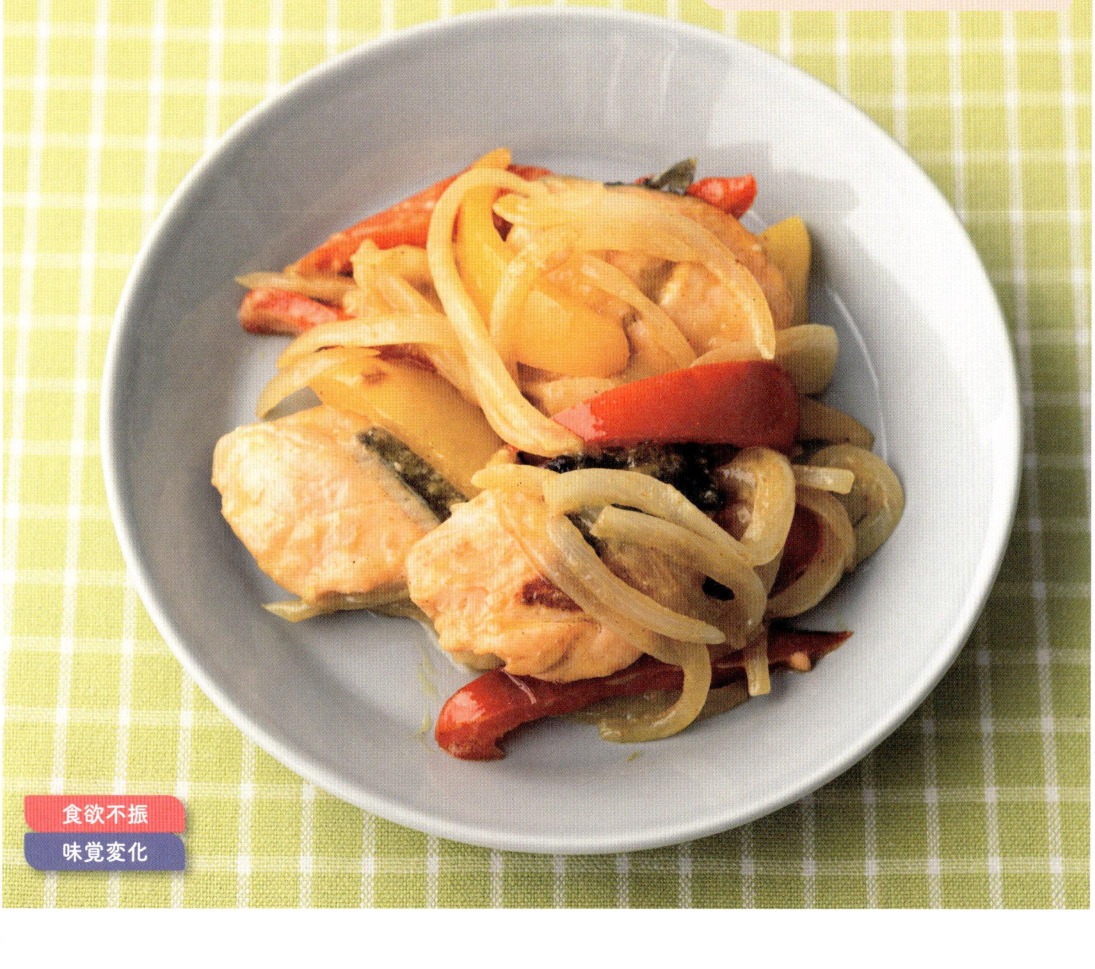

食欲不振
味覚変化

魚介類のうまみがたっぷり

えびとあさりのフライパン蒸し

■材料 (1人分)

えび …… 3尾
あさり …… 150g
玉ねぎ …… ¼個
パプリカ(黄) …… ¼個
にんにく …… ½かけ
ミニトマト …… 4個
タイム …… 少々
A | 白ワイン …… 大さじ2
　| オリーブ油 …… 小さじ2
黒こしょう …… 少々

■作り方

1 えびは、殻をつけたまま背わたをとる。あさりは洗って3％程度の塩水に30分以上つけて砂抜きをしておく。玉ねぎはくし形切り、パプリカは横に細切りにする。にんにくは薄切りにする。ミニトマトはへたをとる。

2 フライパンに**1**の材料をバランスよく並べ入れる。**A**をまわしかけてタイムをのせ、ふたをして中火にかける。

3 あさりの殻が開いたらふたをとり、蒸し汁を全体にかけながらまぜ合わせ、黒こしょうを振りまぜる。

エネルギー	180㎉
たんぱく質	12.4g
食塩相当量	1.2g

調理のコツ
すべての食材が準備できたらフライパンに入れて蒸すだけ。生のタイムがなければ、ドライタイプを使っても。

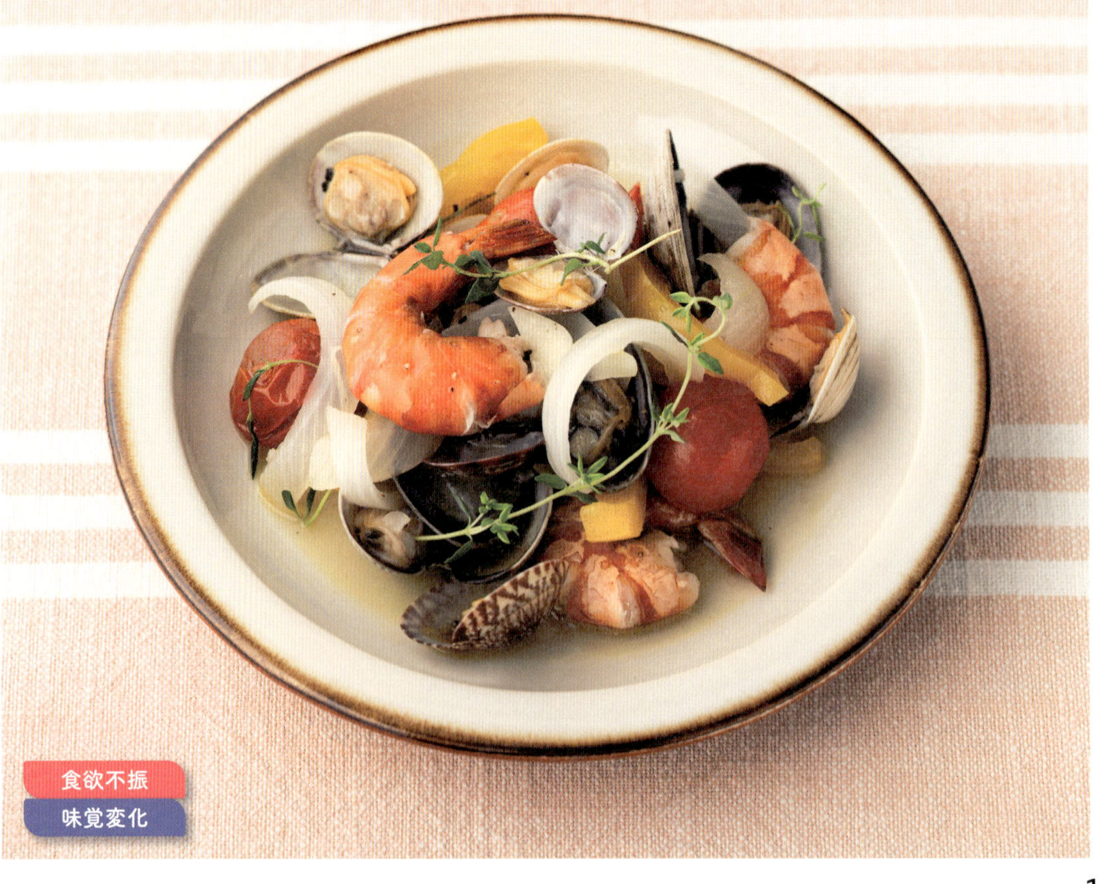

食欲不振
味覚変化

かば焼きを三杯酢あえに

うざく

■材料（1人分）

うなぎのかば焼き …… 30g
きゅうり …… ½本(50g)
塩 …… ひとつまみ
しょうが …… 3g
A 酢 …… 大さじ½
　だし汁 …… 大さじ½
　砂糖 …… 小さじ¼
　しょうゆ …… 小さじ½

■作り方

1 うなぎは食べやすい大きさに切る。
2 きゅうりは蛇腹切りにし(p.101参照)、塩を振る。水けが出たらしぼる。
3 しょうがはすりおろす。**A**はまぜておく。
4 器に**1**、**2**を盛り、**A**をかけて、しょうがをのせる。

エネルギー	100㎉
たんぱく質	6.4g
食塩相当量	1.2g

とろっと半熟で

うなぎ卵とじ

■材料（1人分）

うなぎのかば焼き …… 50g
ねぎ …… 10g
卵 …… 1個
A だし汁 …… ½カップ
　しょうゆ …… 小さじ1
　酒 …… 小さじ1
　砂糖 …… 小さじ1

■作り方

1 うなぎは1.5㎝幅の短冊切りにする。
2 ねぎは斜め薄切りにする。
3 フライパンに**A**を入れて煮立て、**2**を入れやわらかくなるまで煮る。
4 **1**を加えて再び煮立て、といた卵をまわし入れて半熟になったら火を止める。

エネルギー	243㎉
たんぱく質	16.5g
食塩相当量	1.8g

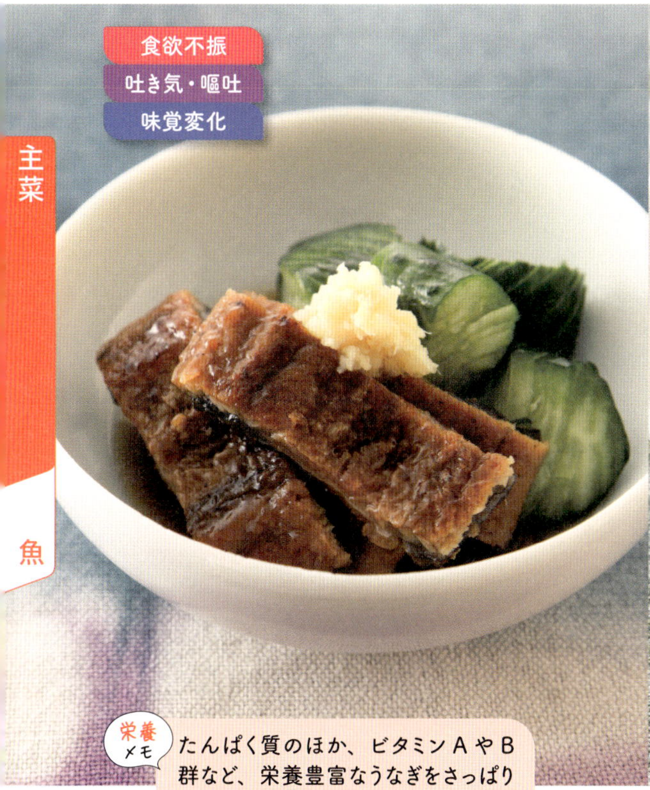

栄養メモ　たんぱく質のほか、ビタミンAやB群など、栄養豊富なうなぎをさっぱりと食べられる一品です。

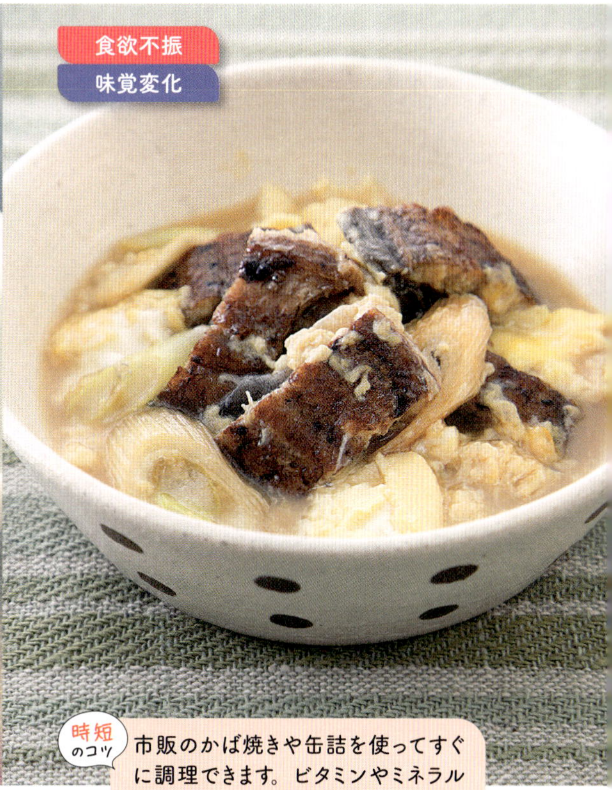

時短のコツ　市販のかば焼きや缶詰を使ってすぐに調理できます。ビタミンやミネラル豊富なうなぎと卵で栄養豊富な一品。

水煮缶を使ってやわらかで食べやすく

さばのアクアパッツァ

■材料 （1人分）

さば缶（水煮） …… 1缶（190g）
にんにく …… 1かけ
ミニトマト …… 3個
水 …… 適量
塩 …… 適量
バジルの葉 …… 適量
こしょう …… 適量
オリーブ油 …… 小さじ1

■作り方

1 にんにくはみじん切りにし、ミニトマトはへたをとり湯むきする。さば缶は身と汁に分けておく。

2 フライパンにオリーブ油、にんにくを入れて熱し、香りがしてきたら**1**のさば缶の身とミニトマトを入れてさっと焼く。

3 さば缶の汁に水を足して150㎖になるようにして**2**に加える。塩少々を加えて強火にしてひと煮立ちさせる。さばをとり出し器に盛る。

4 汁を半分程度になるまで煮詰めたら、バジルをちぎって入れ、さっと火を通す。さばの上にかけ、こしょうを振る。

エネルギー	**401** kcal
たんぱく質	**34.1** g
食塩相当量	**2.1** g

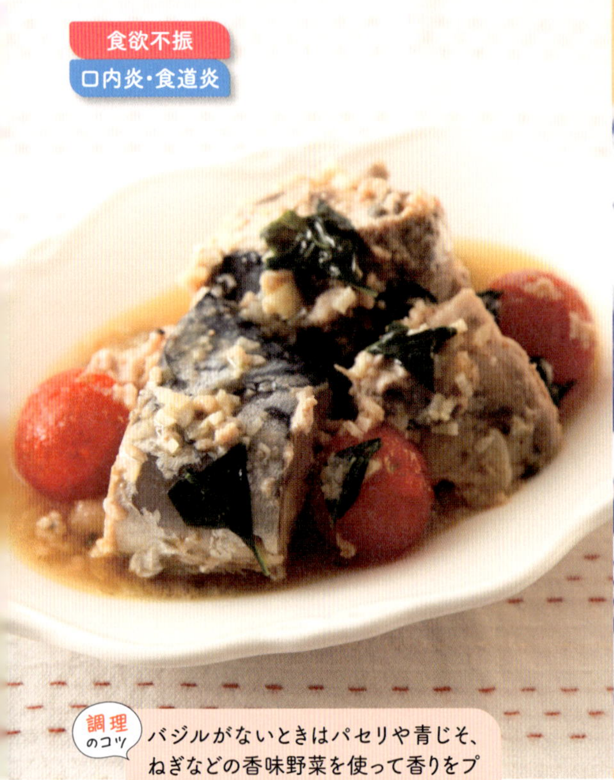

食欲不振
口内炎・食道炎

調理のコツ バジルがないときはパセリや青じそ、ねぎなどの香味野菜を使って香りをプラス。

さば缶を使うと簡単！

さばそぼろ

■材料 （作りやすい分量・3人分）

さば缶（水煮） …… 1缶（190g）
しょうが …… 1かけ
A 砂糖 …… 小さじ2
酒 …… 大さじ1
しょうゆ …… 大さじ1

■作り方

1 さば缶は汁けをきる。しょうがはすりおろす。

2 フライパンに**1**を入れ、ほぐしながらいためる。

3 水分がよくとんだら、まぜた**A**を加える。かきまぜながら、フレークになるまでいためる。

エネルギー	**124** kcal
たんぱく質	**11.4** g
食塩相当量	**1.4** g

＊1人分の栄養データです。

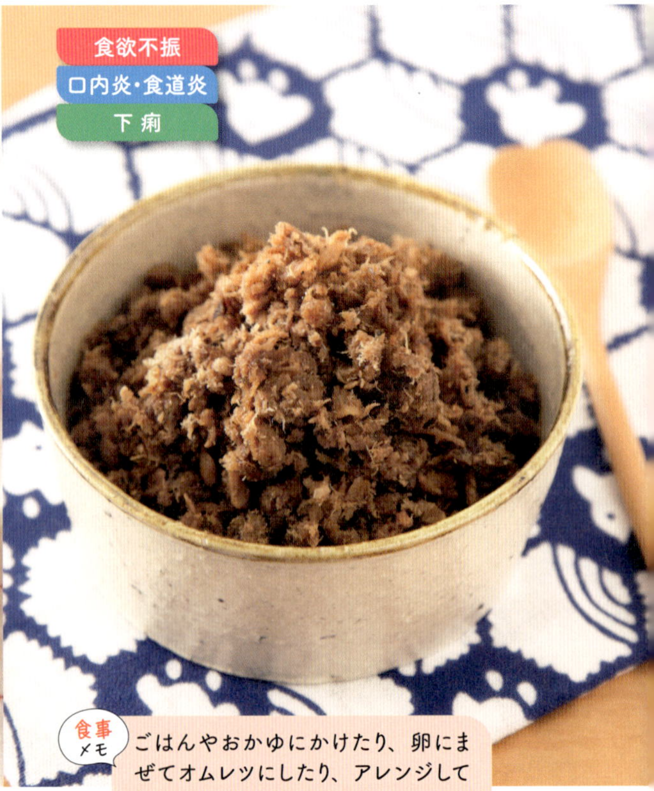

食欲不振
口内炎・食道炎
下痢

食事メモ ごはんやおかゆにかけたり、卵にまぜてオムレツにしたり、アレンジしてもおいしいです。

骨まで食べられる缶詰でカルシウムたっぷり

いわしハンバーグ

■材料 （1人分）

いわし缶（水煮）
……80ｇ
長ねぎ……20ｇ
しょうが
……½かけ（6ｇ）
A｜パン粉……小さじ2
　｜缶汁……小さじ1
青じそ……3枚
小麦粉……少々
ごま油……小さじ1
B｜だし汁
　｜……大さじ2
　｜酒……小さじ2
　｜みりん……小さじ1
　｜しょうゆ
　｜……小さじ1

■作り方

1 ねぎ、しょうがはみじん切りにする。
2 ボウルにいわしの水煮缶を入れてこまかくほぐし、**1**と**A**を加えてまぜ合わせる。
3 **2**を3等分にして丸く平らに形をととのえて、青じそを巻く。表面に薄く小麦粉をまぶす。
4 フライパンにごま油を熱し、**3**を入れて、両面こんがり焼く。
5 まぜた**B**をまわし入れ、ふたをして1分ほど蒸し焼きにする。

エネルギー	236㎉
たんぱく質	11.2ｇ
食塩相当量	1.6ｇ

食欲不振
味覚変化

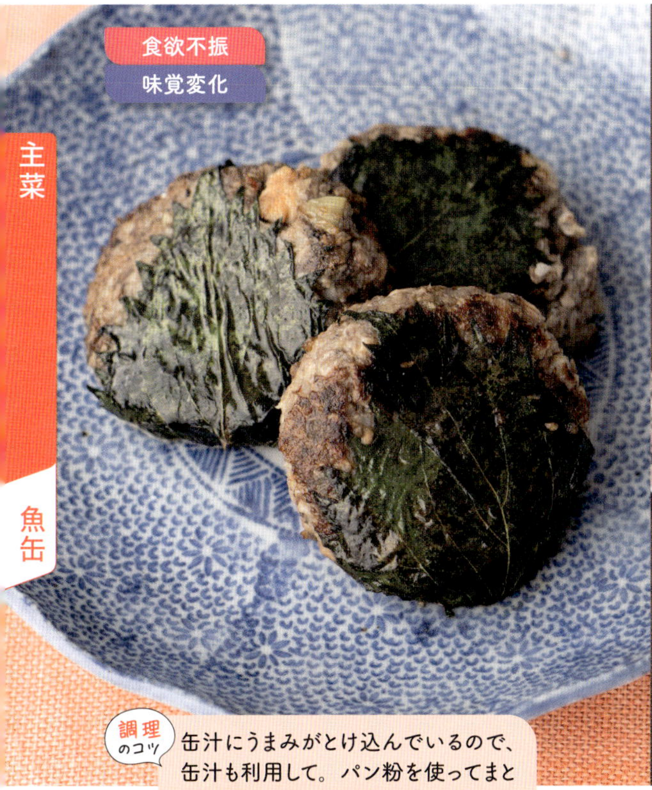

調理のコツ
缶汁にうまみがとけ込んでいるので、缶汁も利用して。パン粉を使ってまとまりやすくしています。

魚のうまみが大根にしみておいしい

さばと大根の煮物

■材料 （1人分）

さば缶（水煮）……1缶（190g）
大根……100g
ごま油……大さじ1
水……1カップ
A｜鶏ガラスープのもと……小さじ½
　｜しょうゆ……小さじ1
　｜酒……大さじ1
　｜砂糖……小さじ1

■作り方

1 大根は1㎝厚さのいちょう切りにする。フライパンにごま油を熱し、大根をいためる。
2 油がまわったら、分量の水と**A**を加える。煮立ったらさば缶を汁ごと加える。落としぶたをし、中火で10分ほど煮込む。

エネルギー	473㎉
たんぱく質	33.9ｇ
食塩相当量	3.3ｇ

食欲不振
口内炎・食道炎

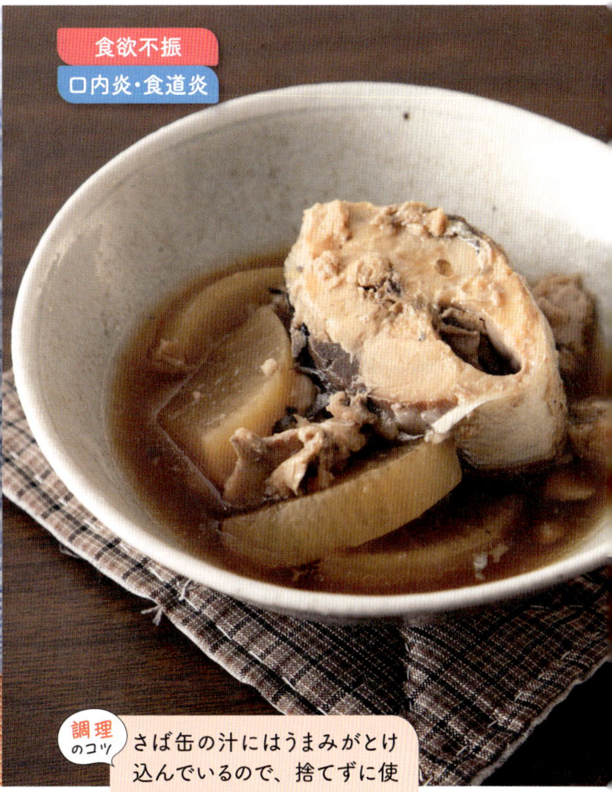

調理のコツ
さば缶の汁にはうまみがとけ込んでいるので、捨てずに使いましょう。

トマトの酸味でさっぱりした味に

トマト入り卵いため

■材料（1人分）

卵 …… 1個
トマト …… 1個
グリーンアスパラガス …… 2本
A ｜酒 …… 小さじ2
　｜コンソメスープのもと、塩、こしょう
　｜　…… 各少々
オリーブ油 …… 小さじ2

■作り方

1 トマトはくし形切りにする。アスパラガスは根元を1cmほど切り落とし、皮のかたい部分をピーラーでむき、斜め切りにする。

2 ボウルに卵を割りほぐし、**A**をまぜ合わせる。

3 フライパンにオリーブ油を熱し、アスパラガスを入れていためる。強火にしてトマトを加えいため、すぐに**2**を加え、外側から大きくまぜ合わせ、半熟の状態で火を止める。

エネルギー	191 kcal
たんぱく質	7.8 g
食塩相当量	0.8 g

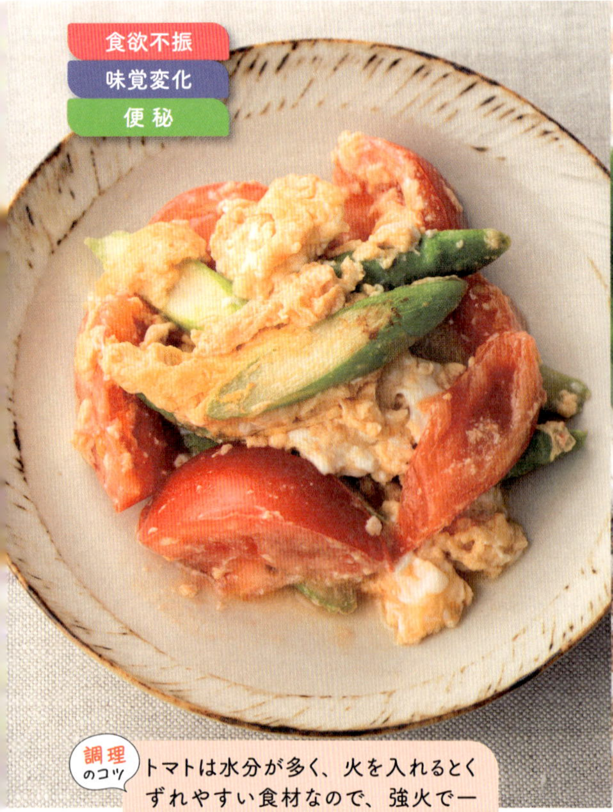

調理のコツ　トマトは水分が多く、火を入れるとくずれやすい食材なので、強火で一気にいためます。

たんぱく質、エネルギーがとれる

スペイン風オムレツ

■材料（1人分）

卵 …… 1個
じゃがいも …… 中½個(50g)
バター …… 小さじ1
塩、こしょう …… 各少々
トマトケチャップ …… 適宜
サラダ菜 …… 1枚

■作り方

1 じゃがいもは薄い半月切りにして耐熱皿に入れ、ラップをして電子レンジで1分加熱する。

2 フライパンにバターを温め、**1**を入れて塩、こしょうを振って軽くいため、といた卵を回し入れる。

3 丸く形をととのえ、返してさらに焼く。あら熱がとれたら、4等分に切る。

4 皿にサラダ菜を敷いて**3**を盛り、お好みでケチャップを添える。

エネルギー	144 kcal
たんぱく質	7.1 g
食塩相当量	0.9 g

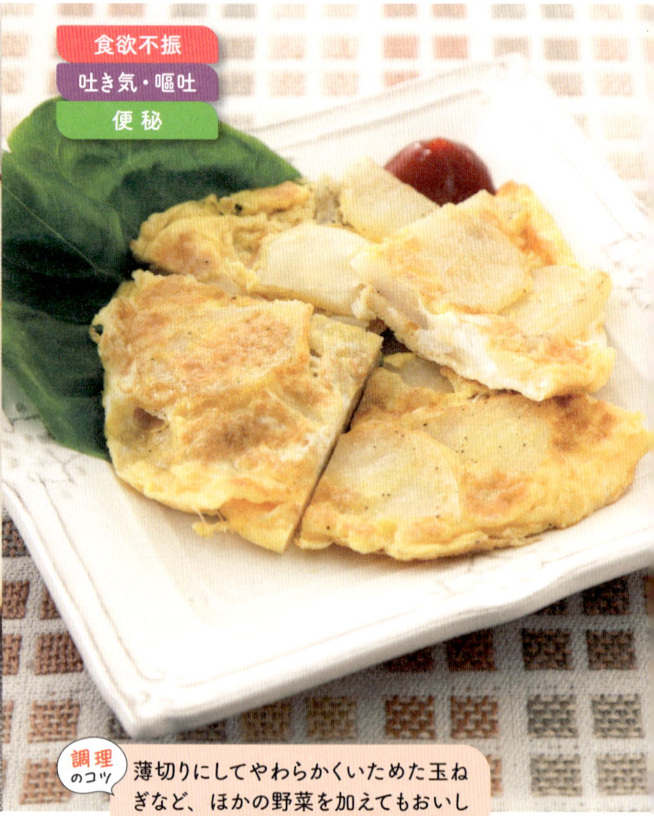

調理のコツ　薄切りにしてやわらかくいためた玉ねぎなど、ほかの野菜を加えてもおいしく食べられます。

酸味のあるあんでさっぱりと

かに玉 甘酢あんかけ

■材料 （1人分）

かに缶 …… ½缶（28ｇ）
卵 …… 1個
にら …… 20ｇ
ゆでたけのこ …… 30ｇ
しいたけ …… 1枚
A
塩 …… ひとつまみ
鶏ガラスープのもと …… 少々
かたくり粉 …… 小さじ1
おろししょうが …… 小さじ1
水 …… 大さじ1
ごま油 …… 小さじ2
B
酒 …… 小さじ1
酢、みりん …… 各大さじ1
水 …… 大さじ2
砂糖 …… 小さじ½
トマトケチャップ …… 小さじ2
かたくり粉 …… 小さじ⅔

■作り方

1. にらは1cm長さに切る。たけのこ、しいたけはせん切りにする。
2. 卵はときほぐし、**A**とかに缶を汁ごと加えて、よくまぜ合わせる。
3. フライパンにごま油を熱し、**1**を入れていためる。しんなりしてきたら**2**を加え、全体をまぜながら火を通し、丸く形をととのえる。
4. 表面が焼けてきたら、返して両面を焼いて器に盛る。
5. 小鍋に**B**を入れ、まぜながら火にかけ、とろみがついてきたら1分ほど煮て**4**にかける。

エネルギー	**272** kcal
たんぱく質	**10.9** g
食塩相当量	**1.7** g

栄養メモ
たんぱく質やビタミンがとれるように、卵ににらを加えて。食物繊維を含み、食感が楽しめるたけのこをプラス。

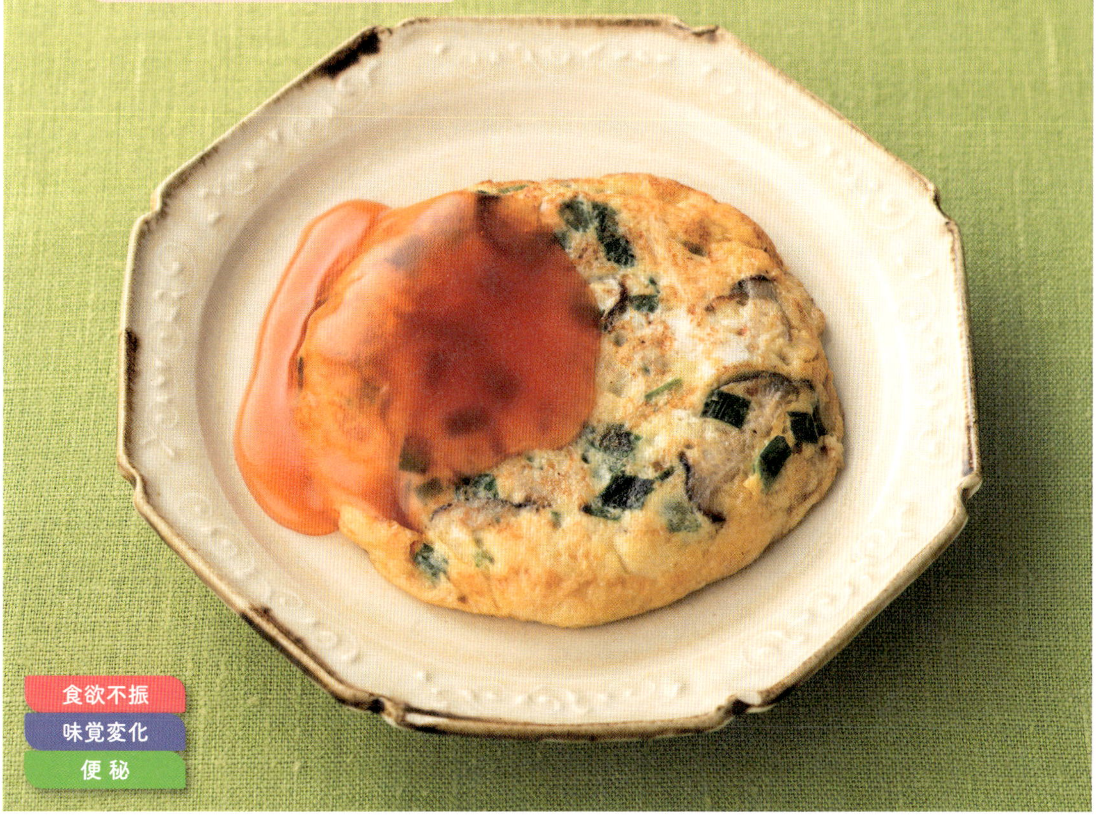

パセリの風味がきいている

とうふのパセリピカタ

■材料（1人分）

木綿どうふ …… 150ｇ
小麦粉 …… 少々
A
- 卵 …… ½個
- コンソメスープのもと …… 小さじ½
- 塩 …… ひとつまみ
- パセリ（みじん切り）…… 小さじ1

エリンギ …… 1本
オリーブ油 …… 小さじ2

■作り方

1. とうふはキッチンペーパーに包み、電子レンジで3分加熱して水けをふきとる。3等分に切り、小麦粉を薄くまぶす。エリンギは縦に薄切りにする。
2. **A**をまぜてバットに入れる。**1**を**A**にからめて、オリーブ油を熱したフライパンに入れて焼く。空いているところでエリンギを焼き、先にとり出す。
3. とうふを返して、残った卵液にからめながら両面に焼き色がつくまで焼く。
4. 器に盛り、エリンギを添える。

エネルギー	**242**㎉
たんぱく質	**14.1**ｇ
食塩相当量	**1.2**ｇ

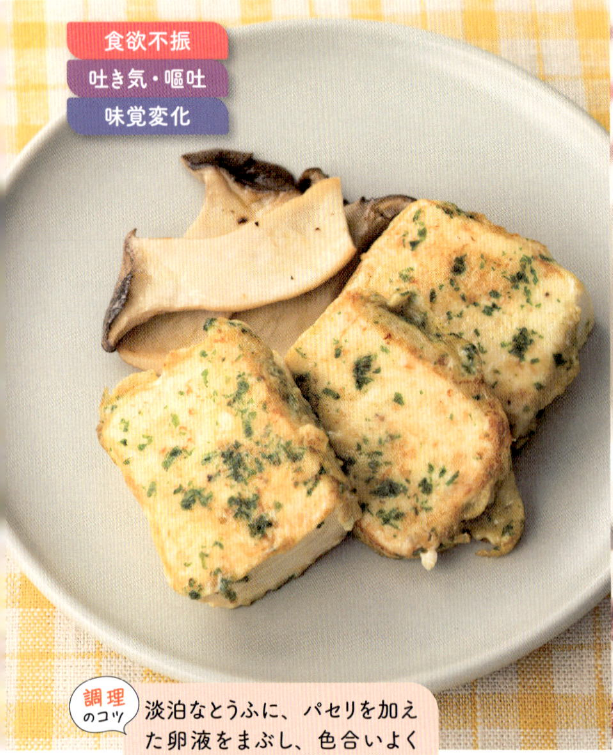

調理のコツ　淡泊なとうふに、パセリを加えた卵液をまぶし、色合いよく風味をアップ。

とろみで飲み込みやすく、水分もとれる一品

厚揚げのあんかけ

■材料（1人分）

厚揚げ …… 60g
長ねぎ …… 10g
にんじん …… 5g
絹さや …… 2枚
A
- しょうゆ …… 小さじ1
- 酒 …… 大さじ½
- 砂糖 …… 小さじ½
- 鶏ガラスープのもと …… 小さじ½
- かたくり粉 …… 小さじ1
- 水 …… 80㎖

サラダ油 …… 小さじ½

■作り方

1. 厚揚げは熱湯をかけて油抜きし、1㎝厚さに切る。
2. ねぎは斜め薄切り、にんじんはせん切りにする。絹さやは筋をとってせん切りにする。
3. グリルで**1**の両面をこんがり焼く。
4. フライパンに油を熱し、**2**をいためる。火が通ってきたら、合わせた**A**を加えまぜ、とろみがついたら火を止める。
5. **3**を器に盛り、**4**をかける。

エネルギー	**122**㎉
たんぱく質	**6.9**ｇ
食塩相当量	**1.6**ｇ

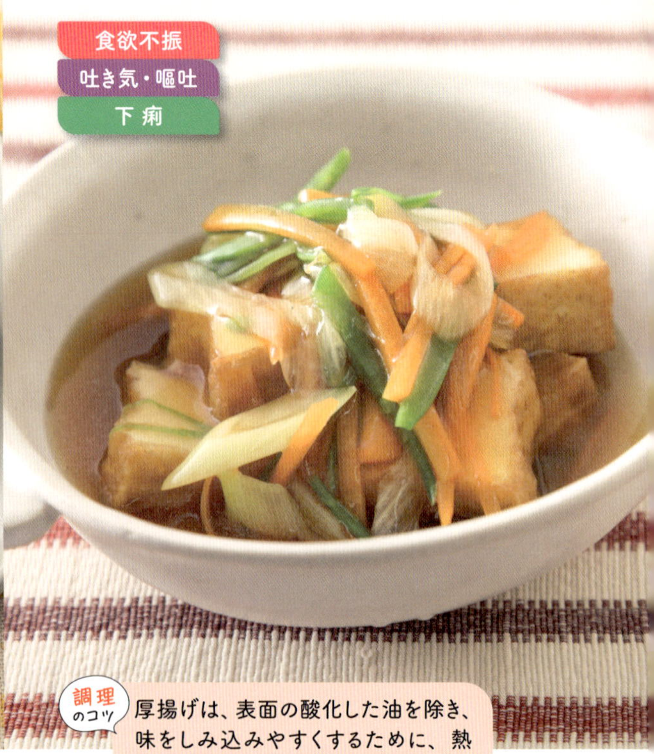

調理のコツ　厚揚げは、表面の酸化した油を除き、味をしみ込みやすくするために、熱湯で油抜きしてから調理をしましょう。

ごはんにかけてもおいしい

白い麻婆豆腐

■材料 （1人分）

豚ひき肉 …… 40ｇ
絹ごしどうふ …… 100ｇ
長ねぎ …… 20ｇ
にんにくの芽 …… 30ｇ
にんにく(みじん切り) …… ½かけ分
しょうが(みじん切り) …… 5ｇ
豆板醤 …… 小さじ¼

A
水 …… 40㎖
鶏ガラスープのもと …… 小さじ⅓
酒 …… 小さじ2
薄口しょうゆ …… 小さじ⅓
砂糖 …… ひとつまみ

B
牛乳 …… 80㎖
かたくり粉 …… 小さじ2

ごま油 …… 大さじ½

■作り方

1 とうふは1.5㎝の角切りにして、下ゆでして水きりをする。ねぎはみじん切りにする。にんにくの芽は5㎜長さに切る。

2 フライパンにごま油とにんにく、しょうが、豆板醤を入れて弱火にかける。香りが立ったら中火にして、ひき肉を入れる。ポロポロになってきたら、**A**を加える。

3 沸騰したら、**1**を加え1分ほど煮る。

4 **B**をよくまぜ合わせ、**3**に加えまぜて煮る。とろみがついてから、1分ほど煮る。

エネルギー	**296**㎉
たんぱく質	**15.2**g
食塩相当量	**1.9**g

調理のコツ 牛乳を加えてマイルドな味わいに。辛みを抑えたいときは豆板醤を控えて。

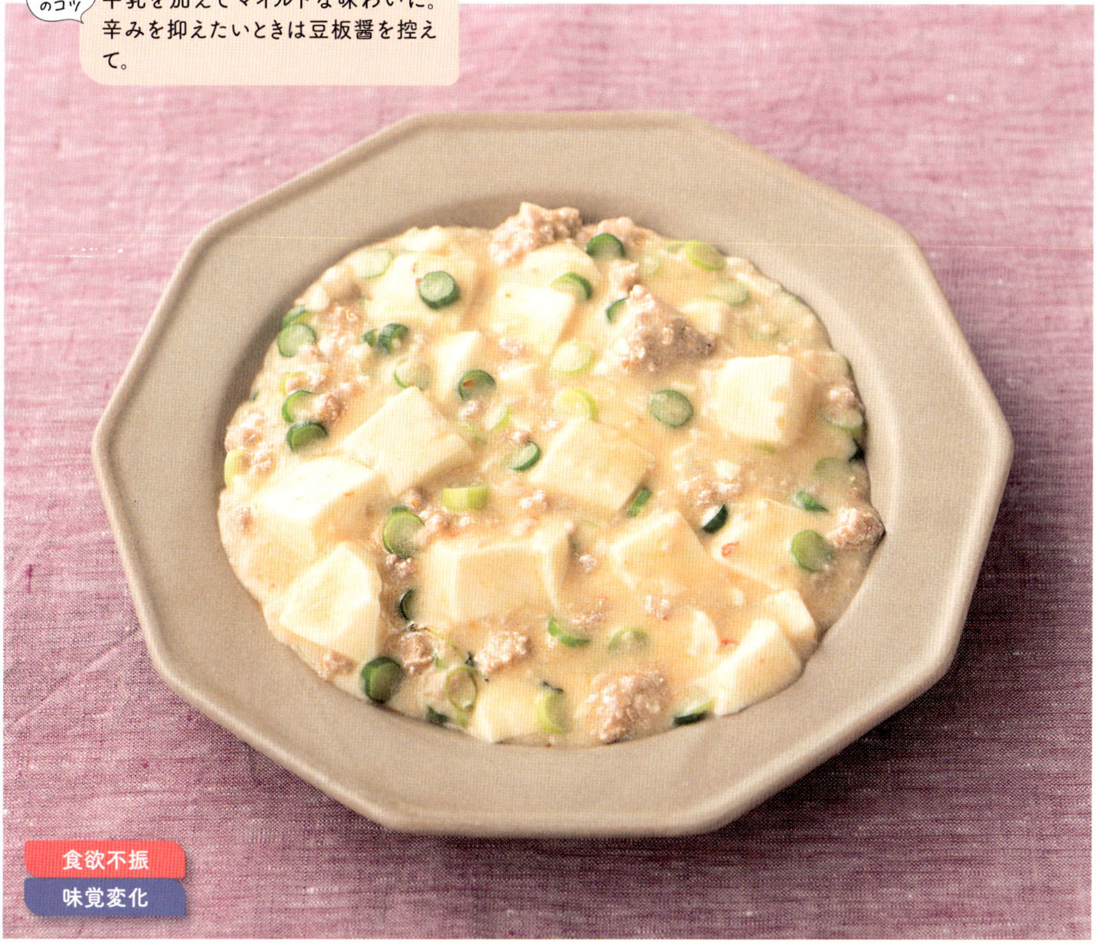

食欲不振
味覚変化

塩分控えめで甘さが引き立つ
白みそを使って

オクラとたたき長いもの白みそあえ

時短のコツ 長いもは、ポリ袋に入れてめん棒などでたたくと、手をよごさずに手早く準備できます。

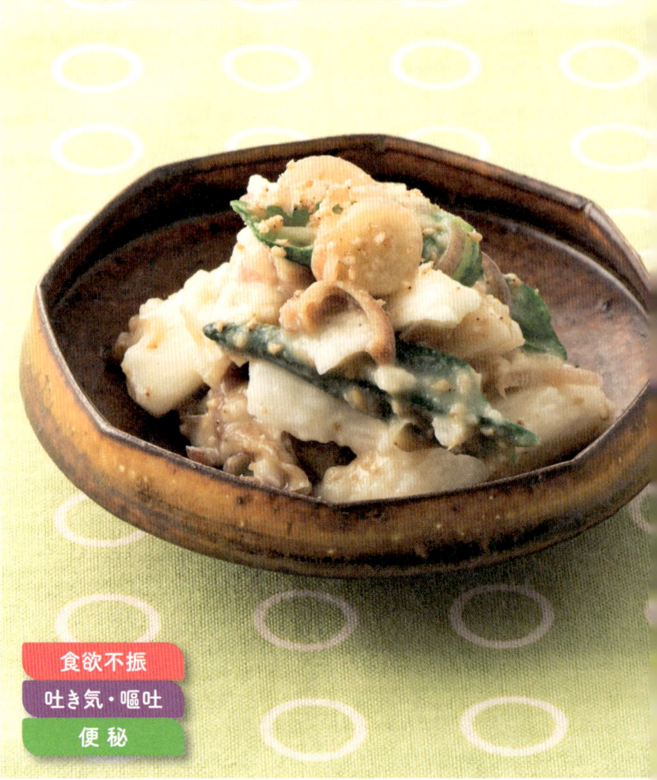

食欲不振
吐き気・嘔吐
便秘

■材料（1人分）

オクラ …… 2本
長いも …… 70ｇ
みょうが …… 1本
A｜白みそ …… 小さじ1
｜すり白ごま …… 小さじ1
｜薄口しょうゆ …… 小さじ½

■作り方

1 オクラはガクをとり、ゆでて斜め切りにする。長いもはポリ袋に入れてあらくたたく。みょうがは、小口切りにする。

2 ボウルにAをまぜ合わせ、1を加えてあえる。

エネルギー	**76** kcal
たんぱく質	**2.4** g
食塩相当量	**0.8** g

スープでキャベツをやわらかく煮込んだ

キャベツとしらすのコンソメ煮

食事メモ 桜えびからだしが出て、おいしいスープに。ごはんを入れておじやにしても。

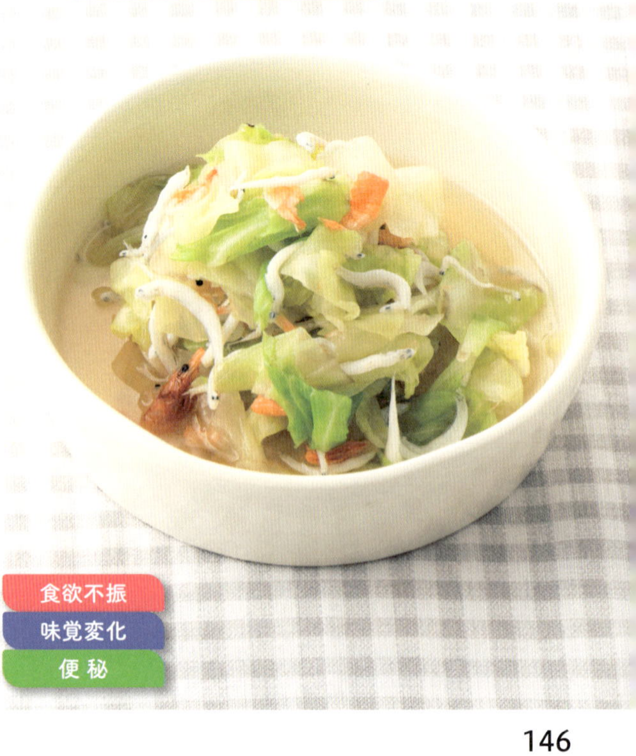

食欲不振
味覚変化
便秘

■材料（1人分）

キャベツ …… 140ｇ
桜えび …… 3ｇ
しらす干し …… 12ｇ
A｜コンソメスープのもと（顆粒） …… 小さじ⅓
｜水 …… 160mℓ
塩、こしょう …… 各少々

■作り方

1 キャベツはざく切りにする。

2 鍋に1、桜えび、しらす干し、Aを入れて火にかけ、沸騰したら中火にする。途中でまぜながら5～6分煮て、塩、こしょうで味をととのえる。

エネルギー	**55** kcal
たんぱく質	**5.2** g
食塩相当量	**1.0** g

時短のコツ
ゴーヤーは苦みをとるための塩もみをしなくてもOK。煮ると苦みはやわらぎます。

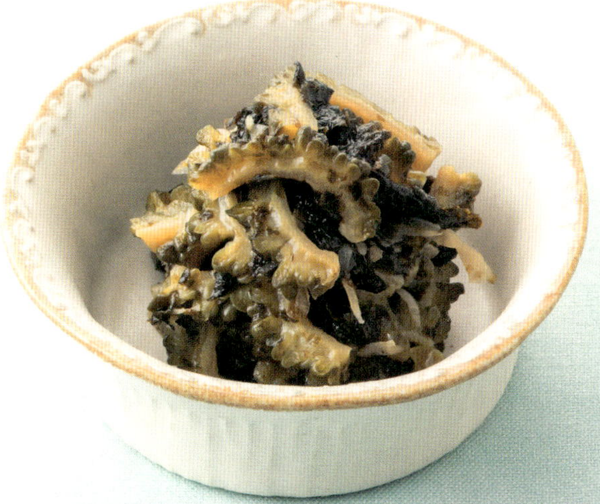

食欲不振
味覚変化
便 秘

焼きのりで作ったやわらかい佃煮
ゴーヤーののり佃煮

■材料 （作りやすい分量・3人分）

ゴーヤー …… 1本
甘酢しょうが …… 30g
焼きのり(全形) …… 3枚

A
- だし汁 …… 2カップ
- 酒 …… 大さじ1
- みりん …… 大さじ1
- めんつゆ（3倍濃縮タイプ） …… 大さじ1½

ごま油 …… 大さじ1

■作り方

1 ゴーヤーは、縦半分に切ってわたをとり除き、5㎜幅の半月切りにする。甘酢しょうがはせん切りにする。のりは手で小さくちぎる。

2 鍋にごま油と甘酢しょうがを入れて弱火にかける。香りが立ってきたら中火にし、ゴーヤーを加えていためる。

3 少ししんなりしてきたら**A**とのりを加え、途中まぜながら20分ほど煮る。

エネルギー	90㎉
たんぱく質	2.1g
食塩相当量	1.3g

＊1人分の栄養データです。

食事メモ
だしがしみた大根に、そぼろあんのやさしい味わいがよく合います。

副菜

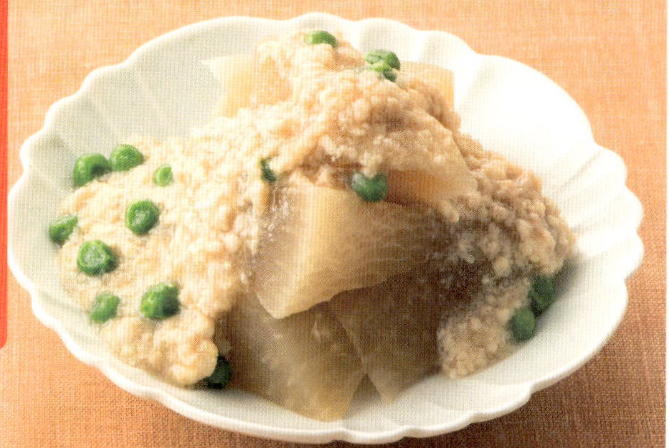

食欲不振
味覚変化
便 秘

そぼろをあんかけにしてまとまりよく
大根煮のそぼろあんかけ

■材料 （作りやすい分量・2人分）

大根 …… 280g
鶏ひき肉 …… 100g

A
- だし汁 …… 250㎖
- 酒 …… 大さじ1
- みりん …… 小さじ1
- しょうゆ …… 小さじ1

B
- かたくり粉 …… 小さじ1
- 砂糖 …… 小さじ1
- しょうゆ …… 大さじ½
- おろししょうが …… 小さじ1

グリンピース(冷凍) …… 20g

■作り方

1 大根は乱切りにする。

2 鍋に大根と**A**を入れて火にかけ、沸騰したら中火で20分ほど煮て、大根を器に盛る。

3 **2**の鍋にひき肉を加え、よくまぜてから**B**を加える。まぜながら火にかけ、3～4分煮てグリンピースを加えまぜる。再度温まったら、**2**にかける。

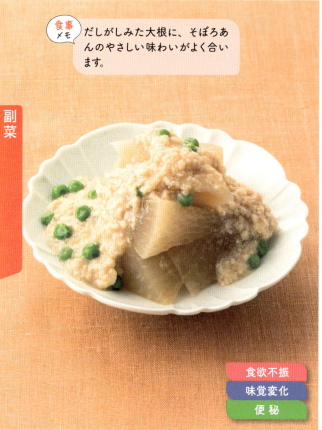

エネルギー	140㎉
たんぱく質	8.9g
食塩相当量	1.3g

＊1人分の栄養データです。

食事メモ 簡単にできて栄養価が高いディップでエネルギー補給を。

3種のディップで味変を楽しむ
野菜スティック

食欲不振
吐き気・嘔吐
便秘

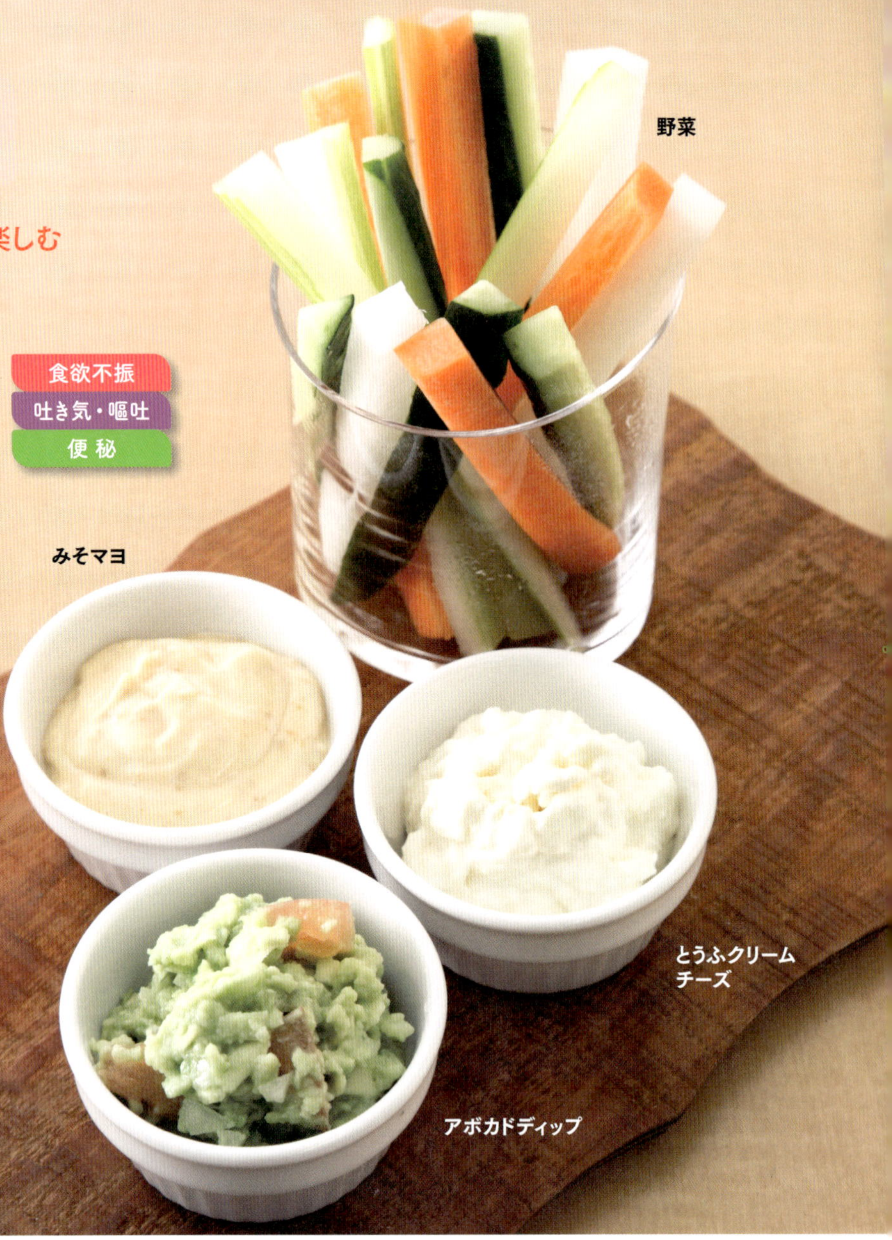

野菜
みそマヨ
とうふクリーム
チーズ
アボカドディップ

野菜

■材料（1人分）

きゅうり …… ⅓本(30g)
大根 …… 20g
にんじん …… 20g
セロリ …… 10g

■作り方

野菜を切る。きゅうりは縦に4等分にし、大根、にんじん、セロリは皮をむいて縦に切る。

エネルギー	14 kcal
たんぱく質	0.4 g
食塩相当量	0.0 g

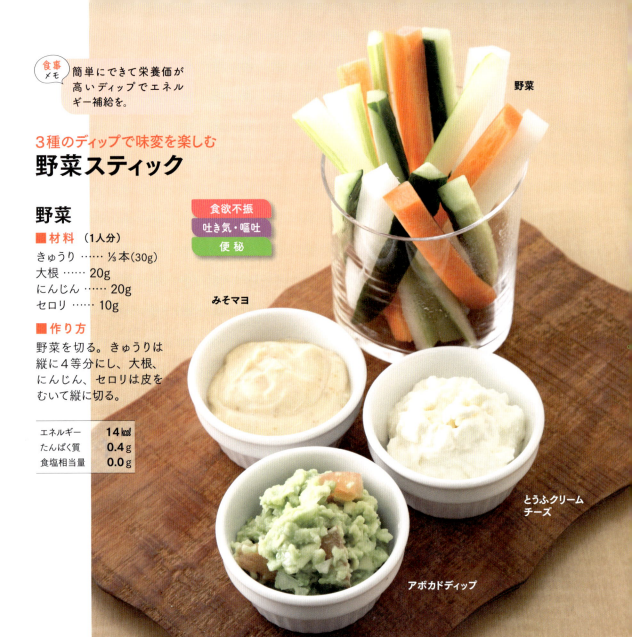

みそマヨ

■材料（作りやすい分量）

マヨネーズ …… 大さじ2
みそ …… 小さじ1

■作り方

材料をよくまぜる。

アボカドディップ

■材料（作りやすい分量）
＊レモン汁を含む

アボカド …… ½個(90g)
玉ねぎ …… 中⅛個(25g)
トマト …… 中⅙個(30g)
レモン汁 …… 小さじ⅓
塩 …… 少々

■作り方

1 玉ねぎはみじん切りにし、トマトは皮をむき、さいの目に切って水けをきる。
2 アボカドをフォークでつぶし、ディップ状にして**1**とまぜる。
3 レモン汁、塩で味をととのえる。

とうふクリームチーズ

■材料（作りやすい分量）

絹ごしどうふ …… 20g
クリームチーズ(プレーン) …… 20g

■作り方

1 とうふは水けをきって、つぶす。
2 **1**とクリームチーズをよくまぜる。

調理のコツ
ほたて缶の缶汁には、うまみが詰まっています。汁ごと使いましょう。

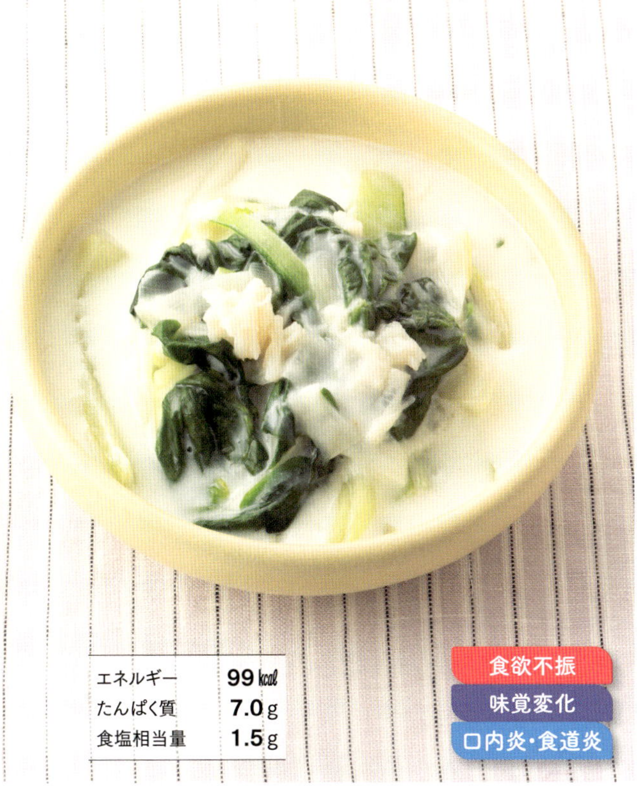

エネルギー	99 kcal
たんぱく質	7.0 g
食塩相当量	1.5 g

食欲不振
味覚変化
口内炎・食道炎

ほたてのうまみをミルクスープで味わう

チンゲンサイとほたてのミルク煮

■材料 （1人分）

チンゲンサイ …… 1株
長ねぎ …… 25ｇ
ほたて缶(ほぐし) …… ½缶(35ｇ)
A｜水 …… 100㎖
　｜鶏ガラスープのもと …… 小さじ⅓
B｜牛乳 …… 80㎖
　｜かたくり粉 …… 小さじ⅔
塩、こしょう …… 各少々

■作り方

1 チンゲンサイは縦４等分にして３㎝長さに切る。ねぎは４㎝長さに切り、縦に４等分に切る。
2 鍋に**A**、ねぎ、ほたてを入れて火にかける。
3 煮立ったらチンゲンサイを加え、ふたをして中火で５分煮る。
4 **B**を加え、まぜながらさらに２分ほど煮る。塩、こしょうで味をととのえる。

副菜

食事メモ
68ページのようなロールサンドや、オープンサンドにしても食べやすいので試してみてください。

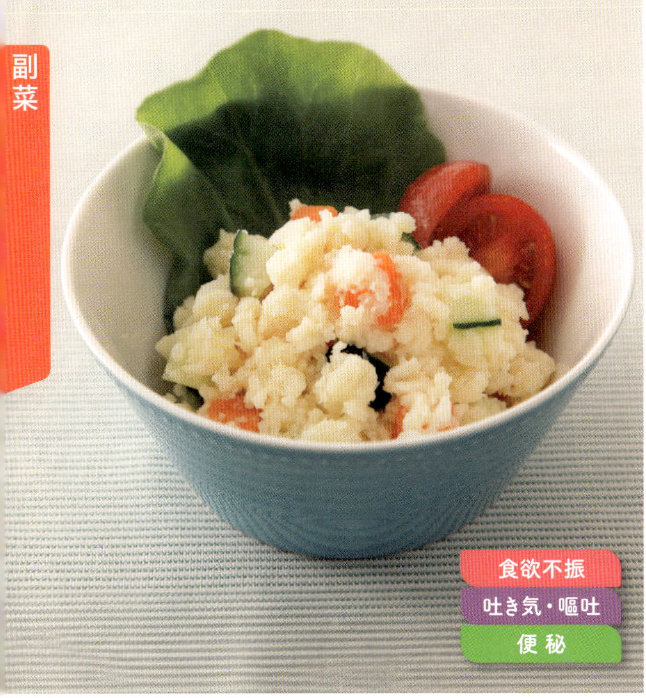

食欲不振
吐き気・嘔吐
便秘

エネルギーがとれて栄養満点

ポテトサラダ

■材料 （1人分）

じゃがいも
…… 中１個(100g)
にんじん …… 10g
きゅうり …… 10g
マヨネーズ …… 大さじ１
砂糖 …… 小さじ½
塩、こしょう …… 各少々
サラダ菜 …… １枚
ミニトマト …… １個

■作り方

1 １㎝厚さの半月切りにしたじゃがいもをやわらかくなるまでゆでてざるに上げ、熱いうちにマッシュする。
2 １㎝の角切りにしたにんじんも同様にゆでる。きゅうりは１㎝の角切りにする。
3 あら熱がとれたら**1**と**2**、マヨネーズ、砂糖をまぜ、塩、こしょうで味をととのえる。
4 器にサラダ菜を敷いて**3**をのせ、湯むきして半分に切ったミニトマトを添える。

エネルギー	156 kcal
たんぱく質	1.9 g
食塩相当量	0.6 g

酸味でさっぱりと食べられる

トマトの和風サラダ

■材料 （1人分）

トマト …… 中½個(100g)
しらす干し …… 大さじ1
青じそ …… 1枚
和風ドレッシング(市販) …… 大さじ1

■作り方

1 トマトは皮を湯むきして1cm角に切る。青じそはみじん切りにする。

2 **1**のトマトとしらす干しをまぜて器に盛り、青じそとドレッシングをかける。

エネルギー	42 kcal
たんぱく質	2.6 g
食塩相当量	1.4 g

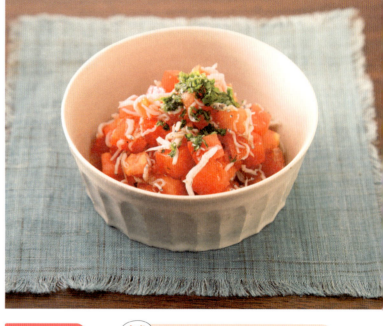

食欲不振
吐き気・嘔吐
便 秘

食事メモ
お好みの市販のドレッシングなどを常備しておくと便利です。油が多いものを避ければ問題ありません。

つるんとした食感で
飲み込みやすい

じゅんさいの酢の物

■材料 （1人分）

じゅんさいの水煮 …… 40g
きゅうり …… ⅓本(30g)
かに缶 …… 10g
A | 酢 …… 大さじ½
| だし汁 …… 小さじ1
| しょうゆ …… 小さじ½

■作り方

1 じゅんさいはさっと洗う。きゅうりは斜め薄切りにしてから、重ねてせん切りにし、塩少々(分量外)を振ってもむ。かにはほぐしておく。

2 **A**をまぜる。

3 **1**のきゅうりの水けをしぼり、**2**、じゅんさい、かにとあえる。

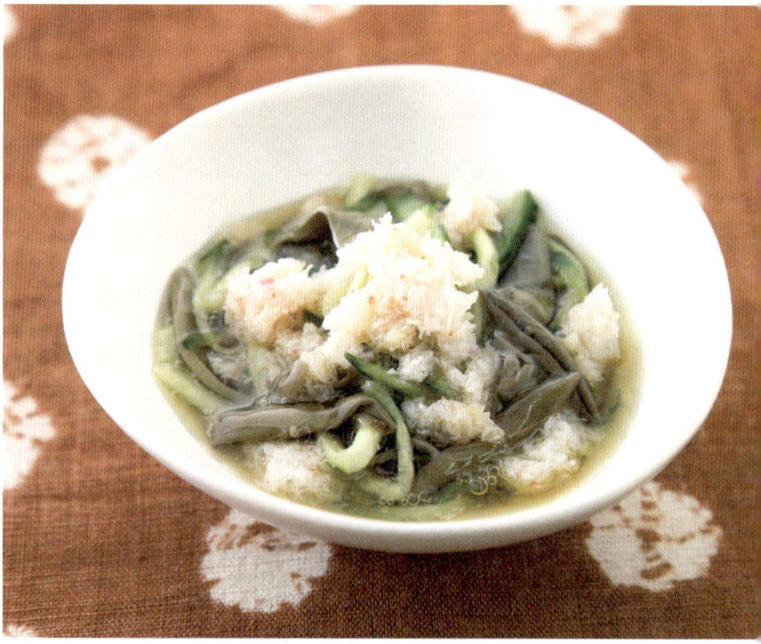

エネルギー	17 kcal
たんぱく質	1.8 g
食塩相当量	0.8 g

食欲不振
吐き気・嘔吐
便 秘

栄養メモ
じゅんさいは食物繊維が多いので、便秘がちな人におすすめです。

酸味で食欲増進
わけぎの酢みそあえ

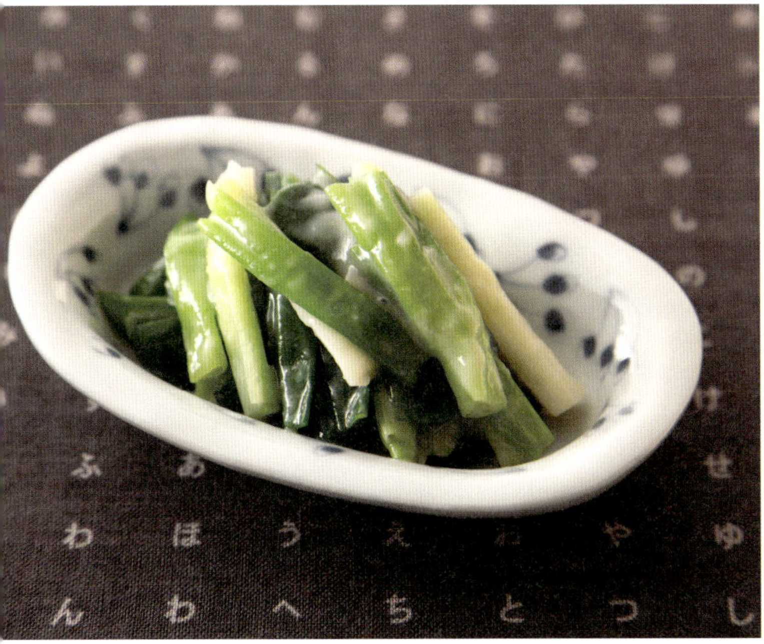

■材料 （1人分）

わけぎ …… 40g

A
- みそ …… 小さじ1
- 酢 …… 小さじ1
- 砂糖 …… 小さじ½

■作り方

1 わけぎはゆでて水けをしぼり、4～5㎝長さに切る。

2 Aをまぜ、酢みそを作る。

3 2で、1をあえる。

栄養メモ わけぎは辛みが少なく、食べやすい食材。βカロテンやビタミンKなどが多く含まれています。

食欲不振 / 味覚変化 / 便秘

エネルギー	30㎉
たんぱく質	1.1g
食塩相当量	0.7g

たんぱく質が豊富で食欲がわく
麩ときゅうりの酢の物

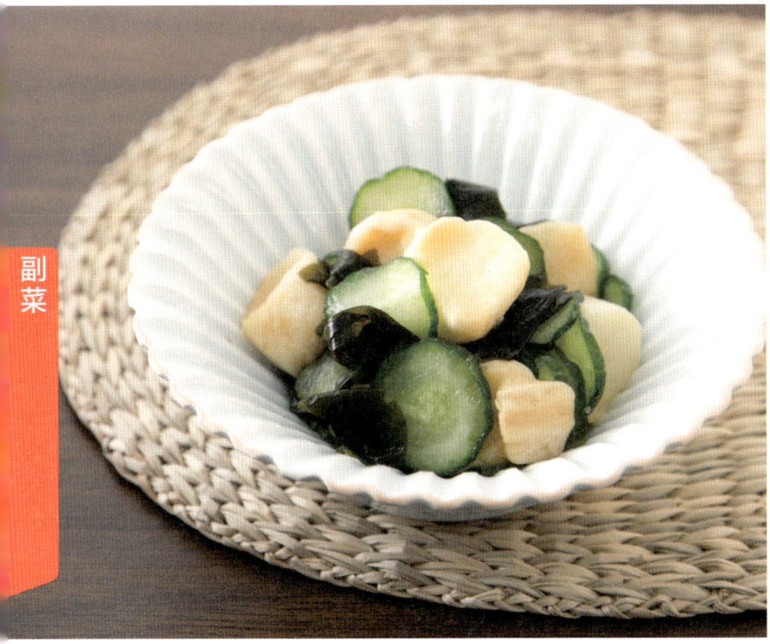

■材料 （1人分）

塩蔵わかめ …… 5g

焼き麩 …… 5g

きゅうり …… ½本(50g)

塩 …… 少々

A
- 酢 …… 大さじ½
- だし汁 …… 大さじ½
- 砂糖 …… 小さじ¼
- しょうゆ …… 小さじ½

■作り方

1 わかめは水洗いし、水にひたしてもどす。水けをしぼって一口大に切る。

2 麩は水にひたしてもどし、しぼって水けをきる。

3 きゅうりは小口切りにし、塩を振ってしんなりしたら水けをしぼる。

4 Aをまぜ合わせ、1、2、3をあえる。

栄養メモ わかめはミネラル、カルシウム、ヨード、鉄分、ビタミン、たんぱく質などの栄養を多く含むアルカリ性食品です。

食欲不振 / 吐き気・嘔吐 / 便秘

エネルギー	33㎉
たんぱく質	2.0g
食塩相当量	0.7g

とろみで飲み込みやすい

かぼちゃのポタージュ

■材料（1人分）

かぼちゃ …… 50g
玉ねぎ
…… 中⅛個(25g)
バター
…… 小さじ1(4g)

A ｜水 …… ½カップ
｜固形スープのもと
｜……½個

牛乳 …… ½カップ
塩、こしょう
…… 各少々

■作り方

1 かぼちゃは皮と種とわたをとり、薄いいちょう切りにする。玉ねぎは薄切りにする。

2 鍋にバターを温め、玉ねぎをじっくりいためる。火が通ったらかぼちゃを加え、さらにいためる。

3 **A**を加え、やわらかくなるまで煮る。あら熱をとり、ミキサーにかける。

4 **3**を鍋に戻し、牛乳を加えて温め、塩、こしょうで味をととのえる。

エネルギー	**144** kcal
たんぱく質	**4.1** g
食塩相当量	**1.4** g

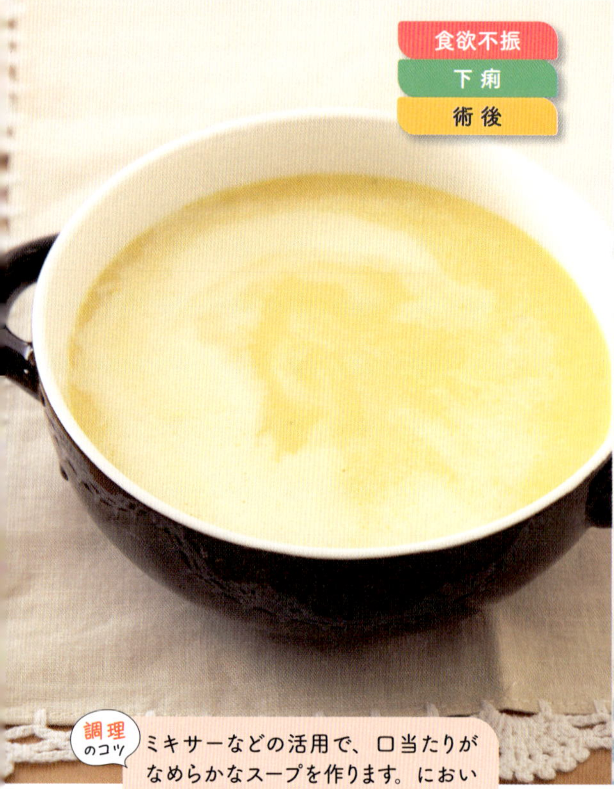

調理のコツ　ミキサーなどの活用で、口当たりがなめらかなスープを作ります。においが気になる場合、冷やしてみても。

ビタミン・ミネラル補給に

野菜のコンソメスープ

■材料（1人分）

じゃがいも …… 20g
キャベツ …… 20g
にんじん …… 20g
玉ねぎ …… 20g
水 …… ¾カップ
固形スープのもと …… ½個
ローリエ …… 1枚
塩、こしょう …… 各少々

■作り方

1 野菜はすべて1cm角に切る。

2 鍋に分量の水を入れて煮立て、**1**と固形スープのもと、ローリエを入れ、野菜がやわらかく煮えたら、塩、こしょうで味をととのえる。

エネルギー	**35** kcal
たんぱく質	**0.9** g
食塩相当量	**1.3** g

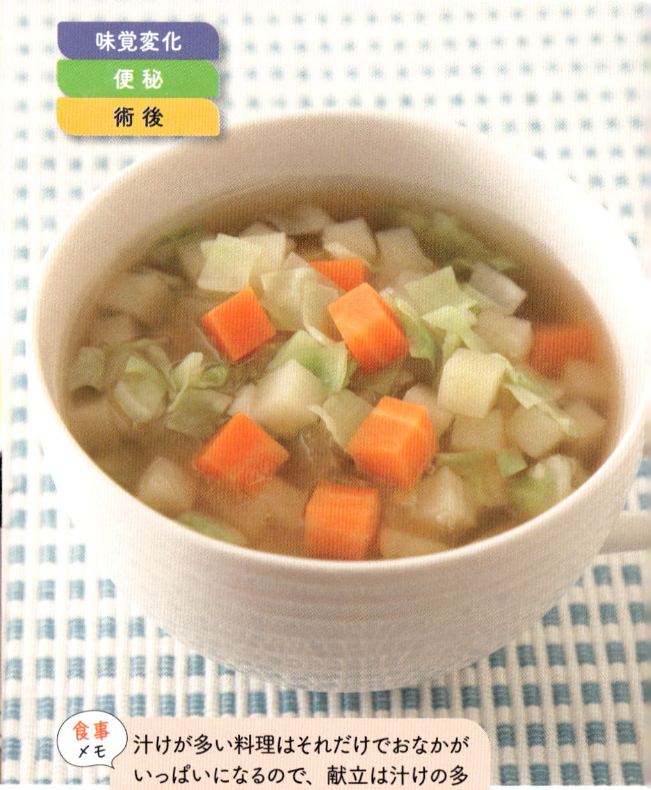

食事メモ　汁けが多い料理はそれだけでおなかがいっぱいになるので、献立は汁けの多いものと少ないものを組み合わせて。

とろみをきかせた全国に伝わる郷土料理

のっぺい汁

■材料 （1人分）

里いも
…… 大1個(40g)
大根 …… 10g
にんじん …… 5g
ごぼう …… 10g
しいたけ …… 1枚
こんにゃく……10g
鶏胸肉(または鶏ささ身)
…… 20g
さやいんげん …… 1本
だし汁 …… 1カップ
A しょうゆ …… 大さじ½
　みりん …… 小さじ½
水どきかたくり粉
…… 適量

■作り方

1 里いもは5～6mm厚さの半月切りに、大根、にんじんはいちょう切りにする。ごぼうは斜め薄切りにし、しいたけは薄切りにする。こんにゃくは一口大に切り1～2分ゆでる。鶏肉は1cmの角切りにする。

2 いんげんはゆでて、斜め薄切りにする。

3 鍋にだし汁を煮立て、**1**の材料を煮る。煮えてきたら**A**を加え、さらに煮る。

4 水どきかたくり粉を加えてとろみをつけ、器に盛っていんげんを散らす。

エネルギー	78 kcal
たんぱく質	5.8 g
食塩相当量	1.5 g

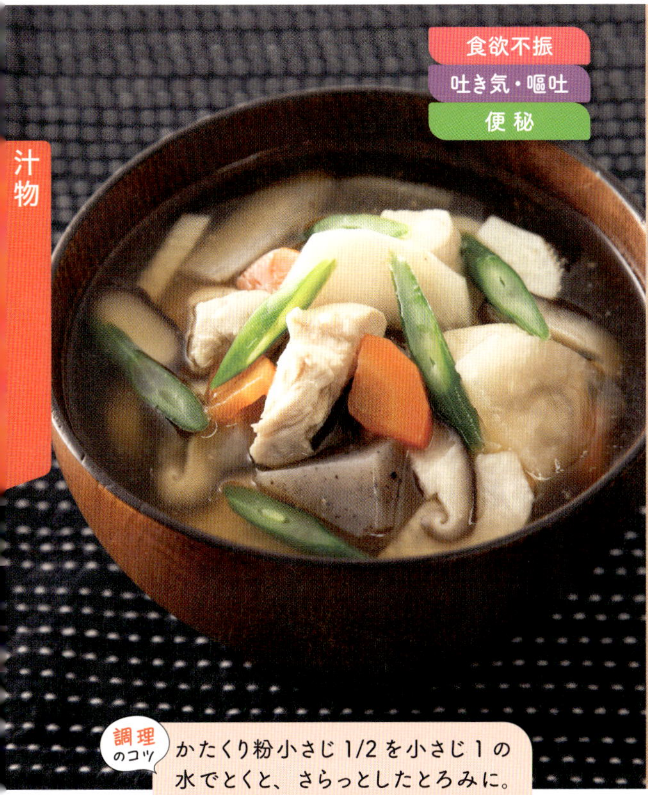

調理のコツ かたくり粉小さじ 1/2 を小さじ 1 の水でとくと、さらっとしたとろみに。量をかげんして、好みのとろみに。

つるつるとのどごしがよい

はるさめスープ

■材料 （1人分）

はるさめ(乾燥)…… 6g
長ねぎ …… 5g
カットわかめ …… もどして10g
鶏ガラスープのもと …… 小さじ½
塩、こしょう …… 各少々
水 …… ¾カップ

■作り方

1 はるさめは熱湯でゆで、湯をきって食べやすい長さに切る。ねぎは斜め薄切りにし、わかめはもどしてこまかく切る。

2 鍋に分量の水を入れて煮立て、鶏ガラスープのもとをとかして、**1**のはるさめ、ねぎを入れて煮る。ねぎが透き通ってきたらわかめを加えてさっと煮て、塩、こしょうで味をととのえる。

エネルギー	29 kcal
たんぱく質	0.4 g
食塩相当量	1.2 g

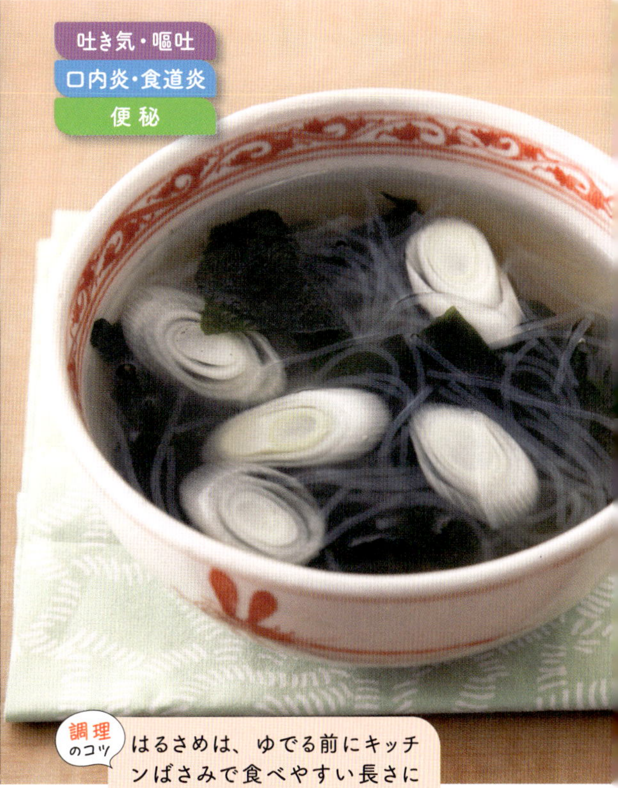

調理のコツ はるさめは、ゆでる前にキッチンばさみで食べやすい長さに切ってもOK。

なめらかなのどごし

なめこのみそ汁

■材料（1人分）

なめこ …… 20g
絹ごしどうふ …… 20g
長ねぎ …… 5g
だし汁 …… ¾カップ
みそ …… 大さじ½

■作り方

1 なめこはぬめりをとり、熱湯でさっとゆでてざるに上げる。とうふはさいの目に、ねぎは小口切りにする。

2 鍋にだし汁を煮立て、**1**のなめこ、とうふを加えてひと煮立ちさせ、弱火にしてみそをとき入れる。

3 ねぎを加えて火を止める。

エネルギー	**35** kcal
たんぱく質	**2.5** g
食塩相当量	**1.3** g

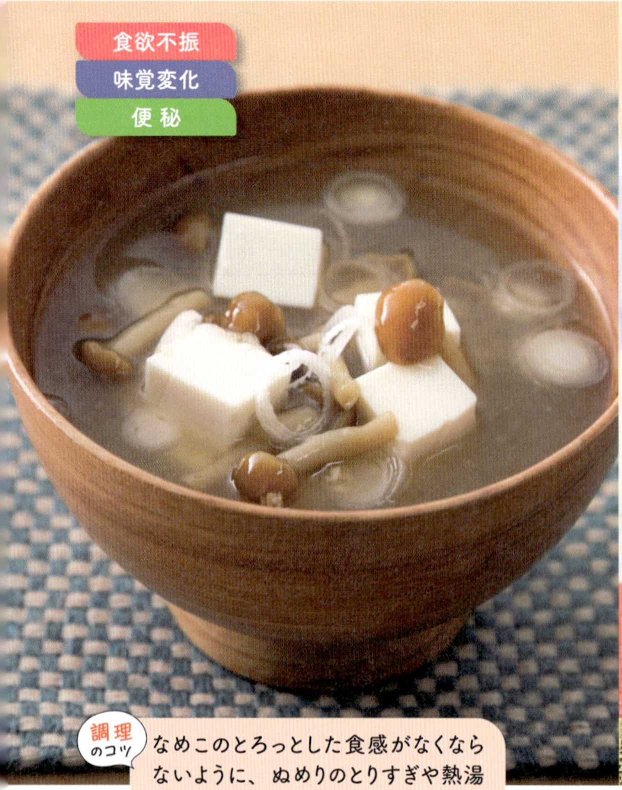

調理のコツ なめこのとろっとした食感がなくならないように、ぬめりのとりすぎや熱湯でのゆですぎには注意しましょう。

うまみ成分と栄養がたっぷり

しじみ汁

■材料（1人分）

しじみ …… 50g
水 …… ¾カップ
みそ …… 大さじ½
万能ねぎ …… 2g

■作り方

1 しじみは薄い塩水（分量外）につけて砂をはかせ、殻をこすり合わせるようにしてよく洗う。

2 万能ねぎは小口切りにする。

3 鍋に分量の水と**1**を入れて火にかける。沸騰したらアクをとる。貝が開いたら弱火にしてみそをとき入れ、火を止める。器に盛り、**2**を散らす。

エネルギー	**24** kcal
たんぱく質	**1.8** g
食塩相当量	**1.2** g

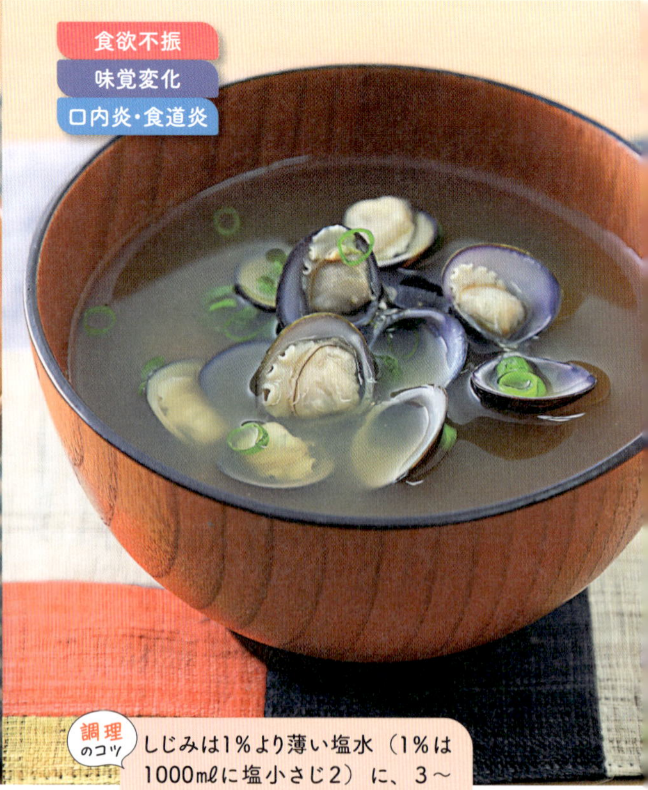

調理のコツ しじみは1％より薄い塩水（1％は1000mℓに塩小さじ2）に、3〜4時間ほどおいて砂抜きします。

ジュースを使って簡単にできる

野菜ジュース寒天

■材料（1人分）

野菜ジュース（市販）…… 80g
水 …… 20mℓ
粉寒天 …… 1g

■作り方

1 鍋に材料をすべて入れよくかきまぜ、煮立たせて2分したら、容器に移す。
2 あら熱がとれたら冷蔵庫で冷やし固める。

エネルギー	16 kcal
たんぱく質	0.4 g
食塩相当量	0.2 g

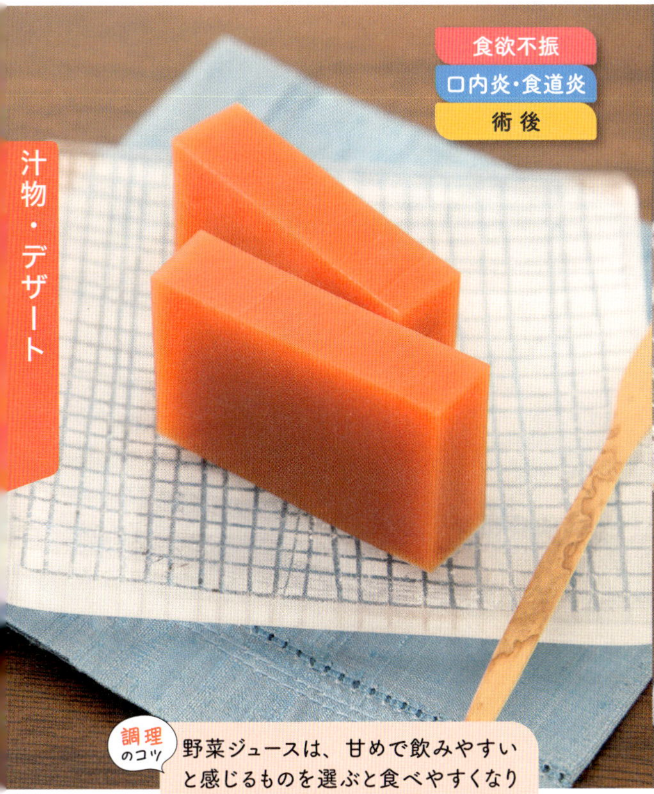

調理のコツ　野菜ジュースは、甘めで飲みやすいと感じるものを選ぶと食べやすくなります。

やさしい口当たりで術後の方にも◎

杏仁どうふ

■材料（作りやすい分量・2人分）

棒寒天 …… ¼本（4g）
水 …… ½カップ
牛乳 …… ½カップ
砂糖 …… 20g
アーモンドエッセンス …… 数滴
みかん（缶詰）…… 適量
<シロップ>
水 …… ¾カップ
砂糖 …… 40g

■作り方

1 棒寒天は多めの水（分量外）にひたし、30分おく。やわらかくなってきたら水けをしぼり、ちぎって分量の水を入れた鍋に入れ、煮とかす。
2 **1**が完全にとけたら砂糖を加えてとかし、火を止める。牛乳を電子レンジで温めて鍋に加え、まぜる。アーモンドエッセンスを加える。
3 バットなどをぬらして**2**を注ぎ、冷蔵庫に入れて冷やし固める。
4 シロップの材料を鍋で煮とかし、冷やしておく。
5 **3**が固まったら3cm角に切り、器に盛って**4**をかけ、みかんをのせる。

エネルギー	161 kcal
たんぱく質	1.6 g
食塩相当量	0.1 g

＊1人分の栄養データです。

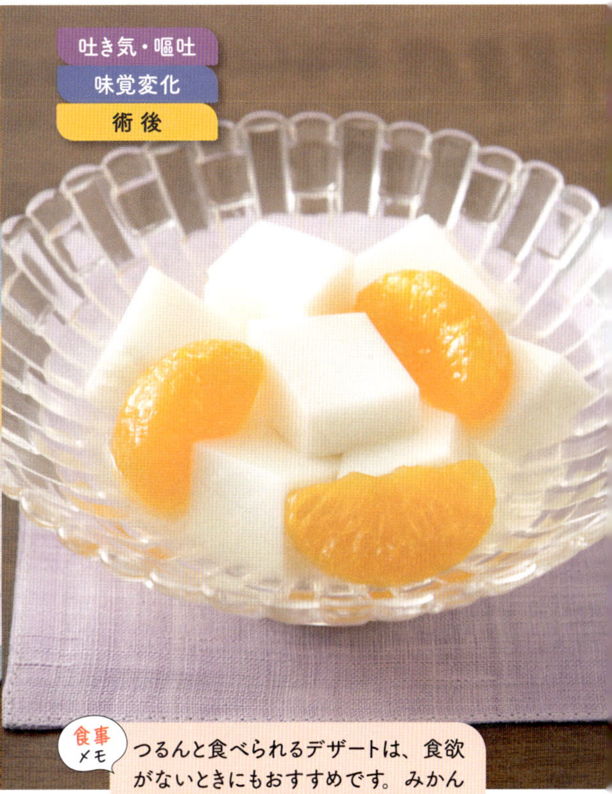

食事メモ　つるんと食べられるデザートは、食欲がないときにもおすすめです。みかんを除くと口内炎ができているときも。

さわやかな香りで気分転換にも

りんご酢ゼリー

■材料（1人分）

りんご …… ¼個(75g)
A ｜砂糖 …… 大さじ½
　｜水 …… 小さじ1
りんご酢 …… 大さじ½
水 …… 80mℓ
粉寒天 …… 1g
りんごジュース …… 60mℓ
はちみつ …… 大さじ1

■作り方

1 りんごは皮をむき、いちょう切りにする。耐熱ボウルにりんごと**A**を入れてよくまぜる。ラップをかけて電子レンジで約3分加熱し、りんごのコンポートを作る。

2 鍋にりんご酢と分量の水、粉寒天を入れてよくまぜる。火にかけて4分ほど煮立たせてから火を止める。

3 りんごジュースは電子レンジで30秒温める。**2**にはちみつと温めたりんごジュースを加え、よくまぜる。

4 耐熱カップに**1**を入れ、**3**を流し入れ、あら熱がとれたら冷蔵庫で冷やし固める。

エネルギー	156kcal
たんぱく質	0.2g
食塩相当量	0.0g

食欲のないときや吐き気のあるときに

トマトシャーベット

■材料（作りやすい分量・4人分）＊レモン汁を含む

トマトジュース(食塩無添加) …… 1カップ
砂糖 …… 大さじ2
レモン汁 …… 小さじ1

■作り方

1 トマトジュースに砂糖を加え、とけるまでまぜる。レモン汁を加えてさらにまぜる。

2 容器に入れて冷凍し、15分ほどして表面が固まってきたら全体をまぜる。これを2回ほど繰り返す。

エネルギー	27kcal
たんぱく質	0.4g
食塩相当量	0.0g

＊1人分の栄養データです。

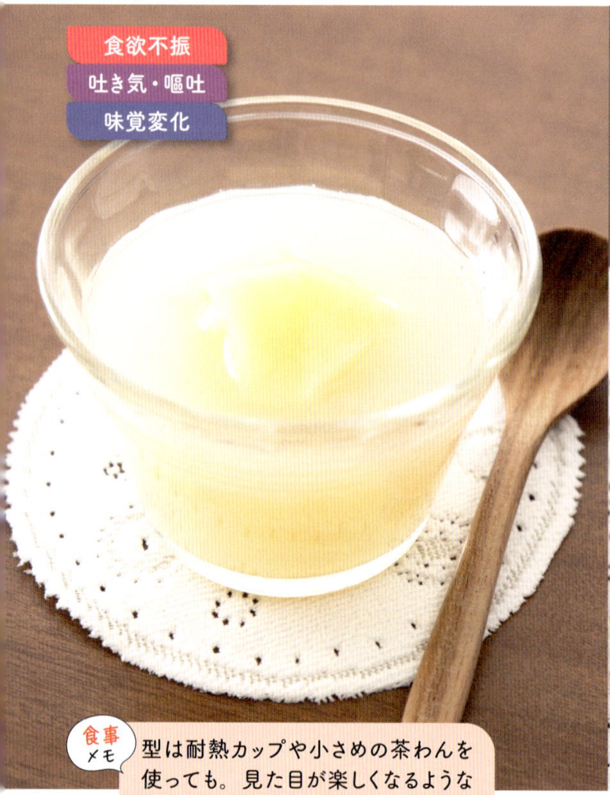

食事メモ　型は耐熱カップや小さめの茶わんを使っても。見た目が楽しくなるような器で作ってみてください。

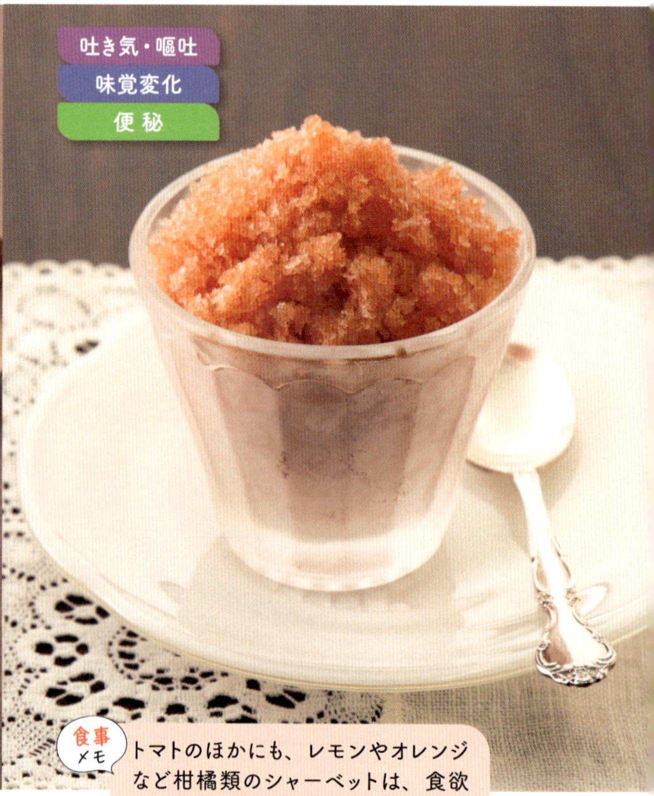

食事メモ　トマトのほかにも、レモンやオレンジなど柑橘類のシャーベットは、食欲アップに効果的です。

好みの飲み物を使って作る

簡単ゼリー4点

寒天やゼラチンで寄せたゼリーは水分が多く、つるんとしているので、口の中でなめらかに動いて食べやすいデザートです。簡単にできますので、いろいろな味を試してみてください。

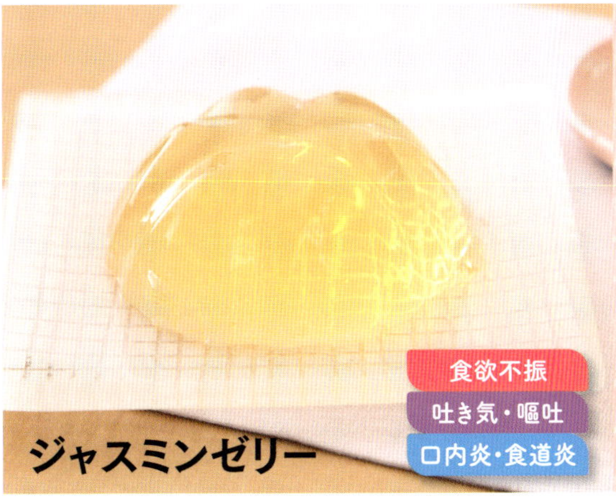
食欲不振
吐き気・嘔吐
口内炎・食道炎

ジャスミンゼリー

■材料 （1人分）

粉ゼラチン …… 3g
ジャスミン茶
…… ¾カップ
砂糖 …… 小さじ1

エネルギー	22 kcal
たんぱく質	2.6 g
食塩相当量	0.0 g

■作り方

1 ゼラチンに水大さじ1（分量外）を加えてふやかす。

2 ジャスミン茶を加熱し、**1**、砂糖を加えてよくまぜる。

3 型に入れ、あら熱がとれたら冷蔵庫で冷やし固める。

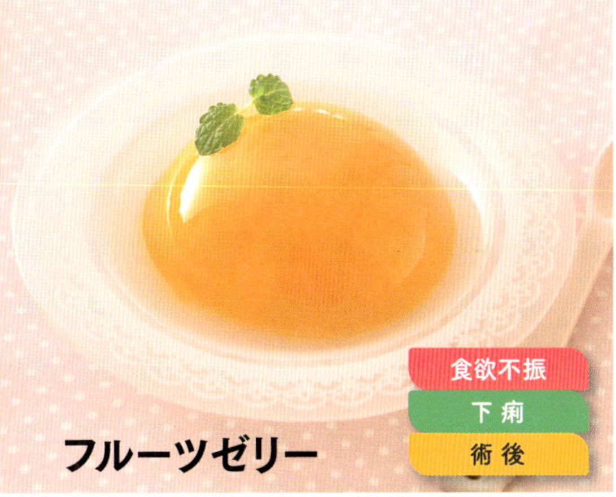
食欲不振
下痢
術後

フルーツゼリー

■材料 （1人分）

粉ゼラチン …… 3g
お好みのフルーツ
ジュース（果汁100%）
…… ¾カップ

＊ジュースはオレンジジュースなどお好みで。

エネルギー	78 kcal
たんぱく質	3.3 g
食塩相当量	0.0 g

■作り方

1 ゼラチンに水大さじ1（分量外）を加えてふやかす。

2 ジュースを加熱し、**1**を加えてよくまぜる。

3 型に入れ、あら熱がとれたら冷蔵庫で冷やし固める。

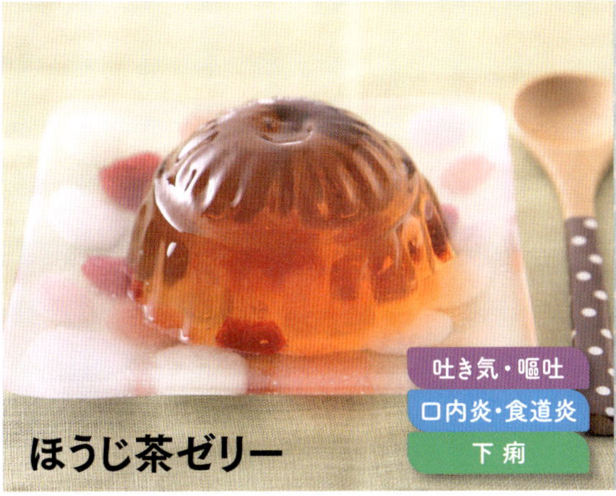
吐き気・嘔吐
口内炎・食道炎
下痢

ほうじ茶ゼリー

■材料 （1人分）

粉ゼラチン …… 3g
ほうじ茶 …… ¾カップ

エネルギー	10 kcal
たんぱく質	2.6 g
食塩相当量	0.0 g

■作り方

1 ゼラチンに水大さじ1（分量外）を加えてふやかす。

2 ほうじ茶を加熱し、**1**を加えてよくまぜる。

3 型に入れ、あら熱がとれたら冷蔵庫で冷やし固める。

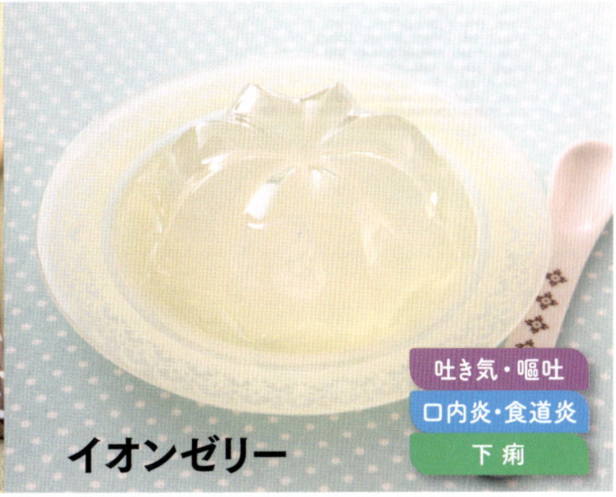
吐き気・嘔吐
口内炎・食道炎
下痢

イオンゼリー

■材料 （1人分）

粉ゼラチン …… 3g
イオン飲料
…… ¾カップ

エネルギー	42 kcal
たんぱく質	2.6 g
食塩相当量	0.2 g

■作り方

1 ゼラチンに水大さじ1（分量外）を加えてふやかす。

2 イオン飲料を加熱し、**1**を加えてよくまぜる。

3 型に入れ、あら熱がとれたら冷蔵庫で冷やし固める。

手軽につまめる
さくさくパイ

■材料（１人分）

冷凍パイシート …… ½枚(50g)
とき卵 …… ¼個分
粉チーズ …… 適量

■作り方

1 冷凍パイシートを室温にもどし、半解凍しておく。オーブンを250度に予熱する。
2 **1**の冷凍パイシートにフォークで穴を開け、とき卵をぬり、粉チーズを振って1cm幅に切る。
3 天板にクッキングシートを敷き、**2**をねじりながら並べる。
4 予熱したオーブンで7～8分、きつね色になるまで焼く。

エネルギー	215kcal
たんぱく質	4.7g
食塩相当量	0.6g

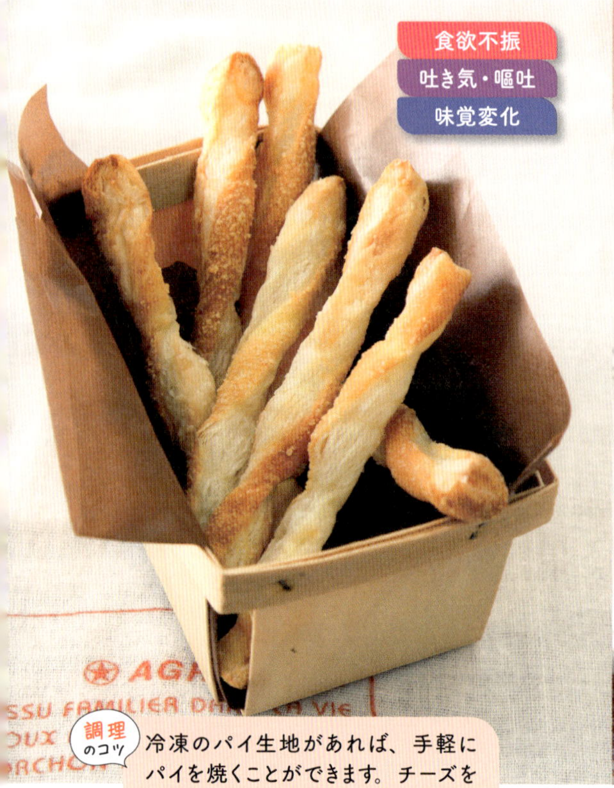

調理のコツ　冷凍のパイ生地があれば、手軽にパイを焼くことができます。チーズを入れて焼くなどお好みのアレンジを。

甘みがギュッと詰まった
りんごのグラッセ

■材料（１人分）＊レモン汁を含む

りんご …… ¼個(75g)
レモン汁 …… 少々
バター …… 小さじ2(8g)
砂糖 …… 大さじ1
シナモンパウダー …… 少々
アイスクリーム …… 100g

■作り方

1 りんごは皮をむいてくし形に切る。レモン汁をかけておく。
2 **1**を鍋に入れ、バター、砂糖を加えて弱火で煮る。りんごに火が通ったらシナモンパウダーを振る。
3 皿に盛り、アイスクリームを添える。

エネルギー	312kcal
たんぱく質	3.6g
食塩相当量	0.5g

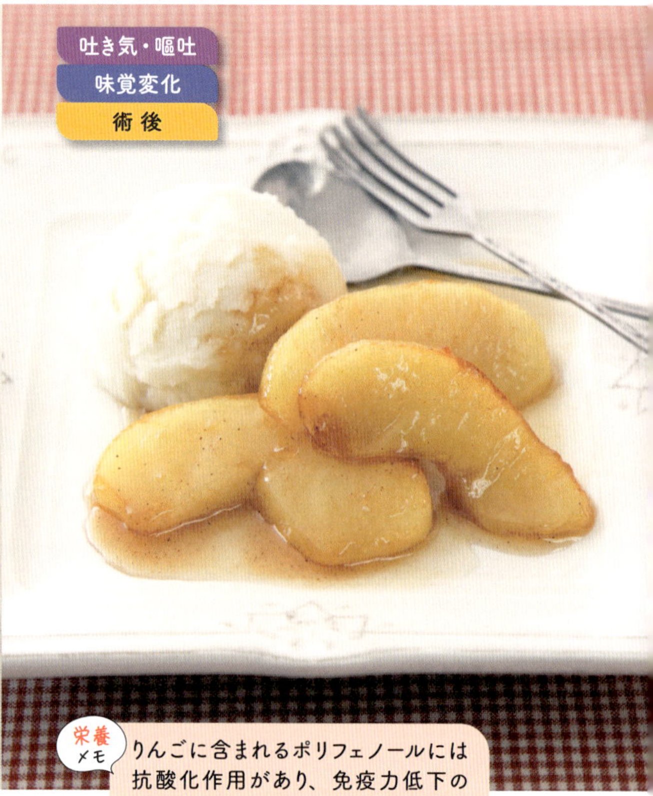

栄養メモ　りんごに含まれるポリフェノールには抗酸化作用があり、免疫力低下の予防効果があるといわれています。

乳酸菌が胃腸で働く

フルーツヨーグルト

■材料 （1人分）

ヨーグルト（プレーン）…… 120g
いちご …… 3粒（30g）
キウイフルーツ …… ⅓個（30g）
パイナップル …… 30g

■作り方

器にヨーグルトを盛り、一口大に切ったフルーツをのせる。

エネルギー	108㎉
たんぱく質	4.5g
食塩相当量	0.1g

甘さ控えめで食べやすい

水ようかん

■材料 （4個分・1人分は1個）

こしあん（市販）…… 200g
粉寒天 …… 2g
水 …… ¾カップ
塩 …… 少々

■作り方

1 鍋に寒天と分量の水を入れて火にかけ、3分ほど沸騰させる。
2 1にこしあんを入れてよくまぜ、軽く沸騰させる。
3 塩を入れてまぜ、火を止めて型に流す。
4 あら熱がとれたら冷蔵庫で冷やし固める。

エネルギー	74㎉
たんぱく質	4.3g
食塩相当量	0.1g

＊1人分の栄養データです。

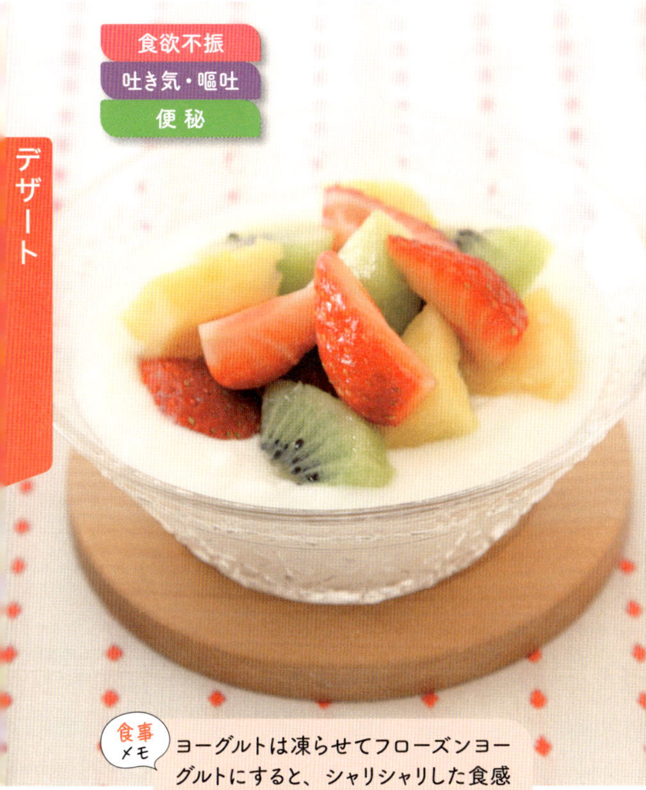

食事メモ ヨーグルトは凍らせてフローズンヨーグルトにすると、シャリシャリした食感で、口の中がさっぱりします。

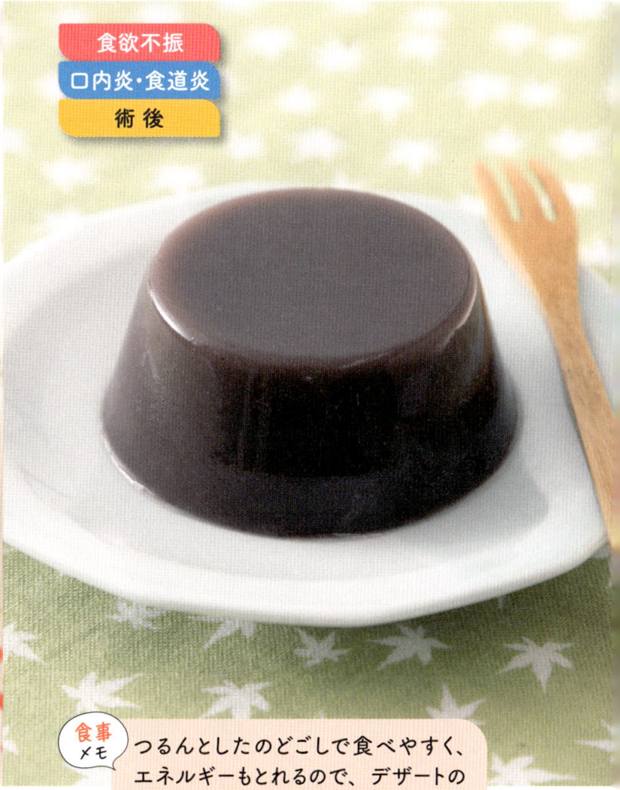

食事メモ つるんとしたのどごしで食べやすく、エネルギーもとれるので、デザートの中でもおすすめの一品です。

飲むだけで簡単に栄養をがとれる

ミルクセーキ

■材料（1人分）

牛乳 …… ½カップ
卵黄 …… 1個分
砂糖 …… 大さじ1
バニラエッセンス …… 数滴

■作り方

1 材料をすべてミキサーにかける。
2 グラスに注ぎ、あれば飾りにミントの葉を浮かべる。

エネルギー	172kcal
たんぱく質	6.1g
食塩相当量	0.1g

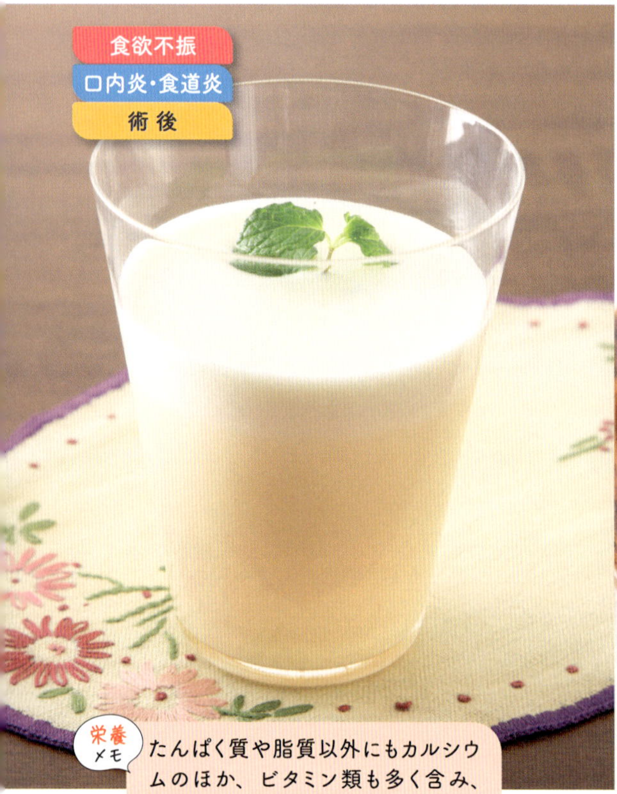

栄養メモ たんぱく質や脂質以外にもカルシウムのほか、ビタミン類も多く含み、栄養価の高い飲み物です。

ゆずのさっぱり感と
とろみで気持ちも落ち着く

ゆずしょうがのくず湯

■材料（1人分）

くず粉 …… 15g
水 …… 1カップ
ゆずジャム …… 大さじ1½
おろししょうが …… ⅓～1かけ分

■作り方

1 ボウルにくず粉を入れ、泡立て器でダマにならないようにまぜながら、分量の水を3回に分けて少しずつ加える。こし器を通して鍋に移す。
2 **1**の鍋を中火にかけ、木べらでよくまぜる。少しずつ固まってきたら弱火にし、さらにねりまぜる。
3 ゆずジャムとしょうがを加えて軽くまぜ、器に注ぐ。

エネルギー	126kcal
たんぱく質	0.1g
食塩相当量	0.0g

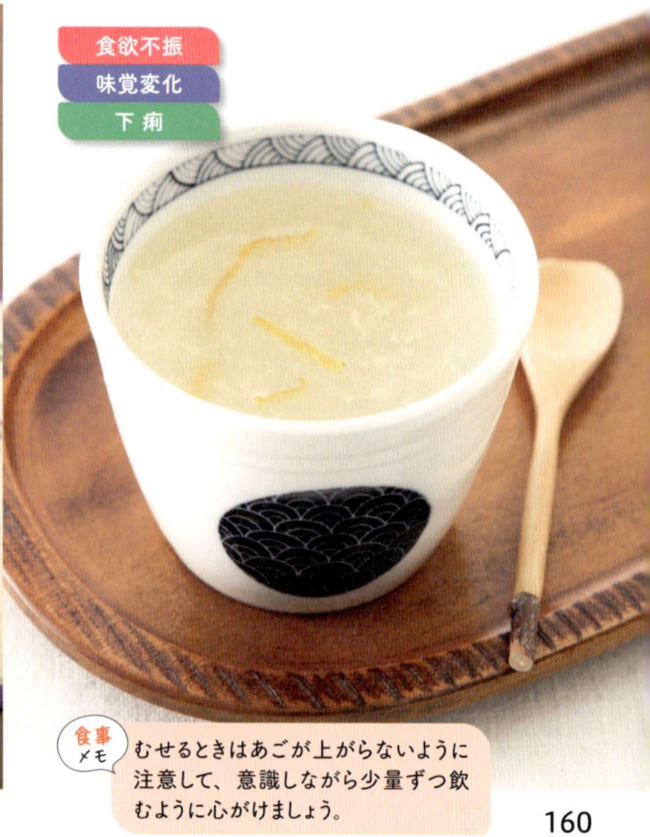

食事メモ むせるときはあごが上がらないように注意して、意識しながら少量ずつ飲むように心がけましょう。

Column

職場復帰したときの昼食

お弁当は自分のペースでゆっくり食べましょう

外食をすると、往復の時間をとられるうえ、メニュー選びにも困ります。職場復帰したら、昼食はお弁当を持参して自分のペースでゆっくり食べられるようにしましょう。体調をみながら、無理をして食べすぎないように、おかずをシンプルにして量も控えめに。

暑い時期は食中毒にならないように、対策が必要です。いくつか対策例をあげると、しっかり火を通したものを入れる、梅干しなど抗菌作用のある食品を使う、冷ましてから詰める、お弁当の容器はアルコール消毒する、弁当袋に保冷剤を入れる、職場に冷蔵庫があるなら入れさせてもらうなどがあります。

周りに話して理解を得ることも必要

職場で決められている昼休みの時間だけではお弁当を食べきれないことや、就業中に栄養補給したい場合も考えられます。昼の時間を長めにとったり、おやつを食べたり柔軟な対応ができるよう、会社の許可を得ておくのがいいでしょう。

同時に、職場で直接かかわる周囲の人たちにも、自分のことをきちんと話すのがいちばんです。伝えてもらわないと、周りの人たちはわからないので、かえって混乱するかもしれません。周囲の理解が得られると、なんらかの協力が必要なときにスムーズです。

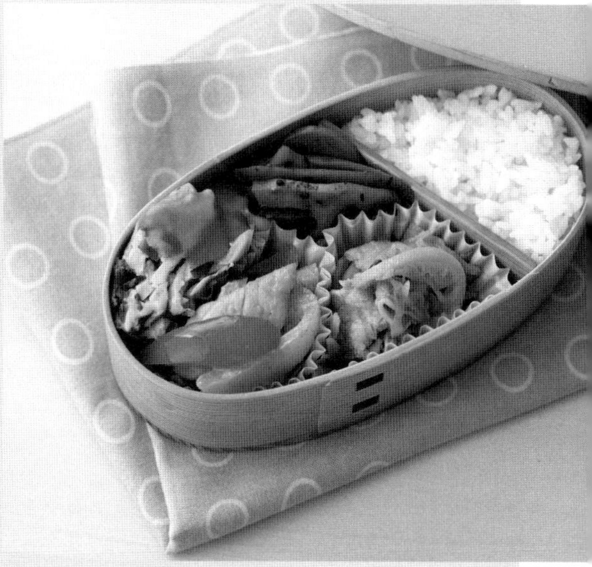

Column

携帯食と栄養補助食品を活用しよう

外出するときに便利な携帯食を持ち歩こう

職場復帰したり、外出したりするようになったら、携帯食を持ち歩くと便利です。

一度にたくさん食べられない人は、食事時間以外でも、簡単に少しずつつまめるようなものを携帯すると安心です。小さなパンや、クッキーなどのほか、糖分を補うことができるあめやマシュマロなど、好みのものを常備しましょう。

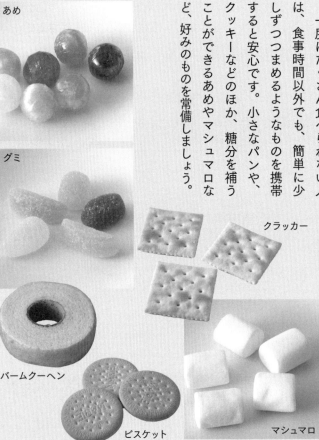

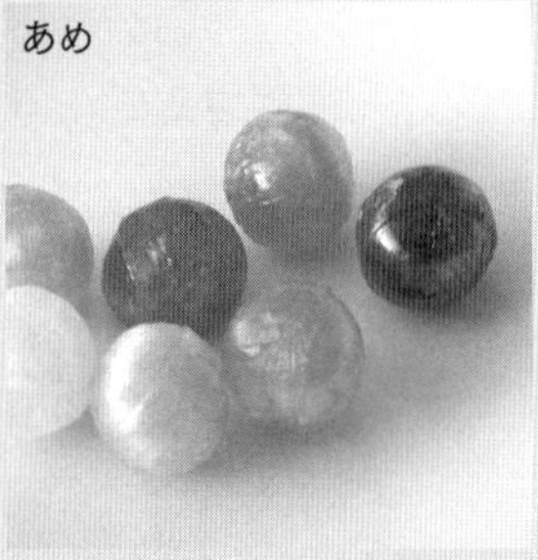
あめ

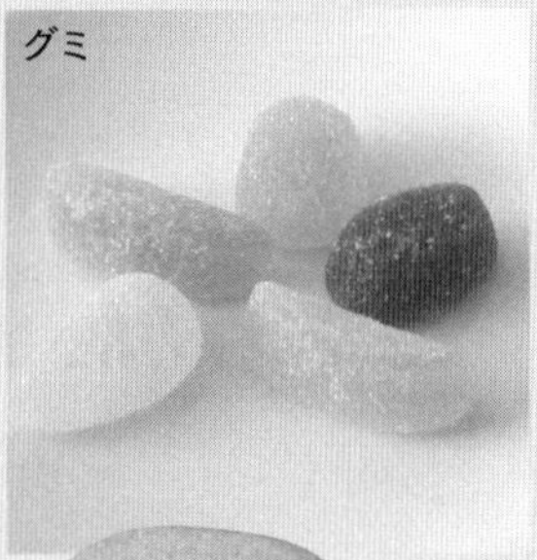
グミ

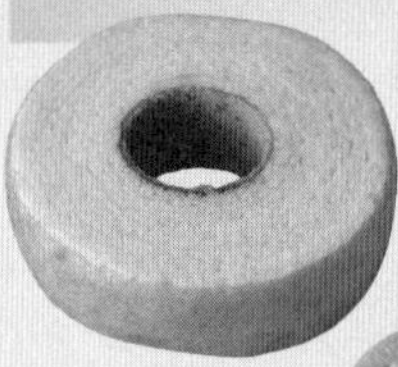
バームクーヘン

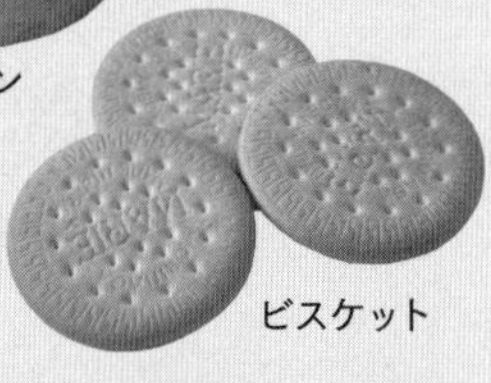
ビスケット

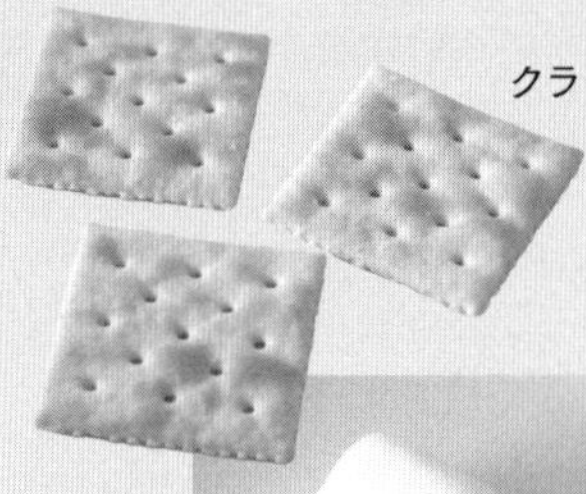
クラッカー

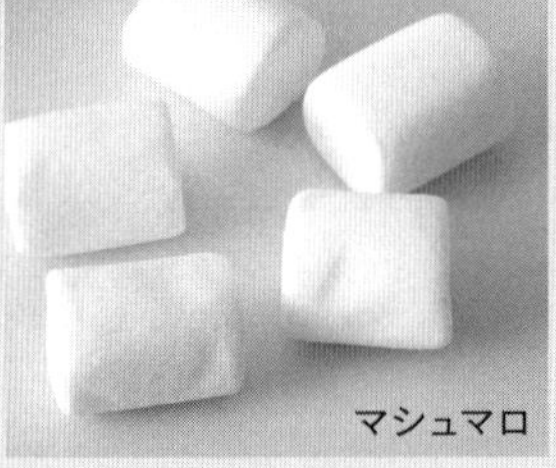
マシュマロ

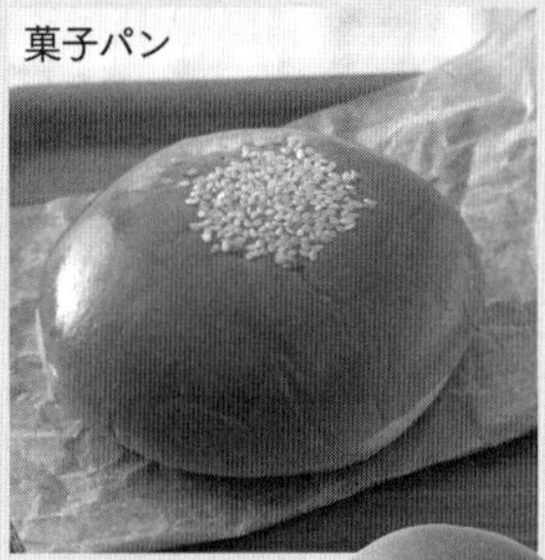
菓子パン

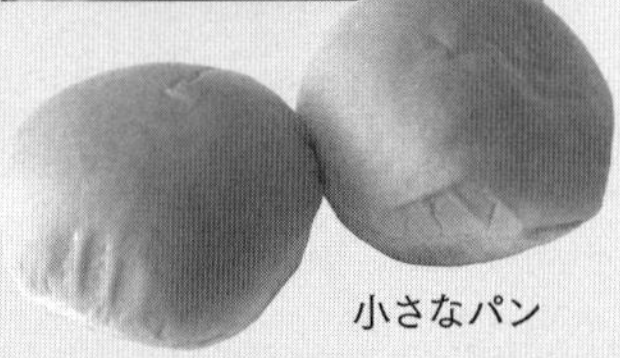
小さなパン

市販の栄養補助食品も有効に使おう

食事が十分にとれないとき、または体重減少が著しいときや体力の低下を感じたときには、栄養補助食品も使ってみましょう。エネルギー補助食品やたんぱく質補助食品、ビタミン・ミネラル強化食品、水分補給食品のほか、かめないときや、飲み込みが悪いときにやわらかい食品にとろみをつけて飲み込みやすくするとろみ調整食品・固形化調整食品もあります。

薬局や通販で購入できるもののほか、健康保険が適用になるもの（処方箋が必要）もあります。自分にはどのようなタイプの商品が適しているのか、かかりつけの医師や管理栄養士に相談してみてください。

抗がん剤・放射線治療を乗り切るための基礎知識

**がんの種類や進行度、患者さんの状態などにより、治療法が異なります。
主な治療法、治療による副作用や対処法について、基本的なことを押さえておきましょう。**

がんの主な治療法は薬物療法、手術、放射線治療

いくつかの治療法を組み合わせて行うことも

がんは体の細胞の中にある遺伝子が傷ついて変異し、増殖したもので、悪性腫瘍ともいいます。現在では、日本人の２人に１人が生涯でなんらかのがんになるといわれています。

主な治療法は、大きく分けて薬物療法（抗がん剤）、手術、放射線治療の３つがあります。

薬物療法は全身に作用する全身療法で、手術、放射線治療はがんそのものに対処する局所療法です。がんの種類や性質、進行度合い、年齢、体調などを考慮して、治療法が決められます。

治療は、局所療法だけで行われることもあれば、治療効果を高めるために、複数の治療法を組み合わせて行うこともあります。また、完治を目ざす以外に、苦痛をやわらげ、患者さんのＱＯＬ（生活の質）を上げることを目的として、治療を行うこともあります。

標準治療は現在の最良の治療

がん治療では、聞きなれない言葉が出てきます。「標準治療」という言葉もその一つかもしれません。「標準」が一般的、並みの意味があるため、もっといい治療があるのではないかと誤解されがちですが、「標準治療」はその時点で受けられる最良の治療法のことです。

また、「支持療法」や「緩和治療（ケア）」も最近よく耳にする言葉ではないでしょうか。

「支持療法」は、がんになったことによって起こる痛みなどの症状や、治療の副作用に対処すること。症状を軽くしてＱＯＬを上げるために予防やケア、治療が行われます。

「緩和治療（ケア）」は、心身の苦痛をやわらげ、ＱＯＬを上げるための治療です。がんの終末期に行われるイメージがあるかもしれませんが、がんと診断されたときから必要とされるものです。

抗がん剤や放射線の種類と特徴

抗がん剤は大きく分けて3つ

薬物療法に用いられる薬のことを抗がん剤といい、その働きのメカニズムによって、「細胞障害性抗がん薬」「ホルモン療法薬」「分子標的治療薬」の3つに大別することができます。

●細胞障害性抗がん薬について

この薬を使う治療を化学療法といい、最もよく用いられるものです。

細胞内の働きを変えたり増殖を抑えたりしながら、がん細胞を攻撃します。がん細胞はこの薬で強いダメージを受けますが、正常な細胞もまたダメージを受けます。特に新陳代謝が活発な細胞はダメージが大きく、副作用が強く出ることがあります。

●ホルモン療法薬について

がんの中には、ホルモンを利用して増殖するタイプがあります。たとえば、乳がんには女性ホルモンが、前立腺がんには男性ホルモンがかかわっています。

ホルモン療法薬（内分泌療法薬）は、私たちの体の中で生成されるホルモンの分泌や働きを抑え、がんの増殖、再発を防ぎます。

ほかの抗がん剤にくらべて投薬の期間は長いのですが、副作用は少ないといわれています。よく起こる副作用には、ほてりやのぼせ、関節痛などがあります。

●分子標的治療薬について

分子標的治療薬は、がん細胞の浸潤、増殖、転移にかかわる特定のたんぱく質などを標的にして、がんを攻撃する薬です。分子標的薬には「小分子化合物」と「抗体薬」があります。「小分子化合物」では、下痢や肝機能障害、「抗体薬」では発熱や関節痛など、さまざまな副作用が出ることがあります。

抗がん剤の副作用例

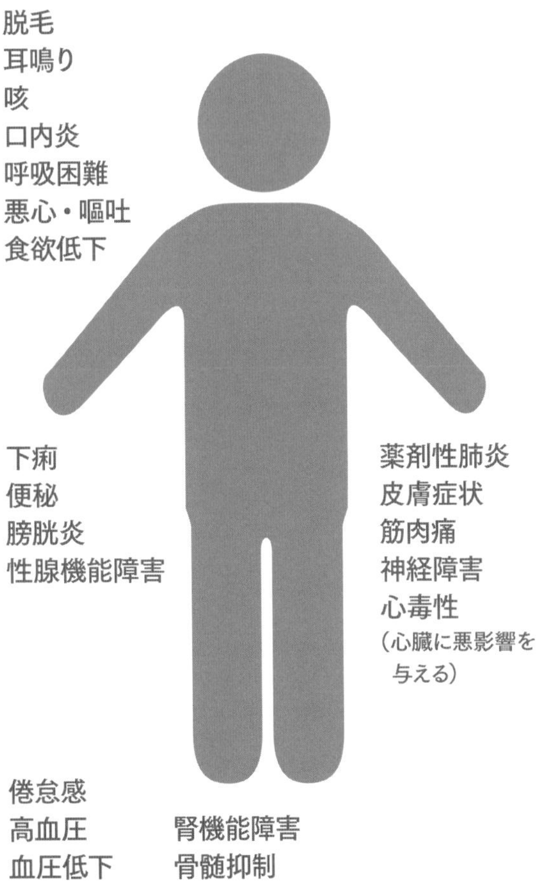

がん細胞にダメージを与える放射線治療

放射線治療は、人工的に作り出した放射線を用いてがんを攻撃する治療です。

がん細胞は、増殖する力が強いものの、ダメージを受けやすく、しかも修復しにくいという特徴があります。一方で正常な細胞は、ダメージを受けても修復する力があります。放射線治療は、それらの特徴を利用しながら、少量ずつ照射するなど、体へのダメージが極力少なくなるように細心の注意を払い、計画を立てて行われます。

放射線治療には、体の外から放射線を当てる「外部照射法」と放射性物質を体内に挿入する「小線源治療（内部照射法）」があり、それらを組み合わせた治療を行うこともあります。

外部照射法の中でも一般的なのは、リニアックなどの高エネルギー治療装置を使った、X線の放射線治療法です。

放射線にはさまざまな種類がある

放射線は、運動エネルギーを持って空間を動き回る小さな粒で、波長の短い電磁波（光の仲間）と高速で動く粒子線に分けられます。（左図参照）主にがん治療に用いられているのは、電磁波のX線です。電磁波にはγ《ガンマ》もあり、脳腫瘍などを治療するガンマナイフに用いられています。

また、粒子線を用いた治療には、陽子線治療と重粒子線治療があります。

現在、X線は保険適用になっていますが、それ以外の治療でも、さまざまな条件はあるものの、いくつかのがんに対して、保険が適用される場合があります。

放射線の効くがん

放射線治療が有効ながん 子宮頸がん、頭頸部がん、前立腺がん
ほかの治療との組み合わせが有効ながん 乳がん、肺がん、食道がん

放射線の種類

放射線
- 電磁放射線（光の仲間）
  - X線
  - γ線
- 粒子放射線（荷電粒子）
  - α線
  - β線
  - 電子線
  - 陽子線
  - 重粒子線（炭素線など）
- 粒子放射線（非荷電粒子）
  - 中性子線

出典：国立がん研究センターがん情報サービス

抗がん剤の副作用と対策

副作用を抑える薬で予防することも

抗がん剤は全身療法のため、正常な細胞も傷つけてしまうので、副作用が起こりやすくなります。副作用が予測できる場合、副作用の症状を抑える薬を用いて、ある程度軽くすることができます。ですが、残念ながらすべての症状をなくすことはできません。

抗がん剤の副作用が起こりやすいのは、薬の種類にもよりますが、細胞分裂や成長のスピードが速いところ。毛根や消化管の粘膜、赤血球、白血球などはダメージを受けやすくなります。一部の副作用について、対処法などを見ていきましょう。

また、副作用の中には白血球の減少など、検査をしないとわからないものもあるため、定期的な検査が必要です(13ページの図参照)。

食欲不振と味覚障害

抗がん剤でさまざまな副作用が起こると、それが原因となり、食欲がなくなることがあります。

原因の1つが、味覚障害が起きた場合です。抗がん剤の中には、味蕾《みらい》という味を感じる細胞や、味を脳に伝える神経などに作用するものがあります。味を感じられなくなったり、別の味のように感じたり、症状の出方はさまざまです。

また、全身の倦怠感などが原因で、食欲がなくなる場合もあります。

対策 担当医から説明があると思いますが、亜鉛の吸収を妨げる薬を使ったときは、亜鉛の豊富な食品をとりましょう。

食事は、特に制限をされていなければ、濃い味のもの、味がはっきりしたものがおすすめです。食事が足りていない人は、ケーキでもいいので脂肪分のあるものをとって、エネルギー補給をしてください。

吐き気・嘔吐

吐き気(悪心)・嘔吐を起こしやすい抗がん剤は、吐き気止め(制吐剤)を使い、だいぶ抑えられるようになってきました。ですが原因がはっきりしないものもあり、すべてを抑えられるわけではありません。症状の強さにも個人差があります。

抗がん剤の投与開始直後から24時間以内に起こるものは「急性悪心・嘔吐」、24時間以降に起こるものを「遅延性悪心・嘔吐」といい、後者は何日か続くこともあります。また、過去に抗がん剤治療で吐いた嫌な経験を思い出し、「予測性悪心・嘔吐」を起こすことも考えられます。

抗がん剤に対して強い不安を抱いている患者さんは症状が出やすく、程度も強い傾向があります。

対策 抗がん剤治療する直前に食べすぎると、症状が出たときにつらくなります。治療の数時間前に消化のよい食事を軽めにし、あとは水分補給をする程度がいいでしょう。治療後すぐは食事を控え、水分を多めにとりながら様子を見てください。

また、食事をとったあと1時間ほどは横にならないようにしましょう。

口内炎・食道炎

口内炎を起こす可能性のある抗がん剤を使うときは、さまざまな医学的な対策が講じられますが、それでも避けられないことが少なくありません。薬物療法を受けた方の半数に口内炎が認められます。

増殖が盛んな粘膜は抗がん剤でダメージを受けやすく、粘膜の再生が阻害されるため、口内炎が起こりやすくなるのです。また、抗がん剤の副作用で白血球や好中球が減少し、口腔粘膜の感染防御力が低下することも引き金となります。

また、口内炎と同様に抗がん剤の影響を受けて、食道に炎症が起こることがあります。

予防と対策 口内炎は治るのに時間がかかりますので、予防も大切です。歯みがきをしっかりして、口の中を清潔にしておきましょう。また、虫歯や歯周病があると口内炎が起こりやすく、悪化もしやすいので、抗がん剤を投与する前の治療をおすすめします。

口内炎になった場合、医師に症状を詳しく伝えて、薬を処方してもらいます。食事内容に気をつけるのはもちろんですが、痛みがあっても食事後のていねいな歯みがきは必要です。粘膜が傷つきにくいやわらかい歯ブラシを使っていつも清潔にしておきましょう。

下痢

抗がん剤の副作用で起こる下痢には、投与した当日に起こる「早発性下痢」と、投与して10日ほどしてから起こる「遅発性下痢」があります。早発性下痢は抗がん剤の作用で、消化管の副交感神経が影響を受け、腸の蠕動運動が活発になるために起こります。遅発性下痢は、抗がん剤で消化管粘膜が傷つくことなどが原因となります。

下痢になると、食欲を低下させ、脱水症状を起こすこともあります。感染症を起こすと、重篤な状態になる場合もあるので、早めに医師に相談してください。

対策 体の水分が失われた状態です。下痢をしないように水分をとらないということではなく、水分は十分にとりましょう。また、食物繊維の少ない食品をとるなどの注意も必要です。食事は少量を何回かに分けてとるといいでしょう。水分補給のときの水やイオン飲料などは、冷たくせずに室温くらいにしてとります。アルコール、カフェインを多く含むコーヒー、炭酸飲料なども控えましょう。

便秘

抗がん剤の作用で、消化管の副交感神経が影響を受け、腸の蠕動運動が低下して便秘になることがあります。また、抗がん剤が直接の原因ではなく、飲食量が少なくなったり、運動量が減ったりすることも影響します。

対策 苦しいくらいの便秘になると、場合によっては腸閉塞になる危険があります。便秘になったときは、医師に相談して薬を処方してもらいましょう。体の状態に合わせて薬が処方されます。

食物繊維の多い食事をとることはもちろんですが、便意をがまんしないことや、起きがけに牛乳や水を飲む、可能であれば軽い運動を毎日行う、規則正しい生活をすることなども便秘解消につながります。

放射線治療の副作用と対策

副作用は半年以上たってから起こることも

放射線治療による副作用は、治療中や終了してすぐに起こる急性期のものと、治療後半年から数年たってから起こる晩期のものがあります。

急性期には、だるさなど全身的な症状や、照射を受けた部位に起こる局所的な症状が見られます。

細胞分裂のスピードが速く、増殖が盛んな細胞ほどダメージを受けやすくなるため、皮膚や口腔内、消化器官などは、症状が出やすい傾向があります。

放射線治療の副作用

急性期の副作用

全身症状
食欲不振、倦怠感、疲労感、貧血、感染、出血しやすいなど

局所的な症状
皮膚の変化、口の渇き、口内炎、味覚異常、下痢など

晩期の副作用

食道炎、胃炎
二次がんの発生(可能性は低い)
不妊(生殖器への照射の場合)

口腔内に起こる副作用

細胞分裂のスピードが速く、増殖が盛んな細胞ほどダメージを受けやすくなります。そのため、口腔内は比較的早く症状が出やすいところ。口やのどの渇きを感じるようになります。さらに、口内炎や味覚障害を引き起こすこともあります。

対策 口内炎の予防に、口腔内の清潔は欠かせません。歯ブラシでていねいに磨いて、口腔内をきれいに保ちましょう。

口内炎や口腔乾燥の症状が出た場合、感染の心配がありますので、いつも以上に口の中の清潔を心がけてください。口腔内に使う薬で症状が改善することもありますので、医師に相談してみましょう。もし、市販のうがい剤を使う場合は、アルコールの入っていない、刺激のないものを選んでください。

また、味覚障害は亜鉛製剤で症状が軽くなることがありますので、こちらも症状を詳しく医師に伝えてみてください。

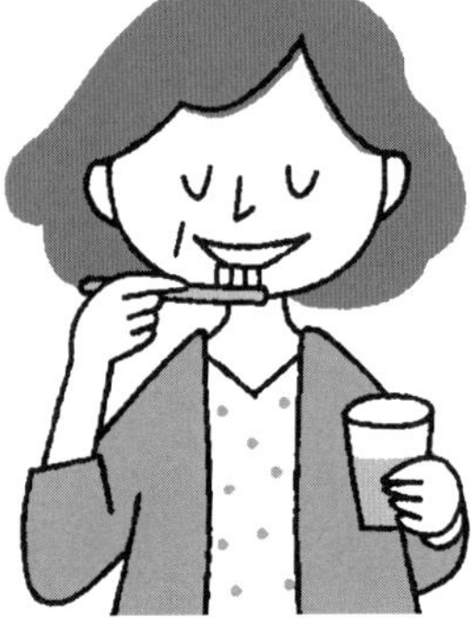

消化器に起こる副作用

放射線照射を受けた消化器の粘膜も、ダメージを受けやすいところです。口腔内以外に、食道、胃や腸に放射線が当たることで、食欲不振になることや、吐き気やだるさを感じる場合もあります。

放射線は、体への影響を極力少なくするように、少しずつ照射していきます。ですが、回数が増えて照射線量が増えるとともに症状の度合いが大きくなります。

多くは治療が終わると徐々に回復していきますが、数カ月以上たってから食道や胃に炎症が起こる副作用もあります。

対策 医師に相談し、症状に合わせて薬を処方してもらいましょう。

放射線治療を乗り切るには、消化管から栄養をとることが重要です。十分な水分と栄養バランスのとれた食事がとれるよう、調理や食べるものを工夫しましょう。数回に分けて食べたり、高カロリーの食品をとり入れたりするほか、睡眠を十分にとり、無理をせずにゆっくり過ごすことも大事です。

皮膚に起こる副作用

表皮を構成しているいちばん下にある基底細胞は、細胞の増殖が活発な部分です。そのため、放射線を照射された皮膚がかゆくなったり、熱を持った感じがしたりすることがあります。また、皮膚が赤くなったり、皮膚表面がはがれたりするなどの皮膚炎を起こす場合もあります。もし、炎症が起きた場合は、医師に相談してください。

対策 2〜3週間ほどで、皮膚の状態は落ち着いてきます。それまで、かゆみがあっても爪で引っかいたりしないように気をつけてください。かゆいときは、保冷剤をタオルに包んで当てるといいでしょう。

入浴時は、ぬるめのお湯につかり、水圧の強いシャワーを炎症のある部分に当てないように気をつけます。ごしごし洗いは禁物です。刺激の少ない石けんで、やさしく洗ってください。

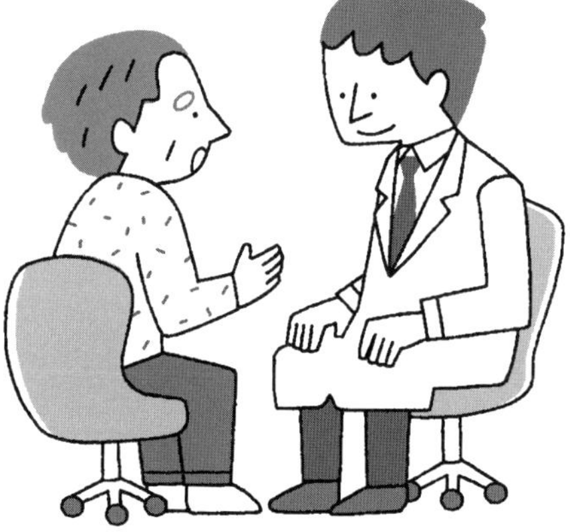

治療中は、飲酒と喫煙は控えましょう

抗がん剤や放射線治療で、粘膜にダメージを与えることがあります。アルコールやタバコは、刺激物です。さらに傷めてしまう可能性もあるため、治療中は控えましょう。タバコが原因で呼吸器官の合併症を起こすこともあります。この機会に禁煙ができるといいですね。

悩み別レシピ早見表

＊3章の家族用メニューは掲載していません

○おすすめ

（○がついていても、症状の程度、湯気やにおいで適さない場合もあります）

主食

	掲載ページ	食欲不振	吐き気・嘔吐	味覚変化	口内炎・食道炎	下痢	便秘	消化器術後
はちみつレモン味のフレンチトースト	32	○	○					
くずしどうふ入りしょうが風味のあんかけうどん	34	○	○	○		○	○	
温かいごはん	36	○		○	○	○	○	
ゆかりがゆ	38	○	○	○		○	○	○
鶏肉入りあったかうどん	38	○	○	○	○	○	○	
うなぎの蒸しごはん	39	○	○					
冷やし茶漬け	42	○	○	○			○	
冷やしトマトのあえそうめん	44	○	○	○			○	
焼き鮭ときゅうりと卵のまぜ寿司	46	○	○	○		○	○	
冷たいそうめん	48	○	○	○	○			
ロールサンドイッチ	48	○	○			○	○	
ピザトースト	52	○		○			○	
ピリ辛肉みそあえめん	54	○		○			○	
手まり寿司	56	○	○	○				
お好み焼き	58	○	○	○			○	
鶏ささ身のにゅうめん	62	○	○	○	○	○	○	
ごはん入りオムレツ	64	○	○		○			
たたきまぐろ&アボカド丼	66	○	○	○	○		○	
ポテトサラダのラップロールサンド	68	○	○		○	○	○	
フレンチトースト	68	○	○		○	○		○
パン入りスクランブルエッグ	72	○	○			○		
焼きどうふとかまぼこ入りすき煮うどん	74	○	○	○	○	○	○	
もち米入りサムゲタン風スープ	76	○	○	○		○	○	
にゅうめん	78	○	○	○		○	○	
オープンサンド	80	○	○	○			○	
納豆入りとろろあえそば	82	○	○	○	○		○	
根菜とあさりの炊き込みごはん	84	○	○				○	
焼きうどん	86	○	○	○			○	
おかゆ	89	○	○	○	○	○	○	○
さつまいもがゆ	89	○	○		○		○	○
かぼちゃ入りミルクがゆ	90	○	○		○		○	○

○おすすめ

（○がついていても、症状の程度、湯気やにおいで適さない場合もあります）

		掲載ページ	食欲不振	吐き気・嘔吐	味覚変化	口内炎・食道炎	下痢	便秘	消化器術後
主食	卵雑炊	90	○	○		○	○	○	○
	卵焼きサンドイッチ	91	○	○	○	○	○		○
	つぶしごはん入りつくね鍋	92	○	○	○			○	○
	チーズ入り雑炊	105	○		○	○			
	ジャージャーめん	112	○	○	○				
	三色丼	113	○	○	○				
	梅がゆ	122	○	○			○		
	たい茶漬け	122	○	○	○				
	いなりずし	123	○	○	○				
	焼きおにぎり	124	○	○					
	みそおにぎり	124	○	○					
	しそにんにくおにぎり	124	○	○					
	すいとん汁	125	○	○	○		○		
	鶏飯	125	○	○	○	○	○	○	
	炊き込みごはん	126	○	○				○	
	冷たいもりそば	127	○	○	○			○	
	とろろそば	127	○	○	○			○	
	おろしそば	127	○	○	○			○	
	冷たいもりうどん	128	○	○	○				
	うーめん汁	128	○	○	○		○	○	
	冷やし中華	129	○	○	○			○	
	ラーメン	129	○	○	○	○		○	
	焼きそば	130	○	○	○			○	
	ナポリタン	130	○	○	○			○	
	チヂミ	131	○	○	○			○	
	バナナトースト	131	○	○				○	
鍋	鮭ときのこのみぞれ鍋	118	○	○				○	
	おでん	119	○		○				
	豚肉と白菜の豆乳みそ鍋	120	○		○			○	
主菜	鶏肉とかぶの治部煮	36	○		○			○	
	鶏のゆずこしょう焼き	39	○	○	○				
	さばのみそ煮	40	○	○					
	鶏ささ身のおろしあえ	42	○	○	○		○	○	
	バンバンジー	49	○	○	○			○	

悩み別レシピ早見表

○おすすめ

（○がついていても、症状の程度、湯気やにおいで適さない場合もあります）

主菜

	掲載ページ	食欲不振	吐き気・嘔吐	味覚変化	口内炎・食道炎	下痢	便秘	消化器術後
冷ややっこ薬味３種	49	○	○	○		○		
ゆで卵入り野菜サラダ 梅ドレッシング	52	○	○	○			○	
刺し身	58	○	○	○				
冷しゃぶ酢みそがけ	59	○	○	○		○	○	
ゆで豚のおろしきゅうりだれ	69	○	○		○		○	
温泉卵	69	○	○	○	○	○	○	○
ぶりのゆず香り蒸し	78	○	○	○		○	○	
まぐろのキムチあえ	82	○		○			○	
豚肉ときのこのポン酢いため	84	○		○			○	
肉じゃが	86	○	○			○	○	
空也蒸し	93	○	○	○	○	○	○	○
ゆずおろしの冷ややっこ	93	○	○	○		○	○	○
牛肉のしぐれ煮	108	○		○				
卵とじ	109	○		○			○	
ハンバーグ きのこソースがけ	110	○		○			○	
牛肉のトマト煮込み	114	○		○			○	
水ギョーザ	117	○	○			○	○	
豚肉のレモン風味しょうが焼き	132	○	○	○			○	
豚ヒレ肉の青のりまぶし焼き	133	○		○				
鶏ささ身の野菜巻きレンジ蒸し	134	○		○			○	
のし鶏	134	○	○	○				
牛しゃぶ入りおかずサラダ	135	○	○	○			○	
和風ポトフ	135	○	○		○	○	○	○
ぶりの照り焼き	136	○	○	○	○			
かじきとキャベツのレンジ蒸し	136	○		○			○	
鮭とパプリカのカレーマヨいため	137	○		○			○	
えびとあさりのフライパン蒸し	138	○		○			○	
うなぎ卵とじ	139	○	○	○	○			
うざく	139	○	○	○				
さばそぼろ	140	○	○		○	○		
さばのアクアパッツァ	140	○	○		○	○	○	
さばと大根の煮物	141	○			○	○	○	
いわしハンバーグ	141	○		○				
スペイン風オムレツ	142	○	○			○	○	

○おすすめ

（○がついていても、症状の程度、湯気やにおいで適さない場合もあります）

		掲載ページ	食欲不振	吐き気・嘔吐	味覚変化	口内炎・食道炎	下痢	便秘	消化器術後
主菜	トマト入り卵いため	142	○		○			○	
	かに玉 甘酢あんかけ	143	○		○			○	
	厚揚げのあんかけ	144	○	○			○	○	
	とうふのパセリピカタ	144	○	○	○				
	白い麻婆豆腐	145	○		○				
副菜	ほうれんそうのごまあえ	36	○	○	○			○	
	大根ときゅうりの浅漬け	36	○	○	○			○	
	なすのみそいため	40	○					○	
	キャベツのごま酢あえ	41	○	○				○	
	焼きなすのたたきオクラだれ	44	○	○	○			○	
	冷ややっこのもずく酢がけ	46	○	○	○			○	
	とうふとアボカドのサラダ	50	○	○	○			○	
	生春巻き	50	○	○	○			○	
	生野菜サラダ	51	○	○	○			○	
	納豆とキャベツの焼き春巻き	56	○		○			○	
	きゅうりののり佃煮あえ	56	○		○			○	
	温野菜	60	○	○	○		○	○	
	ピクルス	60	○	○	○			○	
	白菜とかにかまの煮びたし	62	○	○		○	○	○	
	にんじんの甘煮	64	○	○		○	○	○	○
	ほうれんそうの白あえ	66	○	○		○		○	
	茶わん蒸し	70	○	○	○	○	○	○	○
	吉野煮	70	○	○		○	○		
	マッシュポテト	72	○	○		○	○	○	○
	ゆでキャベツのサラダ	72	○	○	○	○	○	○	
	玉ねぎのチーズサラダ	74	○		○	○	○	○	
	ふろふき大根	76	○	○	○		○	○	
	しらす干しのおろしあえ	79	○	○	○	○	○	○	○
	ごま入りにんじんサラダ	80	○	○	○			○	
	ぬか漬け	82	○		○		○	○	
	さつまいもの白あえ	87	○	○	○	○		○	○
	かぶの含め煮	94	○	○	○		○	○	○
	里いもの煮物	94	○	○	○	○	○	○	○
	生麩の煮物	95	○	○	○	○	○	○	○

悩み別レシピ早見表

○おすすめ

（○がついていても、症状の程度、湯気やにおいで適さない場合もあります）

		掲載ページ	食欲不振	吐き気・嘔吐	味覚変化	口内炎・食道炎	下痢	便秘	消化器術後
副菜	ほうれんそうとツナのいためもの	95	○		○			○	○
	大根のくず煮	96	○	○	○	○	○	○	○
	トマトのヨーグルトサラダ	96	○	○	○			○	○
	根菜きんぴら	101	○		○			○	
	きゅうりの塩昆布あえ	101	○		○			○	
	豆とシーフードミックスのマリネサラダ	102	○		○			○	
	切り干し大根の甘酢漬け	102	○		○			○	
	カレー風味のにんじんサラダ	103	○		○			○	
	レンジなすのおかかポン酢あえ	103	○	○	○			○	
	手作りなめたけ	104	○	○	○			○	
	小松菜のなめたけあえ	104	○	○	○			○	
	ラタトゥイユ	106	○	○	○			○	
	オクラとたたき長いもの白みそあえ	146	○	○	○			○	
	キャベツとしらすのコンソメ煮	146	○		○			○	
	ゴーヤーののり佃煮	147	○		○			○	
	大根煮のそぼろあんかけ	147	○		○			○	
	野菜スティック	148	○	○	○			○	
	チンゲンサイとほたてのミルク煮	149	○		○	○			○
	ポテトサラダ	149	○	○	○		○	○	
	トマトの和風サラダ	150	○	○	○		○	○	○
	じゅんさいの酢の物	150	○	○				○	
	わけぎの酢みそあえ	151	○	○	○			○	
	麩ときゅうりの酢の物	151	○	○				○	
汁物	簡単ミネストローネ	32	○	○	○			○	
	豚汁	41	○	○			○	○	
	たたき長いもとみょうがのお吸い物	46	○	○	○			○	
	冷製トマトスープ	51	○	○	○			○	○
	セロリと桜えびのスープ	54	○		○			○	
	ガスパチョ（冷）	61	○	○	○	○		○	
	ビシソワーズ（冷）	61	○	○	○	○		○	○
	コーンポタージュスープ	64	○	○	○	○	○	○	○
	とろろ汁（冷）	71	○	○	○	○	○	○	○
	長いものみそ汁	71	○	○	○	○	○	○	○
	コーン卵スープ	79	○	○	○	○	○	○	

○おすすめ

（○がついていても、症状の程度、湯気やにおいで適さない場合もあります）

		掲載ページ	食欲不振	吐き気・嘔吐	味覚変化	口内炎・食道炎	下痢	便秘	消化器術後
汁物	塩昆布と三つ葉のお吸い物	84	○		○		○	○	
	けんちん汁	87	○	○	○	○	○	○	
	とうふのすりながし汁	97	○	○	○	○	○	○	○
	キャベツとソーセージのコンソメスープ	105	○		○			○	
	ポタージュスープ	107	○			○	○	○	
	コンソメスープ	111	○	○	○			○	
	野菜のコンソメスープ	152	○	○	○	○	○	○	○
	かぼちゃのポタージュ	152	○	○		○	○	○	○
	はるさめスープ	153	○	○		○	○	○	
	のっぺい汁	153	○	○				○	
	しじみ汁	154	○	○	○	○	○	○	○
	なめこのみそ汁	154	○	○	○	○		○	
デザート・ドリンク	黒糖入りホットミルク	32	○		○	○		○	○
	冷凍フルーツのヨーグルトあえ	34	○	○	○			○	
	はちみつヨーグルト	44	○	○	○	○	○	○	○
	レモネード	52	○	○	○			○	
	りんごのコンポート	62	○	○	○	○	○	○	○
	桃缶入りミルクゼリー	66	○	○	○	○	○	○	○
	甘酒ゼリー	76	○	○	○	○	○	○	○
	バナナとヨーグルトのスムージー	80	○		○	○		○	
	杏仁どうふ	155	○	○	○		○	○	○
	野菜ジュース寒天	155	○	○	○	○		○	○
	トマトシャーベット	156	○	○	○			○	
	りんご酢ゼリー	156	○	○	○			○	
	フルーツゼリー	157	○	○	○		○	○	○
	イオンゼリー	157	○	○	○	○	○	○	○
	ジャスミンゼリー	157	○	○	○	○	○	○	○
	ほうじ茶ゼリー	157	○	○	○	○	○	○	○
	りんごのグラッセ	158	○	○	○	○		○	○
	さくさくパイ	158	○	○	○			○	
	水ようかん	159	○	○	○	○	○	○	○
	フルーツヨーグルト	159	○	○				○	
	ゆずしょうがのくず湯	160	○	○	○		○	○	
	ミルクセーキ	160	○	○		○		○	○

監修者紹介

全田 貞幹（ぜんだ　さだもと）

国立研究開発法人 国立がん研究センター東病院 放射線治療科長、支持・緩和研究開発支援室長

医学博士。専門は放射線治療、頭頸部がん、支持療法。2000年防衛医科大学校卒業後、2014年東京医科歯科大学大学院医歯学総合研究科修了。静岡県立静岡がんセンター消化器内科、放射線治療科を経て2006年より国立がん研究センター東病院放射線治療科勤務。現職は放射線治療科長。2020年より支持・緩和研究開発支援室長を兼務。また、2015年より国立がん研究センター中央病院支持療法開発部門を兼務し、日本がん支持療法研究グループ（J-SUPPORT）の運営に携わり、支持療法に関する研究者支援に取り組んでいる。

千歳 はるか（ちとせ はるか）

国立研究開発法人 国立がん研究センター中央病院 栄養管理室長

大学を卒業後、管理栄養士として6カ所の国立病院にて勤務。政策医療領域である精神疾患、神経・筋疾患や呼吸器疾患などの専門病院、急性期総合病院において栄養管理業務に従事。チーム医療では栄養サポートチーム、呼吸ケアチーム、緩和ケアチームなどで活動。2015年4月より国立がん研究センター東病院 栄養管理室長となり、がん患者・家族が抱える食事の不安や悩みに対し、症状別料理教室「柏の葉料理教室」を開催し支援活動を行う。2024年4月より現職。管理栄養士、栄養サポートチーム専門療法士、がん病態栄養専門管理栄養士、がん病態栄養専門管理栄養士研修指導師、病態栄養認定管理栄養士。

---

staff
カバーデザイン／喜來詩織
本文デザイン／今井悦子（MET）
撮影／渡辺七奈　佐山裕子、柴田和宣（ともに主婦の友社）
レシピ考案＆料理＆栄養計算／大越郷子
スタイリング／伊藤みき
レシピ考案／加藤知子
料理＆スタイリング／茂木亜希子、曽根小有里（食のスタジオ）
イラスト／Igloo*dining*
DTP制作／伊大知桂子（主婦の友社）
構成・文／中野明子
編集担当／金澤友絵（主婦の友社）

※本書は『最新版 抗がん剤・放射線治療を乗り切り、元気いっぱいにする食事116』（2019年10月刊）に加筆して再編集したものです。
※本書の食品と料理の栄養計算成分値は文部科学省科学技術・学術審議会資源調査分科会報告「日本食品標準成分表2020年版（八訂増補2023年）」にもとづいて算出しています。食材は品種や産地、季節などの条件によって異なります。栄養成分値は平均的な数値ですのでめやすとしてご活用ください。

国立《こくりつ》がん研究《けんきゅう》センターの
抗《こう》がん剤《ざい》・放射線《ほうしゃせん》治《ち》療《りょう》を乗《の》り切《き》って元気《げんき》になる食事《しょくじ》206

令和６年11月30日　第１刷発行

編　者　主婦の友社
発行者　大宮敏靖
発行所　株式会社主婦の友社
〒141-0021
東京都品川区上大崎3-1-1 目黒セントラルスクエア
電話03-5280-7537（内容・不良品等のお問い合わせ）
049-259-1236（販売）
印刷所　株式会社広済堂ネクスト

ISBN978-4-07-459891-5

■本のご注文は、お近くの書店または主婦の友社コールセンター（電話 0120-916-892）まで。
＊お問い合わせ受付時間　月～金（祝日を除く）10:00 ～ 16:00
＊個人のお客さまからのよくある質問のご案内　https://shufunotomo.co.jp/faq/